住院医师规范化培训精品案例教材

U0957193

总主审：王成增　　总主编：姜　勇

神经外科

本册主编　闫东明　刘献志　魏新亭

郑州大学出版社

图书在版编目(CIP)数据

神经外科 / 闫东明，刘献志，魏新亭主编. -- 郑州：郑州大学出版社，2024. 10. --（住院医师规范化培训精品案例教材 / 姜勇总主编）. -- ISBN 978-7-5773-0617-9

Ⅰ. R651

中国国家版本馆 CIP 数据核字第 20244X4G78 号

神经外科

SHENJING WAIKE

项目负责人	孙保营　李海涛	封面设计	苏永生
策 划 编 辑	陈文静	版式设计	苏永生
责 任 编 辑	张若冰　苏靖雯	责任监制	李瑞卿
责 任 校 对	丁晓雯　赵佳雪		

出版发行	郑州大学出版社	地　址	郑州市大学路 40 号(450052)
出 版 人	卢纪富	网　址	http://www.zzup.cn
经　销	全国新华书店	发行电话	0371-66966070
印　刷	河南龙华印务有限公司		
开　本	850 mm×1 168 mm　1 / 16		
印　张	11.25	字　数	328 千字
版　次	2024 年 10 月第 1 版	印　次	2024 年 10 月第 1 次印刷

书　号	ISBN 978-7-5773-0617-9	定　价	50.00 元

编委会名单

作者名单

主　编　闫东明　刘献志　魏新亭

副主编　王俊宽　孙红卫　杨　波　陈若琨　栗超跃　翟　广

编　委　（以姓氏笔画为序）

丁大领（郑州大学第一附属医院）
王　蒙（郑州大学第一附属医院）
王正锋（郑州大学第一附属医院）
王俊宽（郑州大学第一附属医院）
王晓涛（郑州大学第一附属医院）
左玉超（郑州大学第一附属医院）
白亚辉（郑州大学第一附属医院）
冯亚文（郑州大学第一附属医院）
刘　宇（郑州大学第一附属医院）
刘学友（郑州大学第一附属医院）
刘献志（郑州大学第一附属医院）
刘增进（郑州大学第一附属医院）
闫东明（郑州大学第一附属医院）
安吉洋（郑州大学第一附属医院）
孙红卫（郑州大学第一附属医院）
杜　伟（郑州大学第一附属医院）
李　远（郑州大学第一附属医院）
李　恩（郑州大学第一附属医院）
李天豪（郑州大学第一附属医院）
李桂宏（郑州大学第一附属医院）
杨　波（郑州大学第一附属医院）
余　斌（郑州大学第一附属医院）
汪　刚（郑州大学第一附属医院）
张风江（郑州大学第一附属医院）
张保建（郑州大学第一附属医院）
张智峰（郑州大学第一附属医院）
陈玉升（河南省人民医院）
陈若琨（郑州大学第一附属医院）
陈鑫璞（郑州大学第一附属医院）
季玉陈（郑州大学第一附属医院）
赵成斌（郑州大学第一附属医院）
耿杰峰（郑州大学第一附属医院）
栗超跃（河南省人民医院）
郭社卫（郑州大学第一附属医院）
郭孟果（郑州大学第一附属医院）
甄英伟（郑州大学第一附属医院）
翟　广（郑州大学第一附属医院）
魏新亭（郑州大学第一附属医院）

前言

住院医师规范化培训（简称住培）是医学生毕业后教育的重要组成部分，对于培训临床高层次医师，提高医疗质量极为重要。住培教材是住培学员获取理论知识、提高临床技能的重要工具，一本实用价值高的住培教材，可以给予住培学员正确的临床学习指导。遗憾的是，目前国内虽已出版了多种神经外科专著，却鲜有针对神经外科住院医师规范化培训的实用教材，“住院医师规范化培训精品案例教材”《神经外科》的出版正填补了这一需求。

郑州大学第一附属医院神经外科系国家临床重点专科建设项目、河南省卫生健康委员会医学重点专科及河南省高等学校省级重点学科，是河南省神经外科医疗、教学和科研的重要基地，不仅拥有丰富的临床病例资源，还有大批具有丰富临床教学经验的专家教授。本教材以在临床一线工作的各级医师为骨干，对教材的编写样稿及内容进行了深入讨论，本教材根据国家卫生健康委员会印发的《住院医师规范化培训内容与标准》中神经外科培训目标和病种要求，结合结业考核标准，以神经外科临床实践过程中遇到的常见病、多发病为切入点，从神经系统肿瘤、颅底外科、脑血管疾病、脊髓脊柱、功能神经外科、颅脑创伤与重症等亚专业中精选了32个典型病例，结合临床指南及最新临床研究进展，深入剖析了疾病诊断、治疗及随访要点，详细介绍了标准诊疗过程和处理规范，并配以精选的图片，旨在培养读者“闻一知十”的临床思维能力。各位编者在繁忙的临床、教学及科研工作之余废寝忘食完成了编写任务，并经多次审校、反复修改后终于如期出版，向他们致以诚挚的感谢。同时，我们要感谢在本书编写过程中给予支持和帮助的人，感谢编辑们的辛勤付出，他们细致的审阅和专业的建议让本书更加完善。

本教材是编写团队全体成员共同努力的成果，在编写过程中参考了大量资料及相关文献，但由于编者水平有限，纰漏或局限之处在所难免，真诚希望参加规范化培训的各位医师，以及神经外科同道不吝赐教，我们将虚心学习、不断改进。

编者

2024年5月

目 录

第一章 颅脑损伤

第二章 脑血管疾病

第三章　神经系统肿瘤

第四章　脊髓脊柱外科

第五章　其他

第一章　颅脑损伤

案例 1　硬膜外血肿

一、病历资料

（一）门诊接诊

1. 主诉　头外伤后头痛、头晕进行性加重 17 h。

2. 问诊重点　了解头外伤原因，受伤类型，是否有恶心、呕吐等伴随症状，其中喷射性呕吐是颅内压增高的典型表现，另外需要明确是否具有中间清醒期，一般硬膜外血肿会随着血肿量的增加而出现昏迷—清醒—再昏迷的意识变化。

3. 问诊内容

（1）外伤原因：跌倒、车祸或斗殴等因素。

（2）主要症状：硬膜外血肿多见于外伤，以头痛、恶心、呕吐为主要起始症状，可随着出血量的增多出现。

（3）诊治经过：是否有其他医院的诊疗经过，是否有相关检查检验结果。

（4）既往史：既往体健。

（5）个人史：无手术、输血史。

（6）家族史：无家族遗传性疾病。

问诊结果

17 h 前骑车时摔伤，伤及头部，当时出现头痛、头晕症状，无意识障碍，无恶心、呕吐，右侧颞部可见一长约 2 cm 伤口，在当地医院行头部清创缝合术后自行离院，未行头部 CT 检查，13 h 前患者症状加重，出现恶心、烦躁不安，无呕吐，未到医院诊疗，2 h 前症状再次加重，并出现嗜睡，为求进一步诊疗遂来医院，急查头部 CT 示右侧额颞顶部急性硬膜外血肿，急诊以“急性硬膜外血肿”收入科。

4. 思维引导　患者头部外伤史明确，自觉无事，仅进行了头皮裂伤的创伤缝合，其回家后出现头痛、头晕进行性加重，并出现恶心、烦躁不安症状，这是典型的颅内压增高征象，提示继发性脑损伤，高度怀疑颅内血肿或血肿体积增大。

（二）体格检查

1. 重点检查内容及目的　观察患者意识变化情况以判断脑挫伤、颅内血肿的可能性，明确是否为头皮挫裂伤以初步判断头部受伤方式，检查双侧瞳孔大小及直接、间接对光反射是否灵敏以判断患者出现脑疝的风险。

体格检查结果

T 36.5 ℃，R 16 次/min，P 90 次/min，BP 140/85 mmHg

格拉斯哥昏迷评分(GCS)14 分[睁眼(E)4，言语(V)4，运动(M)6]，双侧瞳孔等大等圆，大小约 3 mm，对光反射灵敏，右侧颞部头皮缝合伤口，长约 2 cm，无渗出、红肿及硬结，余查体未见明显异常。

2. 思维引导　根据现病史描述，患者在当地医院应该是拒绝了头部 CT 检查，仅行头皮裂伤的清创缝合处理，而此过程是急性硬膜外血肿患者预后差的主要原因。决定急性硬膜外血肿患者预后的主要原因除了受伤当时血肿量过大造成脑疝外，最关键的措施是早期发现、早期治疗，避免血肿量增大造成脑疝，导致无法挽回的结果。典型的硬膜外血肿可有中间清醒期，即脑外伤后出现昏迷—清醒—昏迷，该过程是由于原发性脑损伤出现昏迷，意识恢复后，由于硬膜外血肿逐渐增大，颅内压增高，压迫脑干，再次出现昏迷(其不能作为硬膜外血肿的必然依据)。在清醒期治疗硬膜外血肿是保证预后的关键。

(三)辅助检查

1. 主要内容及目的

(1)头部及胸部 CT：明确颅内损伤情况，排除胸部复合伤。

(2)血常规、尿常规、肝功能、肾功能、凝血功能、传染病等常规术前检查排除手术禁忌证。

(3)心电图：排除心脏疾病。

辅助检查结果

(1)头部 CT：①右侧颞顶枕部急性硬膜外血肿；②右侧颞骨骨折(图 1-1)。

(2)检查检验结果在正常范围内，排除手术禁忌证。

2. 思维引导　对于脑外伤的患者，GCS 评分至关重要，其可以直接反映患者的头部受伤程度，轻度昏迷 13～14 分，中度昏迷 9～12 分，重度昏迷 3～8 分。对于明显颅内压增高的患者，一定要早期使用甘露醇快速静脉滴注，为准备手术争取时间。脑外伤患者病情发展快，必须严密监测生命体征、瞳孔改变及意识变化，对于保守治疗的硬膜外血肿患者，必须动态复查头部 CT，或根据意识变化及神经系统体征改变随时复查头部 CT，以明确病情变化。对于硬膜外血肿患者的手术指征见下文。

(四)初步诊断

脑外伤：①右侧颞顶枕部急性硬膜外血肿；②右侧颞骨骨折。

二、治疗经过

1. 初步治疗　①绝对卧床，吸氧；②20% 甘露醇 250 mL 快速静脉滴注；③严密监测生命体征、瞳孔改变及意识变化、神经系统体征；④静脉应用抗酸药预防胃肠道出血；⑤术前谈话、患者家属签字后通知手术室准备急诊手术。

思维引导：对于意识状态清醒，但有手术指征的患者建议早期手术治疗，临床上发现超过 3 d 的硬膜外血肿会与硬脑膜出现粘连，在血肿机化吸收过程中，血肿与硬脑膜粘连紧密，难以完全分离，造成术中止血困难，并且增加术后再次出血的风险。另外，脑外伤后会出现迟发性颅内血肿，即伤后头部 CT 检查未见明显异常，而在 7 d 内出现颅内压增高症状，直至昏迷甚至脑疝，这要引起神经外科医生的重视。

对于术前长期口服双抗的患者，原则上阿司匹林肠溶片需要停药 7 d，华法林需要停药 10 d，而脑外伤多需急诊手术，无法满足停药时间，对于服用华法林的患者术前静脉滴注维生素 K_1 注射液，滴注速度一定要慢，给药速度不能超过 1 mg/min，条件允许的话使用静脉泵入。在手术室术中输注冷沉淀 10 U、血浆 400 mL、红细胞 2 U，根据术中情况可以增加输血量。术后第 7 天若患者病情稳定，可用低分子肝素替代抗凝治疗，具体恢复双抗治疗的时间可以请相关专科会诊共同商定。单从脑外科角度，术后 30 d 口服双抗是安全的。

2. 手术治疗　开颅硬膜外血肿清除术。

3. 治疗效果　患者术后第 1 天即可下床，无功能障碍，复查头部 CT 示血肿清除干净（图 1-2）术后第 10 天拆线出院。

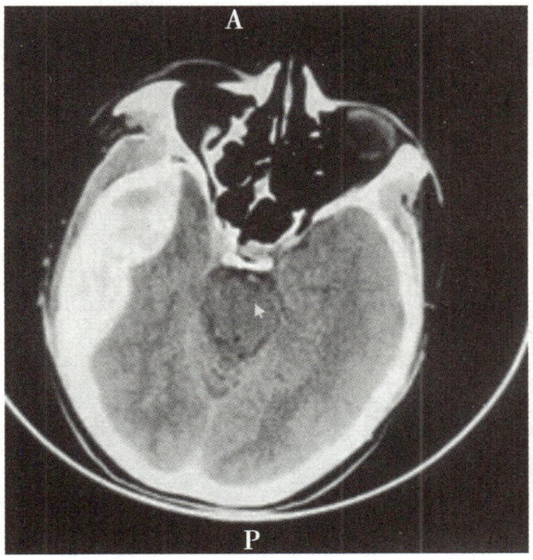

图 1-1　术前头部 CT

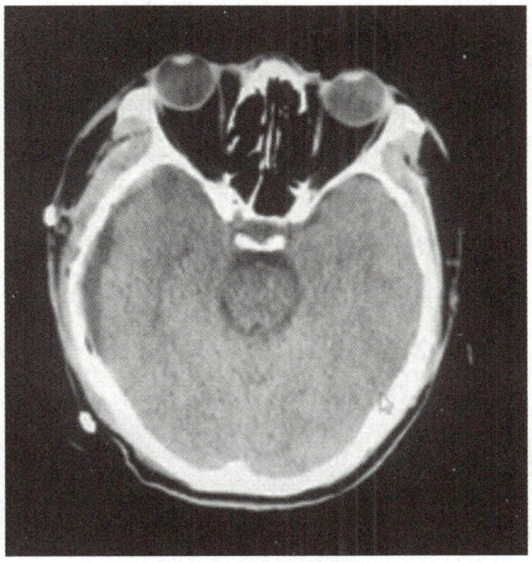

图 1-2　术后头部 CT

三、思考与讨论

关于硬膜外血肿的患者，早期发现是决定预后的关键，一旦确诊硬膜外血肿，是否需要手术至关重要，幕上硬膜外血肿手术指征如下。①GCS≤8 合并瞳孔不等大；②血肿体积≥30 mL；③血肿体积<30 mL，但合并以下任一条：a. 血肿厚度≥15 mm；b. 中线偏移≥5 mm；c. GCS≤8；d. 局灶性功能缺损；e. 脑池消失或进行性神经功能恶化。

四、练习题

1. 硬膜外血肿的常见部位及常见出血原因有哪些？
2. 简述硬膜外血肿发生中间清醒期的原因和病情演变过程。

五、推荐阅读

[1]李新钢，王任直. 外科学神经外科分册[M]. 北京：人民卫生出版社，2015.
[2]王忠诚，张玉琪. 王忠诚神经外科学[M]. 2 版. 武汉：湖北科学技术出版社，2015.
[3]JAMIE S，ULLMAN，P B. Raksin. Atlas of Emergency Neurosurgery[M]. New York：Thieme Medical Publishers Inc，2015.

（刘　宇　杨　波）

案例 2 慢性硬膜下血肿

一、病历资料

(一)门诊接诊

1. 主诉 头痛、头晕 10 d,视物模糊 4 d。

2. 问诊重点 问诊重点了解近期有无头部轻度受伤,受伤原因,受伤过程,受伤后状态。

3. 问诊内容

(1)外伤原因:生活意外还是交通伤等因素。

(2)主要症状:近日头痛是否进行性加重,是否为持续钝痛,有无智力、精神异常,有无语言异常,有无短暂性脑缺血发作症状,有无偏瘫或肌力、感觉减退症状,有无癫痫发作,有无昏迷等。部分严重患者要注意是否已经出现生命体征的变化。

(3)伴随症状:有无智力、精神异常、意识障碍,有无偏瘫,有无失语、癫痫等症状。

(4)诊治经过:是否用药,用何种药、具体剂量、效果如何,以利于选择适当手术时机。

(5)既往史:如患有心脑血管疾病,可能服用阿司匹林抗血小板药物。术前、术中须注意患者凝血功能,术中要严密止血。

(6)家族史:有无血友病家族史,有无先天性心脏病等。

问诊结果

患者,中年男性,54 岁,务农,平素体健,无高血压、心脏病病史,无糖尿病、脑血管疾病病史,无肝炎、结核病史。无吸烟、饮酒病史。

思维引导:本患者为 2 个月前骑摩托车意外摔伤头部,受伤当时无意识不清,未做特殊处理,10 d 前出现头痛头晕,左侧枕部显著,4 d 前出现视物模糊,于 1 d 前颅脑 CT 示双侧额颞顶枕叶区慢性硬膜下血肿,左侧为著。查体:神志清,GCS 15 分(E5、V5、M5),双侧瞳孔等大等圆,对光反射灵敏,颈软无强直,四肢肌力正常,深、浅腱反射存在,双侧巴宾斯基征阴性。颅脑 CT 示:双侧额颞顶枕叶区脑表面新月形或半月形低密度影,内有部分混杂高密度影,左侧为著,考虑诊断双侧慢性硬膜下血肿。

(二)体格检查

1. 重点检查内容及目的 患者头痛、头晕 10 d,视物模糊 4 d。查体:重点关注头外伤部位及眼部视力检查。重点检查瞳孔大小,双侧是否对称等大等圆,直接对光反射及间接对光反射是否存在,视力有无减退,视野有无缺损。有无智力、精神异常,意识障碍,有无偏瘫,有无失语、癫痫等症状。

体格检查结果

T 36.5 ℃,R 18 次/min,P 74 次/min,BP 135/78 mmHg

检查视力无减退,视野无缺损、神志清,GCS 15 分(E5、V5、M5),双侧瞳孔等大等圆,对光反射灵敏,颈软无强直,四肢肌力正常,深、浅腱反射存在,双侧巴宾斯基征阴性。

2. 思维引导　经上述检查提示患者患病历时 2 个月，仅有头痛、自觉视物模糊症状，病情发展缓慢尚无局灶体征。需要借助更详细的辅助检查诊断。

（三）辅助检查

1. 主要内容及目的

（1）颅脑 CT 检查：明确诊断，指引手术切口位置。

（2）血常规、凝血功能、传染病、心电图等：排除手术禁忌。

辅助检查结果

（1）血常规、凝血功能、传染病、心电图等：均无异常。

（2）CT：双侧额、颞、顶、枕叶区慢性硬膜下血肿，左侧为著（图 1-3、图 1-4）。脑损伤 CT 图像：双侧额、颞、顶、枕叶新月形稍高密度影。

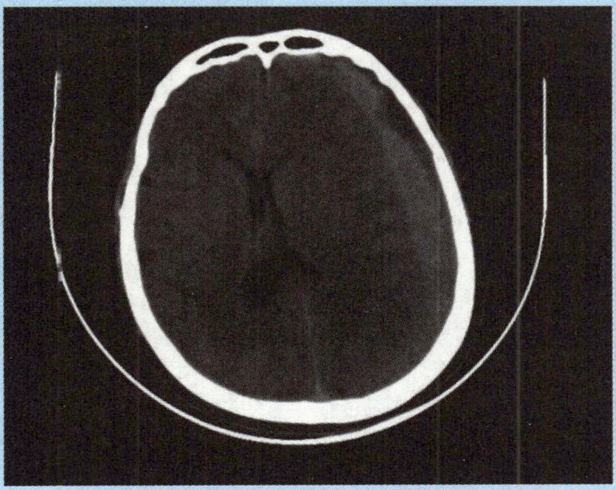

图 1-3　脑 CT（侧脑室体部层面）

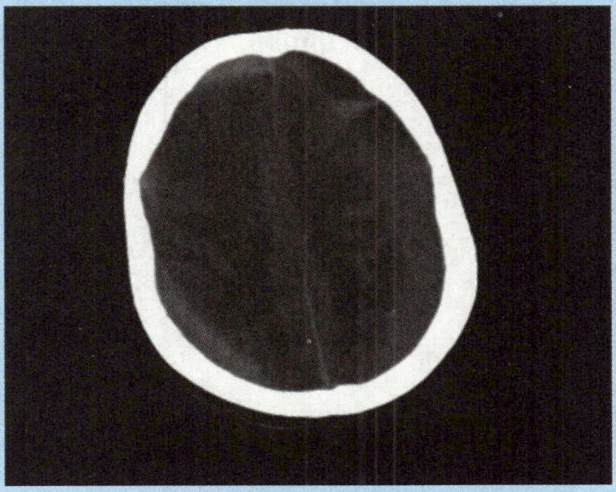

图 1-4　脑 CT（半卵圆中心层面）

2. 思维引导　根据患者 2 个月前头部伤病史，伤后未做特殊处理，近日出现头痛、头晕、视物模糊，考虑颅脑损伤后慢性硬膜下出血诊断，经 CT 检查支持慢性硬膜下血肿的诊断。

（四）初步诊断

分析上述病史、体格检查、辅助检查结果，支持以下诊断：双侧额、颞、顶、枕叶区慢性硬膜下血肿（左侧为著）。

二、治疗经过

1. 初步治疗　①预防癫痫；②术前检查排除凝血功能障碍；③择期行双侧慢性硬膜下血肿钻孔引流术。

思维引导：慢性硬膜下血肿病情发展慢，伤情不重，但已经出现头痛、头晕、视物模糊症状，CT 示血肿最大厚度大于 1 cm，须行双侧额颞部钻孔引流手术治疗。

手术步骤：取左顶部直切口，长约 3 cm，常规消毒铺巾，尖刀切开头皮后，应用单极电刀依次切开皮下各层至骨膜，显露顶骨，颅骨钻孔 1 枚，硬膜电凝后“十”字形切开。术中硬膜下呈蓝紫色，压力高，硬膜切开后立即有酱油样陈旧性血性液冲出，应用脑室引流管向血肿腔内各个方向反复冲入生理盐水，直至流出液体转清为止，最后在血肿腔内置入引流管引流。检查无出血，清点纱布器械脑棉无误，依次缝合帽状腱膜及头皮。再次消毒铺巾，取右顶部直切口，常规碘伏消毒铺巾，尖刀切开头皮后，应用单极电刀依次切开皮下各层至骨膜，显露顶骨，颅骨钻孔 1 枚，硬膜电凝后“十”字形切开。术中硬膜下呈蓝紫色，压力高，硬膜切开后立即有酱油样陈旧性血性液流出，在血肿腔内置入引流管引流。检查无出血，清点纱布器械脑棉无误，依次缝合帽状腱膜及头皮。

2. 术后病情　稳定，症状逐渐消失，术后 48 h 拔除双侧引流管，术后 7 d 拆线后出院。

3. 治疗效果

（1）症状：头痛、头晕症状消失，仍觉视物模糊。

（2）查体：神志清，GCS 15 分（E5、V5、M5），双侧瞳孔等大等圆，对光反射灵敏，颈软无强直，四肢肌力正常，深浅腱反射存在，双侧巴宾斯基征阴性。

（3）辅助检查：CT 示双侧硬膜下血肿钻孔引流术后改变，左侧颅板下可见积气，左侧硬膜下可见弧形低密度影和片絮状稍高密度影，右侧硬膜下可见少许低密度影（图 1-5、图 1-6）。双侧新月形稍高密度影清除。

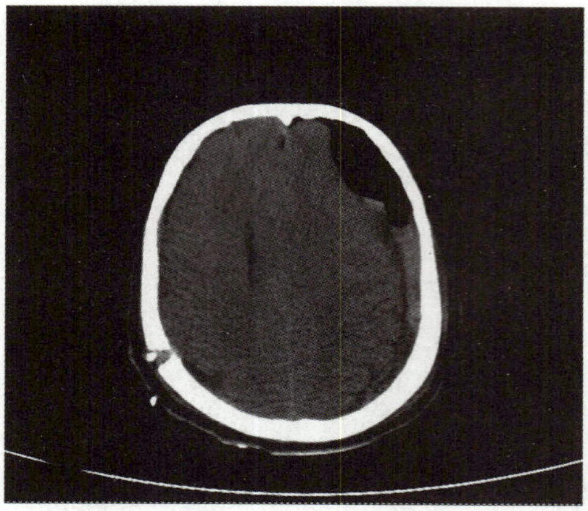

图 1-5　术后脑 CT（半卵圆中心层面）

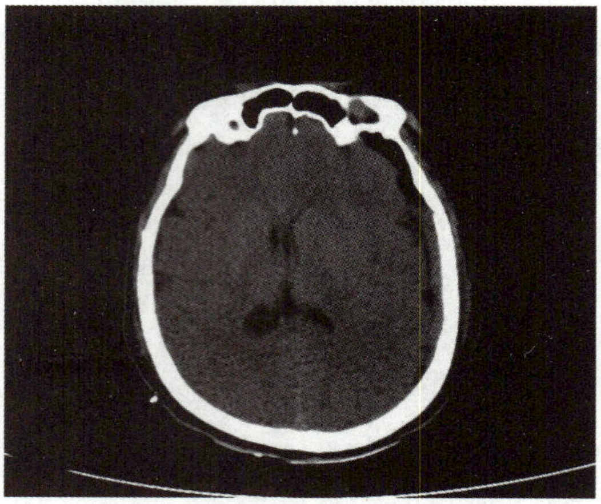

图 1-6　术后脑 CT（侧脑室体部层面）

三、思考与讨论

该患者为 2 个月前骑摩托车意外摔伤头部，未做特殊处理，10 d 前出现头痛、头晕，左侧枕部显著，4 d 前出现视物模糊，于 1 d 前颅脑 CT 示双侧额、颞、顶、枕叶区慢性硬膜下血肿，左侧为著。查体：神志清，GCS 15 分（E5、V5、M5），双侧瞳孔等大等圆，对光反射灵敏，颈软无强直，四肢肌力正常，深、浅腱反射存在，双侧巴宾斯基征阴性。以上均支持慢性硬膜下血肿的诊断，应与硬膜外血肿相鉴别，硬膜外血肿同样外伤起病，伤后当时清醒，以后昏迷，或出现中间清醒（好转）期的意识障碍过程，CT 扫描显示颅骨内板内硬膜外的双凸镜形状或弓形高密度影。与急性硬膜下血肿鉴别：急性硬膜下血肿多有较重的头部外伤史，伤后即有意识障碍并逐渐加重，或出现中间清醒期，伴有颅内压增高症状。CT 显示：脑表面新月形高密度、混杂密度或等密度影，多伴有脑挫伤和脑受压。

四、练习题

1. 慢性硬膜下血肿常见表现有哪些？
2. 慢性硬膜下血肿治疗原则及手术指征是什么？
3. 慢性硬膜下血肿手术方法有哪些？

五、推荐阅读

［1］王忠诚，张玉琪. 王忠诚神经外科学［M］. 2 版. 武汉：湖北科学技术出版社，2015.

[2]中国医学协会神经外科医师分会中国神经创伤专家委员会. 中国颅脑创伤外科手术指南[J]. 中华神经创伤外科电子杂志,2015,1(1):59-60.

（汪 刚 杨 波）

案例 3 颅骨凹陷性骨折

一、病历资料

(一)门诊接诊

1. 代主诉　头部外伤后哭闹伴呕吐 9 h。

2. 问诊重点　本病例患儿 1 岁,问诊重点在于询问家长受伤过程,用于鉴别头部加速伤还是减速伤,对于明确头部外伤史的患儿,了解伤后意识状态至关重要,是否呕吐、昏迷可以帮助初步判断是否有颅内压增高、颅内血肿及脑挫伤。单纯的颅骨凹陷性骨折不会伴有明显意识状态的改变,受伤早期由于受伤部位局部软组织水肿很难发现头皮的凹陷,因此对判断颅骨凹陷性骨折带来了难度,即时的头部 CT 检查可以很容易确定诊断。

3. 问诊内容

(1)外伤原因:不慎摔倒、高空坠物、车祸等因素。

(2)主要症状:单纯的颅骨凹陷性骨折可有头痛、恶心、呕吐等症状,不会出现意识状态的改变。若骨折片嵌入脑组织,会根据损伤脑组织的不同区域而出现相应的症状。

(3)诊治经过:是否有过其他医院的诊疗经过,是否有相关检查检验结果,可以帮助快速鉴别诊断。

(4)既往史:既往是否体健。

(5)个人史:预防接种是否随当地。

(6)家族史:有无家族遗传性疾病。

问诊结果

患儿,1 岁,9 h 前从椅子上跌落,枕部着地,哭闹伴呕吐,呕吐呈喷射性,无意识障碍,无肢体抽搐或活动障碍,当地医院行头部 CT 检查示颅骨骨折,今为求进一步诊疗遂来医院。既往体健,预防接种随当地进行。无家族遗传性疾病。

4. 思维引导　患儿有明确头部外伤史,并伴有喷射性呕吐,说明有颅内压增高,要考虑颅内继发性血肿或脑挫伤,及时行头部 CT 扫描非常必要。

(二)体格检查

1. 重点检查内容及目的　头皮损伤情况,明确闭合性脑损伤还是开放性脑损伤,观察患者意识变化情况以判断脑挫伤、颅内血肿的可能性,检查双侧瞳孔大小及直接、间接对光反射是否灵敏以判断患者出现脑疝的风险。

体格检查结果

本例患儿 GCS 15 分(E4、V5、M6),双侧瞳孔等大等圆,大小约 3 mm,对光反射灵敏,头部外伤着力点头皮肿胀,头皮完整,余查体未见明显异常。

2. 思维引导　头部检查发现左侧枕部受力点肿胀,皮肤完整性没有被破坏,可以基本诊断为闭合性头外伤:头皮血肿,因为急性期头皮肿胀明显,无法判断是否有颅骨骨折,这时不能用力按压受伤部位以免造成脑组织的损伤,对于受伤部位头皮肿胀不明显的患者,可以观察到受伤部位凹陷以判断是否有颅骨凹陷性骨折。

(三)辅助检查

1. 主要内容及目的

(1)头部及胸部 CT:明确颅内损伤情况,排除胸部复合伤。

(2)血常规、尿常规、肝功能、肾功能、凝血功能、传染病等:常规术前检查排除手术禁忌证。

(3)心电图:排除心脏疾病。

辅助检查结果

(1)头部 CT:①脑挫伤;②左侧枕部颅骨凹陷性骨折;③左侧枕部皮下血肿(图 1-7)。

(2)检查检验结果在正常范围内,排除手术禁忌证。

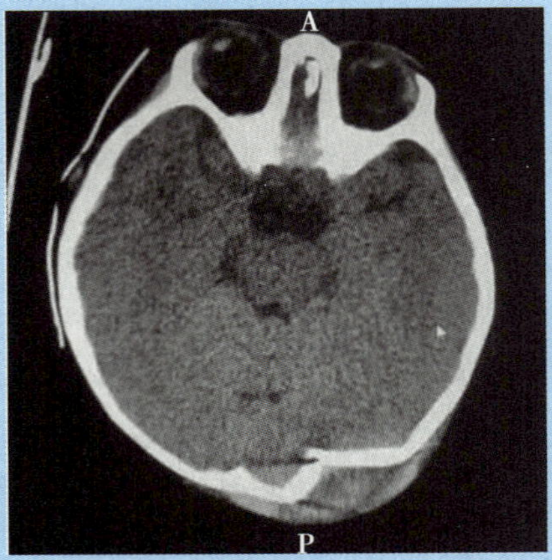

图 1-7　术前头部 CT

2. 思维引导　头部 CT 检查结果能够及时明确地诊断脑外伤的具体类型,关于本病历患儿,CT 结果示颅骨凹陷性骨折,骨折碎片插入脑实质,伴有脑挫伤,并且凹陷距离>1.0 cm,手术指征明确,必须尽早急诊手术治疗。

(四)初步诊断

脑外伤:①左侧枕部颅骨凹陷性骨折;②脑挫伤;③左侧枕部皮下血肿。

二、治疗经过

1. 初步治疗　①绝对卧床,吸氧。②严密监测生命体征、瞳孔改变及意识变化、神经系统体征。③术前谈话、患者家属签字后通知手术室准备急诊手术。

2. 手术治疗 脑挫伤组织清除术+颅骨骨折复位术。

3. 治疗效果 患儿术后病情稳定,无神经功能障碍(图1-8),术后第10天拆线出院。

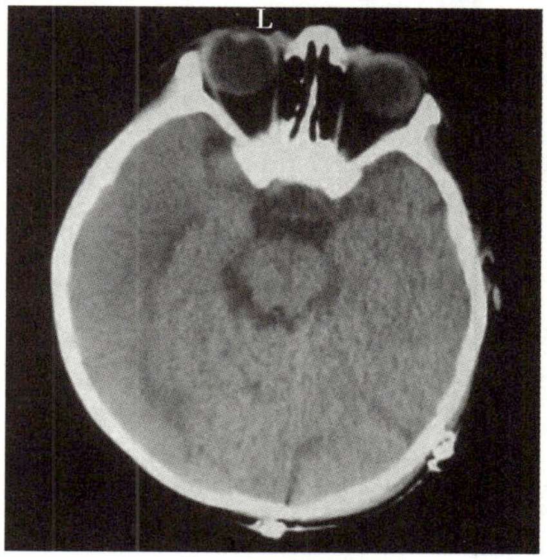

图1-8 术后头部CT

4. 思维引导 对于有骨折碎片穿破硬脑膜进入脑实质的患者,无论是闭合性脑损伤还是开放性脑损伤,建议早期手术,取出脑实质内的骨折碎片并根据情况复位骨折颅骨,对于粉碎性骨折无法复位的患者可以二期修补颅骨缺损,这样可以减少后期癫痫或颅内出血的发病率。而对于开放性颅骨凹陷性骨折,建议早期手术修补硬脑膜并复位颅骨,这样可以减少颅内感染及其他并发症。

三、思考与讨论

关于颅骨凹陷性骨折的诊断不难,开放性骨折原则上均需手术治疗,颅骨凹陷性骨折的手术指征如下:①闭合性凹陷性骨折>1.0 cm。②闭合性凹陷性骨折位于脑功能区,压迫导致神经功能障碍。③开放性凹陷性骨折。④闭合性凹陷性颅骨骨折压迫静脉窦导致血液回流,出现颅内压增高。

注:凹陷性颅骨骨折位于静脉窦未影响血液回流、无颅内内高压患者视为无手术指征。

四、练习题

1. 颅骨凹陷性骨折的常见原因有哪些?
2. 颅骨凹陷性骨折的诊断要点及处理原则是什么?

五、推荐阅读

[1]李新钢,王任直. 外科学神经外科分册[M]. 北京:人民卫生出版社,2015.
[2]王忠诚,张玉琪. 王忠诚神经外科学[M]. 2版. 武汉:湖北科学技术出版社,2015.

(刘 宇 杨 波)

案例4 脑挫伤

一、病历资料

(一)门诊接诊

1. 代主诉　车祸后头痛、恶心、呕吐伴嗜睡13 h余。

2. 问诊重点　问诊重点了解受伤原因,受伤后状态。若患者有明确的颅脑外伤病史,伴有头痛、呕吐及进行性的意识下降,应高度怀疑脑挫伤和颅内血肿导致的颅内压增高。

3. 问诊内容

(1)外伤原因:受伤原因,受伤过程,是加速伤还是减速伤,是摔倒导致的,还是车祸、高空坠落,有无挤压伤。

(2)主要症状:意识清醒还是昏迷,是持续昏迷,还是昏迷-清醒-再昏迷,有无合并癫痫发作,有无误吸,有无肢体活动障碍,有无失语,有无视力、视野变化等。

问诊结果

14 h前骑电车与面包车相撞,枕部着地,伤后出现头痛不适,无明显头晕、恶心、呕吐不适,无胸闷气喘、胸痛、咯血、呕血不适,无腹痛、四肢活动障碍,13 h前出现意识障碍,呈嗜睡状,伴头痛、恶心、呕吐,无胸闷、胸痛,无腹痛、腹胀,无四肢抽搐,无大小便失禁,今至神经外科门诊就诊。

4. 思维引导　脑损伤通常要在嘈杂的环境中快速地评估患者病情,针对患者病情做出个性化的判断——外伤的类型,受伤的程度,是否合并其他脏器损伤需要其他科的联合治疗等。查体重点:①患者的生命体征,生命体征是否稳定是创伤患者首先需要观察的重点;②神经系统相关体征;③针对患者胸部、腹部和四肢等可能合并损伤的部位进行快速排查。查体要点:①意识状态,可使用GCS快速评估患者的意识状态;②合并头皮损伤、皮下血肿等情况,并重点判断是否存在开放性颅脑损伤;③脑神经检查,对于无法配合的患者重点观察患者瞳孔大小、形态和对光反射;④四肢肌力、肌张力及病理反射,对于无法配合的患者重点观察患者的病理反射是否引出。

(二)体格检查

1. 重点检查内容及目的　患者为车祸伤送入院,入院时昏迷,无法沟通,重点关注头部外伤,了解外伤部位,有无颈部、胸腹部、四肢合并伤。瞳孔大小,双侧是否对称、等大等圆,直接对光反射及间接对光反射是否存在。颈项有无强直,四肢肌张力,有无去大脑强直,脑干反射是否正常。

体格检查结果

T 37.5 °C,R 21次/min,P 99次/min,BP 121/81 mmHg

氧饱和度100%,嗜睡,GCS 11分(E3、V3、M5),查体不配合。右侧顶枕部可见头皮挫伤,软组织肿胀,无裂伤出血。双侧瞳孔等大等圆,直径3 mm,对光反射灵敏。双侧额纹及鼻唇沟正常,口角对称。颈强直。双侧呼吸对称,两肺可闻及湿啰音。心律齐,未及病理性杂音。腹平软。四肢肌力不配合,肌张力稍高,刺痛双侧肢体可定位,双侧病理征阴性。

2. 思维引导　根据伤后立即出现的意识障碍、局灶症状和体征及较明显的头痛、恶心、呕吐等，脑挫伤的诊断多可成立。但由于此类患者往往因意识障碍给神经系统检查带来困难，加之脑挫伤最容易发生在额极、颞极及其底面等“哑区”，患者可无局灶症状和体征，因而确诊常需依靠必要的辅助检查。平扫头颅 CT 是目前针对颅脑外伤患者最简捷、准确的检查方法。头颅 MRI 对于急性出血的检测不及 CT 敏感，且耗时较长，某些金属急救设备不能进入机房，躁动患者难以合作，故多以 CT 为首选检查项目。腰椎穿刺检查脑脊液是否含血，可与脑震荡鉴别，同时可测定颅内压或引流血性脑脊液以减轻症状，但对颅内压明显增高的患者，腰椎穿刺应谨慎或禁忌。

（三）辅助检查

1. 主要内容及目的　血常规、肝功能、肾功能、电解质、凝血功能、传染病八项、心电图、颅脑及胸腹部 CT；排除基础疾病及合并伤。

辅助检查结果

（1）急诊颅脑 CT 结果：双侧额颞叶见斑片状高密度影，大脑镰、小脑幕、双侧多发脑沟、外侧裂内见密度增高影，脑室、脑池、脑沟无变形、扩大及移位，中线结构居中。右侧顶枕部头皮软组织肿胀（图 1-9、图 1-10）。由 CT 影像可以诊断双侧额颞叶多发脑挫伤、外伤性蛛网膜下腔出血、顶枕部皮下软组织肿胀。

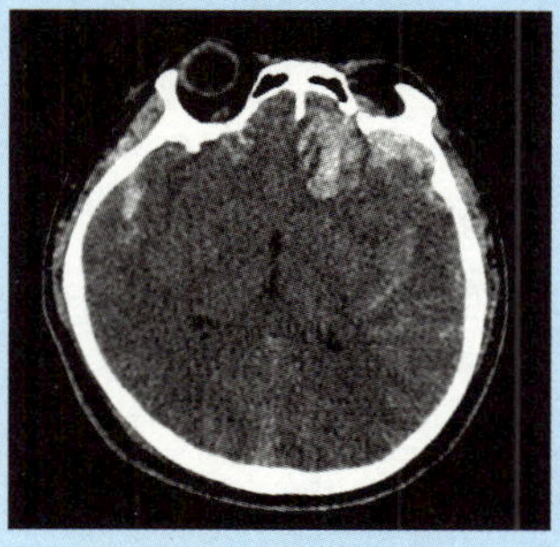

图 1-9　脑 CT（额叶挫裂伤）

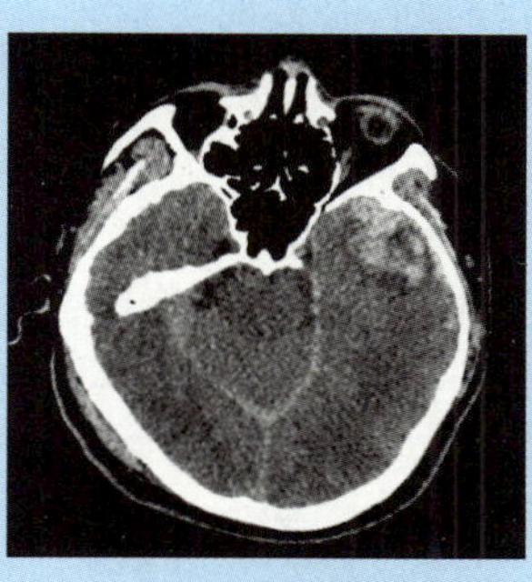

图 1-10　脑 CT（颞叶挫裂伤）

（2）其他：未见异常。

2. 思维引导　脑挫伤患者需要重点观察以下内容。①脑室受压情况；②中线是否移位及移位程度；③环池是否受压迫及受压程度。该患者由于额叶挫伤为双侧，中线尚居中，环池压迫不明显。脑挫伤好发于着力点部位的直接损伤和对冲部位的对冲伤，以额极、颞极和脑底面多见。这是由于前颅底和蝶骨嵴表面粗糙不平，外力作用使对侧额极和颞极撞击其上，产生相对摩擦而造成损伤。脑实质内的挫裂伤则因为脑组织的变形和剪切力所造成，见于脑白质和灰质之间，以挫伤和点状出血为主。

患者有明确的头部外伤史，伤后昏迷，持续时间多在半小时以上；临床上除表现为头痛、恶心、呕吐、脑膜刺激症状及某些定位体征外，较重的脑挫伤者，其昏迷程度深，持续时间长，并伴血压、脉搏、呼吸、体温和瞳孔的显著变化；同时常合并颅骨骨折及蛛网膜下腔出血，一般来说脑挫伤的诊断并不困难。脑挫伤患者常合并颅内血肿，在伤后观察中，当患者的意识障碍加重，血压呈阶梯状上升，脉搏多减慢，一侧瞳孔先短暂缩小随即散大，对光反应消失，对侧肢体发生瘫痪等脑疝表现时，应注意可能继发性颅内血肿形成，需要急诊复查头颅 CT 评估病情。

（四）初步诊断

①急性闭合性颅脑损伤；②多发性脑挫伤；③蛛网膜下腔出血；④顶枕部皮下血肿；⑤肺挫伤；⑥脂肪肝。

二、治疗经过

1. 目前的治疗选择　脑挫伤的治疗方法视伤情及继发性脑损害的程度而定，一般以非手术治疗为主，措施如下：①监测血压、呼吸、心率、氧饱和度，维持生命体征平稳。②控制颅内压，一般性措施包括控制体温、防止抽搐、床头抬高30°，避免颅内静脉回流受阻，维持正常动脉血氧分压、补充血容量。药物治疗如20%甘露醇、高渗盐水、呋塞米、人血白蛋白、甘油果糖。③控制体温。④其他治疗，如维持营养和水、电解质平衡，止血药物，镇痛镇静，抑酸护胃，抗癫痫治疗。当颅内出现继发性血肿或有难以控制的脑水肿、颅内压增高时，须外科手术处理。该患者CT影像学提示脑挫伤面积较大、占位效应明显，结合患者神志嗜睡，受伤时间尚短，后期将出现较严重脑组织水肿，目前已经存在手术减压指征，可考虑急诊行颅内血肿清除术。

2. 急诊行颅内血肿清除（备去骨瓣减压术）　患者拟急诊行颅内血肿清除术。①心电监护监测生命体征；②绝对卧床，吸氧；③适度镇痛、镇静；④甘露醇快速静脉滴注降颅内压；⑤急诊查血常规、尿常规、凝血功能、血型、肝功能、肾功能、电解质、胸片、心电图；⑥备血；⑦理发；⑧禁食、水，了解患者最近一次进食时间，必要时可留置胃管并行胃肠减压；⑨术前谈话、签署手术知情同意书。

3. 手术过程　①全身麻醉成功后，患者取仰卧位，头右偏30°，取左侧额颞顶部“？”形切口，长约25 cm。②术野常规消毒铺巾，沿切口切开头皮直达骨膜，牵开器暴露切口，显露左侧额、颞、顶骨。③铣刀形成大小约12 cm×10 cm骨窗，硬膜张力高，呈蓝紫色，“十”字形切开额叶、颞叶硬脑膜，可见脑组织外膨。④架手术显微镜，镜下清除额叶、颞叶凝血块及挫伤脑组织约50 mL，部分血肿机化，与脑组织粘连，镜下小心分离。⑤术毕颅内压明显下降，脑组织塌陷，术野彻底止血，缝合硬脑膜，骨瓣复位固定，逐层关颅，依次严密缝合各层组织。

患者颅内血肿清除术后，密切观察其意识、瞳孔、生命体征和肢体活动变化，营养支持，止吐、抑酸护胃，抗癫痫，防治肺部、泌尿系统感染，对症处理高热、躁动、尿潴留等。

4. 预后　患者术后恢复可，无功能障碍，术后10 d拆线出院，3个月后复查头颅CT无脑积水等异常。

三、思考与讨论

瞳孔的变化对判断病情有什么作用？较轻的脑挫伤，患者瞳孔多无变化，在颅脑外伤的瞬间，由于脑部受到强烈的刺激可出现很短暂的瞳孔散大（多为双侧性），很快恢复正常，表示脑皮质和自主神经没有持久的损害。有下列情况可引起瞳孔的不同改变，应加以鉴别。两侧瞳孔不等大，多有器质性损害：①伤后立即出现一侧瞳孔散大，对光反应迟钝或消失，但不伴有显著的意识障碍和肢体运动障碍，通常为脑挫伤合并动眼神经损伤或颅底骨折累及动眼神经所致。②一侧瞳孔散大，对光反应迟钝或消失，并伴有意识障碍进行性加重及对侧肢体偏瘫者，是颞叶钩回疝（小脑幕切迹疝）的表现，为严重脑水肿或严重颅内血肿引起，此种情况必须明确诊断，以便紧急处理。③眼眶外伤、视神经损伤也可引起一侧瞳孔散大，但散大侧的间接对光反应常存在，可鉴别。④合并颈部损伤时，可出现同侧瞳孔缩小，这是由于交感神经受损的表现称为霍纳征（Horner sign）。

下列情况下可出现双侧瞳孔变化：①脑挫伤伴较重的蛛网膜下腔出血时，可由于双侧动眼神经受刺激而出现双侧瞳孔对称性缩小。②双侧瞳孔在伤后立即散大，对光反应消失，并出现深度昏迷，四肢强直或四肢肌张力消失，出现生命体征显著变化者，多为广泛性脑挫伤，发生脑水肿和颅内压增高,已出现双侧小脑幕切迹疝。③脑桥损伤的病例,双侧瞳孔缩小及对光反应消失。此外,应注意用某些药物后所引起的瞳孔变化,如阿托品类药物使瞳孔散大,吗啡类药物可使瞳孔缩小。

四、练习题

1. 脑水肿有哪些分类,脑挫伤引起的脑水肿是什么类型的脑水肿?
2. 脑挫伤合并颅底骨折时有什么症状,如何治疗?

五、推荐阅读

[1]王忠诚,张玉琪. 王忠诚神经外科学[M].2 版. 武汉:湖北科学技术出版社,2015.
[2]杨树源,张建宁. 神经外科学[M].2 版. 北京:人民卫生出版社,2015.
[3]赵继宗. 神经外科学[M].4 版. 北京:人民卫生出版社,2019.

(赵成斌　陈若琨)

案例 5　外伤性脑脊液鼻漏

一、病历资料

(一)门诊接诊

1. 主诉　头外伤后 2 年,左侧鼻腔间断流清液 1 个月。

2. 问诊重点　是否有外伤史,体位对漏液的影响,是否伴有发热、头痛、恶心、呕吐等,尤其是外伤性脑脊液漏,问诊时应注意病史长短及治疗经过,治疗效果等。

3. 问诊内容

(1)病因:是否有外伤史,颅脑手术史。

(2)主要症状:脑脊液漏原因有头部外伤、医源性脑脊液漏和自发性脑脊液漏。重点询问颅脑外伤史、手术史,同时应询问漏液的性质:清亮或混浊,无色或有色。喉咙后壁是否有咸味?体位对漏液量的影响,头低位时漏液量是否增多,以及排便、咳嗽等动作时漏液是否增加,是否有反复发热及恶心、呕吐症状。患者病程达 2 年,2 年来疾病治疗过程,以及治疗后的缓解情况,本次来就诊的主要原因。

(3)伴随症状:有无头痛,是否伴有恶心、呕吐,尤其直立位头痛症状明显者,伴有低颅内压症状高压性脑脊液漏患者,脑脊液流出前头痛显著,脑脊液流出后颅内压力降低头痛缓解,脑脊液漏暂停颅内压再次升高后头痛反复。而低压性脑脊液漏患者常因脑脊液流出后颅内压力降低而出现头痛或加剧,平卧后头痛缓解。有无发热,发热提示可能颅内感染,脑膜脑炎临床表现:发热,畏寒、全身肌肉酸疼,全身乏力、神志淡漠等。是否伴有癫痫发作,是否伴有失嗅,视力下降,听力减退或者听力丧失等,失嗅应考虑前颅底骨折损伤嗅神经;视力减退考虑前、中颅底骨折损伤视神经;听力减退考虑中、后颅底骨折引起蜗神经损伤。

(4)诊治经过:保守治疗时间,应用抗生素种类、具体剂量、效果如何;是否手术治疗,手术方式,以及术后效果等。

(5)既往史:脑脊液漏多有外伤史,重点询问神经外科手术史,以及耳鼻喉科手术史。

问诊结果

患者，男性，56 岁，2 年前头部外伤后左侧鼻腔清亮液体流出，在当地行手术治疗，具体手术方式不详，左侧鼻腔不再流液，1 月前出现高热，呕吐，伴全身抽搐，左侧鼻腔流出液体，来医院诊治。

4. 思维引导　是否为脑脊液漏，能否确定漏口位置，补充脑脊液漏的影像学检查及特征，患者外伤后脑脊液漏，既往 4 次化脓性脑膜炎，在当地医院行手术治疗，具体手术方式不详，首先确定漏液是否为脑脊液，可询问患者后鼻部是否有咸味液体流出，通过“双环征”“靶征”、葡萄糖氧化实验、β_2 转铁蛋白检测实验等方法确定流出液是否为脑脊液。该患者病史较长，且多次颅内感染，在查体时检查脑膜刺激症状，如颈项强直、克尼格征和布鲁津斯基征，并行脑脊液细胞学和病原学检查；感染累及中枢神经系统不同部位是否出现偏瘫、失语、肢体感觉异常等；以及脑功能损害症状如癫痫发作，精神异常、记忆力减退等；颅内压增高症状，如头痛、恶心、喷射性呕吐、视力减退等，眼底检查是否有视乳头水肿。

(二)体格检查

1. 重点检查内容及目的　患者外伤后出现脑脊液漏，应注意颅底骨折的体征，如颅前窝骨折具有“熊猫眼”，常伴有嗅神经、视神经损伤，对于出现“熊猫眼”的患者要注意眼眶听诊有无与心率一致的血管性杂音；检查乳突皮下是否有淤血，颈部肌肉是否有肿胀，检查是否有听力减退、面部感觉异常、面瘫等。该患者病史较长，重点检查是否合并神经损伤；是否存在颅脑损伤后遗症，如偏瘫、失语、肢体感觉障碍，以及认知功能障碍。患者多次颅内感染史，重点检查神经系统定位体征以排除颅内脓肿，眼底检查是否视乳头水肿、视神经萎缩等。若视乳头水肿，可能存在脑积水、颅内压增高。

体格检查结果

T 36.6 ℃，R 18 次/min，P 72 次/min，BP 112/84 mmHg

神志清楚，自主体位，正常面容，表情自如，查体合作。前额处有一 4～5 cm 瘢痕。眼睑无水肿、下垂、挛缩。眼球无凸出。结膜无充血、水肿、苍白。巩膜无黄染、斑点。双侧瞳孔等大等圆，直径 3 mm，对光反射灵敏，调节反射正常。颈软、无抵抗。颈动脉搏动正常。颈静脉无怒张。四肢活动自如。腹壁反射正常，肌张力正常，四肢肌力 5 级，双侧肱二、三头肌腱反射正常，双侧膝、跟腱反射正常，双侧巴宾斯基征阴性，双侧霍夫曼征阴性，克尼格征阴性。双耳郭对称无畸形，(双)外耳道通畅，未见肉芽及脓性分泌物。双侧乳突区无压痛，外鼻无畸形，鼻前庭无红肿，中隔居中，双下鼻甲不大，鼻黏膜正常，各鼻道少许粘性分泌物，鼻腔通气欠佳。

2. 思维引导　体格检查发现前额处有一 4～5 cm 手术瘢痕，头低位时左鼻孔可见清凉液体滴出，进一步行实验室检查(肝功能及肾功能检查等)及影像学检查，明确诊断。

(三)辅助检查

1. 主要内容和目的

(1)漏液的糖定量检测：明确是否为脑脊液。

(2)颅底 CT 薄层扫描和三维重建：明确颅底骨质和缺损情况。

(3)头颅磁共振成像(MRI)T_2 相脑池成像：明确漏口位置。

辅助检查结果

(1)漏液结果：葡萄糖 4.39 mmol/L，有核细胞数 9×10^6/L。总蛋白 579 mg/L。漏液细菌培养结果：阴性。

(2)鼻窦 CT 薄层扫描和三维重建：双侧额骨及左侧额窦壁骨质形态及连续性不佳，左侧额窦内见团片状高、低密度影，双侧上颌窦及筛窦黏膜增厚，鼻中隔偏曲，双侧下鼻甲黏膜增厚，双侧额叶见片状低密度影(图 1-11)。

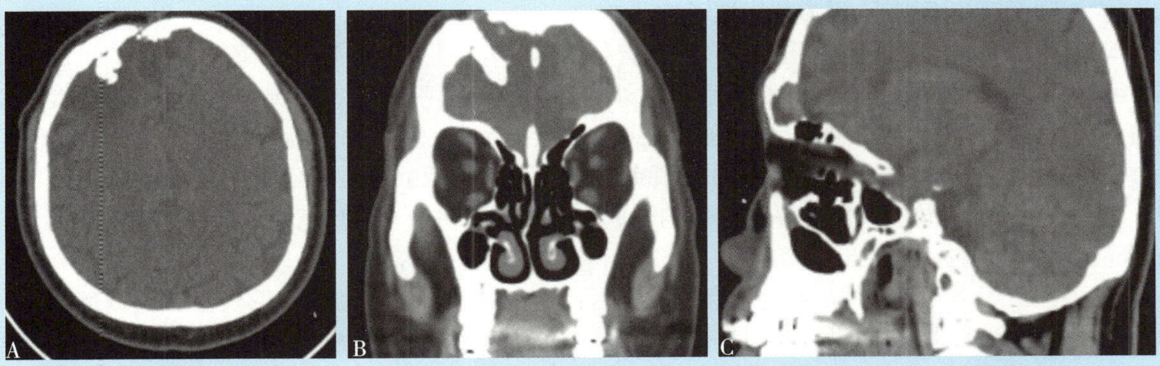

A. 轴位图像；B. 冠状位图像；C. 矢状位图像。

图 1-11　鼻窦 CT 薄层扫描和三维重建

(3)筛窦、鼻旁窦磁共振扫描：额部骨质欠连续，双侧额叶见片状长 T_1、长 T_2 信号，双侧上颌窦、筛窦黏膜增厚，左侧额窦、左侧筛窦可见片状长 T_2 信号。俯卧位：左侧上颌窦、左侧筛窦异常信号范围较仰卧位稍增多。左侧前颅窝局部可见脑脊液信号似与左侧筛窦相通(图 1-12)。

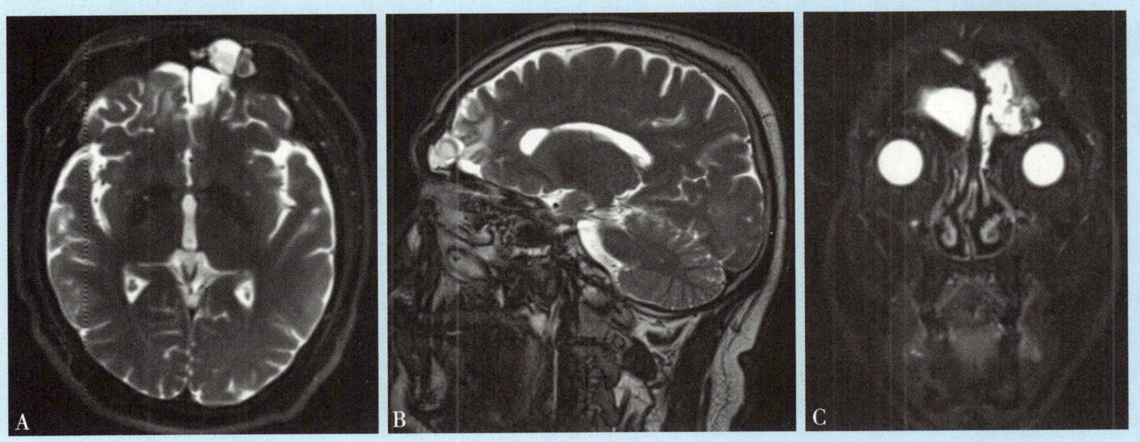

A. 轴位图像；B. 冠状位图像；C. 矢状位图像。

图 1-12　筛窦、鼻旁窦磁共振扫描

2. 思维引导　根据该患者有明确的外伤史，体格检查发现前额有一 4 ~ 5 cm 手术瘢痕，头低位时左侧鼻孔可见清亮液体滴出，葡萄糖氧化实验(+)可判断流出液为脑脊液。颅底 CT 薄层扫描提示：额骨骨质连续性中断，左侧前颅窝局部可见脑脊液信号，与左侧筛窦相通。筛窦、鼻旁窦磁共振扫描：左侧前颅窝局部可见脑脊液信号似与左侧筛窦相通。

（四）初步诊断

分析上述病史、体格检查、辅助检查结果，支持以下诊断：①脑脊液鼻漏；②鼻炎；③鼻窦炎；④鼻中隔弯曲。

二、治疗经过

1. 非手术治疗　①卧床休息，头偏向患侧，保持鼻腔清洁，保持头高位（抬高头部 20～30°），避免咳嗽、打喷嚏等导致颅内压增高的动作；保持大便通畅，避免用力排便。②预防应用抗生素。③腰大池间断或持续引流，但需要谨慎考虑。

2. 思维引导　本例患者外伤后脑脊液漏曾行手术治疗，且反复合并颅内感染，自愈的可能性较小，须完善术前准备，行脑脊液漏修补手术。外伤性脑脊液漏手术修补指征：①影像学检查提示脑脊液漏的患者，如合并颅骨骨折、颅内血肿需要急诊手术，应一期探查有无颅底骨折、乳突骨折等，尤其前颅底骨折，应进行严密硬膜修复及颅底重建。②外伤性脑脊液漏经保守治疗 4 周无效的患者，因为外伤性脑脊液漏多数在伤后 1 周内自愈。③颅脑损伤患者治疗期间或者恢复期间反复出现脑脊液漏，并发颅内感染。

3. 手术治疗　开颅前颅底脑脊液鼻漏修补术：患者取仰卧位，标准皮瓣取发际线内双额冠状切口，外侧至眶上缘，本例结合原伤口切开并延长，分离骨膜及皮瓣，将皮瓣全层翻向鼻侧，保留完整骨膜并完整分离，显露额骨，右侧额骨线性骨折，骨折线瘢痕修复，铣刀取下骨瓣，见左侧额窦开放，硬膜与骨瓣粘连紧密，右侧额骨内板形成骨刺，刺入脑组织内，硬膜有破损，生理盐水反复冲洗后，探查额窦，见左侧额窦开放，炎性增生物充满额窦，右侧额窦完整，将左侧额窦内炎性物质及额窦黏膜清除，剥离额窦后壁硬膜，见额部硬膜破裂，额窦和蛛网膜下腔相通，咬除部分额窦后壁骨质，进一步分离硬膜至正常硬膜边缘，以碘伏明胶海绵填塞额窦，棉片覆盖后，剪开部分硬膜，探查左侧筛窦顶壁，未见明显硬膜破损，取人工硬脑膜严密修补破损硬膜。取左侧颞肌肌肉组织填塞左侧额窦，将额部骨膜向下翻并覆盖前颅底，及左侧额窦，局部喷洒纤维蛋白胶，游离骨瓣复位，连接片固定骨瓣。

手术要点：术前通过影像学检查精准确定脑脊液漏口的位置。并根据漏口的位置选择手术入路及修补方法。主要手术方法如下。

（1）开颅手术：主要适用于额窦、前组筛窦漏，手术原则是寻找漏口，严密缝合修补破损硬脑膜、刮除额窦黏膜，然后用肌肉、脂肪或骨蜡填塞额窦，带蒂骨膜瓣覆盖额窦和前颅底，恢复鼻腔鼻窦和颅脑的完整性。填塞封闭窦腔及骨质缺损以恢复颅底完整性。因岩骨骨折所致的持续性脑脊液耳漏或鼻漏罕见，所以很少需要开颅修补。如果确实需要修补的话，可选颞下入路开颅。硬膜修补方法如前所述。

（2）经鼻内镜手术：鼻内镜可清晰地显露鼻腔顶或鼻窦腔的结构，因此鼻内镜已成为修补脑脊液漏的重要方式。尤其对于漏口位于蝶窦顶壁或者后壁的患者，内镜下蝶窦切开术可以很好地暴露这些区域。术中一旦确定漏口位置，需要剥除漏口周边黏膜约 5 mm 范围，同时用磨钻轻磨周边骨质以刺激成骨作用，缺损周围清理干净后，取自体黏膜或者人工硬膜平铺覆盖漏口，覆盖范围超出漏口缘。再用纤维蛋白胶黏合封固，随后覆盖多层明胶海绵，填塞碘仿纱条。

术后管理：嘱患者半卧位，避免咳嗽，打喷嚏等增加腹压的行为；预防应用抗生素；1 周左右拔出鼻腔填塞物。根据病情可置腰大池持续外引流。

三、思考与讨论

该患者有明确的外伤史，体格检查发现前额有一 4～5 cm 手术瘢痕，头低位时左侧鼻孔可见清亮液体滴出，葡萄糖氧化实验(+)可判断流出液为脑脊液。相关影像学检查，颅底 CT 薄层扫描提示：额骨骨质连续性中断，左侧前颅窝局部可见脑脊液信号，与左侧筛窦相通。筛窦、鼻旁窦磁共振扫描：左侧前颅窝局部可见脑脊液信号似与左侧筛窦相通。脑脊液鼻漏的诊断是明确的，进一步规范治疗。首选保守治疗：①卧床休息，头偏向患侧，保持鼻腔清洁，保持头高位(抬高头部 20°～30°)，避免咳嗽、打喷嚏等导致颅内压增高的动作；保持大便通畅，避免用力排便。②预防应用抗生素。③腰大池间断或持续引流等措施。因本例患者外伤后脑脊液漏曾行手术治疗，且反复合并颅内感染，自愈的可能性较小，有脑脊液漏修补手术指征。

四、练习题

外伤性脑脊液鼻漏的临床表现及并发症有哪些？

五、推荐阅读

[1]周良辅，现代神经外科学[M].2 版.上海：复旦大学出版社，2015.
[2]中华医学会神经外科学分会，脑脊液漏规范化管理中国专家共识[J].中华医学杂志，2022，102(15)：1057-1067.

(季玉陈 闫东明)

第二章　脑血管疾病

案例 6　高血压脑出血

一、病历资料

（一）门急诊接诊

1. 代主诉　突发头痛伴左侧肢体无力 2 h，意识障碍 30 min。

2. 问诊重点　首先要确定首发症状，其次要明确多久出现意识障碍等，还有要询问既往有无类似情况。

3. 问诊内容

（1）诱发因素：患者有无劳累、紧张、激动等诱发血压波动情况。

（2）主要症状：无明显诱因突发头痛，伴左侧肢体无力，持物不稳，精细动作无法完成，伴言语不清，伴恶心、呕吐，呕吐为胃内容物，量少（具体不详）。1.5 h 后出现出现意识障碍，呼之不应。

（3）诊治经过：患者是否经过诊治，是否做过检查，做过哪些检查，结果如何？是否用过药物，什么药物、用量、途径等。

（4）既往史：高血压脑出血患者多半有意识障碍，因意识障碍的原因很多，常见的有低血糖、癫痫、心脏疾病、脑梗死等，所以要了解患者既往情况，有无高血压，控制如何，有无糖尿病，有无心脏、肝等脏器疾病，既往有无类似发作病史，排除常见意识障碍原因。

（5）个人史：有无嗜烟酒病史，吸烟是血管粥样硬化性改变的独立危险因素。

（6）家族史：部分动脉瘤、烟雾病有家族聚集发生现象。

问诊结果

患者，老年男性，患高血压 4 年余，最高收缩压 190 mmHg（舒张压不详），口服降压药不规律。无心脏疾病病史，无糖尿病、脑血管疾病病史，无肝炎等病史，吸烟 30 年，平均 15 支/d。2 h 前无明显诱因突发头痛，伴左侧肢体无力，持物不稳，精细动作无法完成，伴言语不清，伴恶心、呕吐，呕吐为胃内容物，量少（具体不详）。无发热、意识障碍、大小便失禁等其他不适，家人自行开车送至医院急诊科。30 min 前出现意识障碍，呼之不应，无呕吐、大小便失禁。院前给予“乌拉地尔、咪达唑仑”降压、镇定处理。查血气：钾 3.4 mmol/L，钙 1.14 mmol/L，葡萄糖 9.7 mmol/L。急诊行颅脑加胸部 CT：①右侧基底节区脑出血破入脑室系统；②双肺肺炎；③双侧胸膜肥厚（图 2-1）。急诊收住入院。

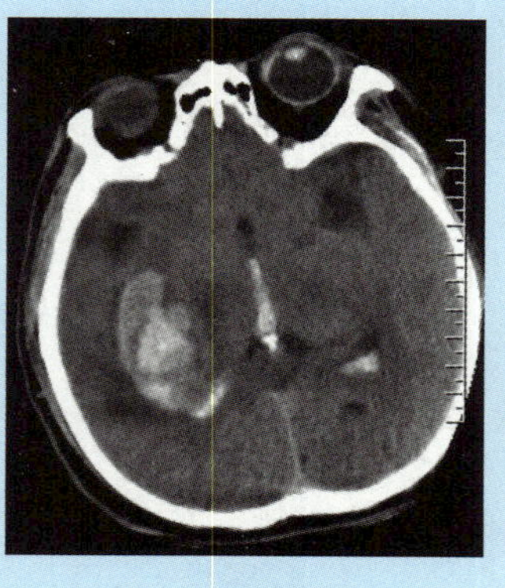

图 2-1　术前 CT

4. 思维引导 高血压脑出血属于突发疾病，患者很快就会出现意识障碍，给问诊带来一定困难，所以问诊一定要耐心、仔细并反复确认。而且时间紧迫，所以要有快而准确的问诊鉴别要点。首先脑出血和脑梗死临床表现几乎相同，有时首发症状、进展难以鉴别，首发症状都多为偏瘫、言语不清，随后进展为意识障碍，但脑出血进展较脑梗死更为迅速，颅内压增高及脑疝较早出现，如恶心、呕吐、单侧瞳孔增大等。所以问诊时就要重点了解首发症状，以及出现意识障碍的时间，有无呕吐等，是否为喷射样等症状；大多数时间需要脑部 CT 鉴别。其次要了解出现意识障碍的常见情况，包括低血糖、高渗性昏迷、癫痫、心脏疾病、肝肾疾病等，所以问诊时也要了解患者既往情况，有无低血糖发作史，有无癫痫发作史等，有无糖尿病、心肌梗死等疾病史，本次疾病发作前有无禁食等诱发低血糖反应的因素，有无心悸、心慌等。在急诊途中就要详细了解病史，并做出相应的可行性检查，包括血糖、心电图等，以及进入医院后要立即安排相关检查排除可能诊断，如脑部 CT、电解质、肝功能、肾功能检查等。

（二）体格检查

1. 重点检查内容及目的 患者脑出血可能性大，应注意生命体征、意识状态或昏迷程度、神经系统体征、脑膜刺激征、瞳孔变化、肢体活动、肌力、肌张力、疼痛刺激反应、病理反射等。观察肺部呼吸音是否清晰，是否有湿啰音等。

体格检查结果

体型肥胖，神志昏迷，GCS 5 分（E1、V1、M3），查体不能配合。全身皮肤黏膜无黄染，右手背可见 2 cm×3 cm 擦伤，双侧瞳孔不等大，左瞳孔 3.5 mm，右瞳孔 4 mm，对光反射消失。颈稍抵抗。呼吸运动减弱，双肺呼吸音粗、有干啰音，四肢肌张力正常，肌力检查不能配合，双侧肱二、三头肌腱反射正常，双侧膝、跟腱反射正常，双侧巴宾斯基征阳性。

2. 思维引导 经查体患者神志昏迷，GCS 5 分（E1、V1、M3），右手背擦伤，双肺呼吸音粗、有干啰音，双侧瞳孔不等大，左瞳孔 3.5 mm，右侧 4 mm，光反射消失，双侧巴宾斯基征阳性。肺部干啰音可能肺部原发疾病导致也可能为昏迷后气道保护能力差导致的吸入性肺炎。GCS 是神经外科常用的评估患者昏迷程度的方法，应用广泛，分运动（M）、言语（V）和睁眼（E）反应三个部分，最少 3 分也是昏迷程度最严重的，最高 15 分为正常人的评分。另外瞳孔不等大，双侧巴宾斯基征阳性提示动眼神经及皮质脊髓束受损，预示颅内压增高，脑疝形成。脑疝也是颅内压增高危象的外显，应争分夺秒给予检查和治疗。紧急行肝功能、肾功能、凝血功能、血常规及颅脑、胸部 CT 检查，明确诊断。检查前可给予脱水降颅内压，为手术争取时间。当然，在实际临床工作中也应该认识到脑出血体征的多样化，出血部位及多少直接决定了临床表现，如额叶出血可能表现为偏瘫，运动性失语；顶叶出血可能表现为感觉异常；丘脑和中脑出血可能直接表现为意识丧失等，而最常见、最典型的则是基底节区脑出血，临床表现为三偏征，但是大部分出血迅急，患者偏瘫后很快就出现意识障碍，查体不配合，很难通过查体发现典型的三偏征，因此急救过程中不需要过于关注是否有三偏征，也不能拘泥于出血后一定出现三偏征。

（三）辅助检查

1. 主要内容及目的

（1）凝血功能：排除凝血功能障碍。

（2）颅脑 CT 及胸腹部 CT：明确病变部位；完善术前检查，拟定治疗方案及手术方式。

(3)血气分析、肝功能、肾功能、心电图、传染病八项术前检查:为急诊手术准备。

辅助检查结果

(1)血气分析:pH 7.4,动脉血二氧化碳分压($PaCO_2$)41.3 mmHg,动脉血氧分压(PaO_2)64.1 mmHg,钾 3.4 mmol/L,钠 141.0 mmol/L,氯 105 mmol/L,钙 1.14 mmol/L,葡萄糖 9.7 mmol/L,乳酸 1.0 mmol/L。排除低血糖及电解质紊乱导致昏迷,排除部分肺部原发病。

(2)颅脑加胸部 CT:①右侧基底节区脑出血破入脑室系统;②双肺肺炎;③双侧胸膜肥厚。

(3)肝功能、肾功能、凝血功能、血常规、血型、传染病等:均无明显异常,为急诊手术准备。

2. 思维引导　患者急危重,检查争取一次全面,避免反复检查,首先要排除低血糖、电解质紊乱、肺性脑病等,要考虑到手术可能,尽量一次性完成术前抽血化验。同时行颅脑 CT 明确诊断、出血部位等,明确手术指征,为手术入路、方式等提供影像学支持,行肺部 CT 明确肺部情况,吸入性肺炎严重程度,有无胸腔积液、气胸等。患者颅脑 CT 提示:右侧基底节区脑出血破入脑室系统。出血量多,中线移位,环池受压,手术指征明确,应急诊手术。

(四)初步诊断

分析综上患者病史、查体结果及影像学检查,考虑以下诊断。①急性脑出血:右侧基底节出血,脑室出血;②高血压 3 级(极高危);③双肺肺炎;④双侧胸膜肥厚。

思维引导:本例患者虽然有高血压病史,且血压控制差,但入院初步诊断仍为脑出血,而没有诊断高血压脑出血。脑出血常见原因有多种:①脑部血管疾病,动脉瘤、动静脉畸形、烟雾病等;②凝血功能障碍等;③血管淀粉样变性;④血管粥样硬化等;⑤其他。而高血压脑出血属于排除性诊断,虽然本病例通过病史、血液及影像学检查基本可以排除凝血功能障碍、淀粉样变性等,但是患者情况危急,难以完成颅脑血管检查(CTA 或 MRA),无法排除血管畸形、烟雾病及动脉瘤导致的出血,所以诊断为脑出血。术中所见或术后血管检查排除血管性疾病导致的出血后才能进一步诊断为高血压脑出血。日常工作时,如果患者情况允许,术前最好完成血管性检查(CTA),明确或排除颅内血管相关性疾病的诊断。

二、治疗经过

患者入院后急诊在全身麻醉下行颅内血肿清除术+去骨瓣减压术+脑室钻孔引流术。术后给予脱水降颅内压、止血、营养支持、预防感染等对症治疗。术后动态复查颅脑 CT(图 2-2)。

思维引导:患者手术方式的选择尤为重要,本患者颅内压力高,已形成脑疝,为了迅速降低颅内压,为开颅做准备,先进行了脑室钻孔引流术,释放部分脑脊液,减压后再行开颅手术。当然脑室穿刺是否必要要根据患者情况,有部分患者颅内压增高,脑室受压闭合,穿刺困难,反而影响手术进度,这种情况应迅速开颅,清除部分血肿减压后再行血肿大部分或全清。是否去除骨瓣也应根据患者颅内压力情况,术前是否脑疝,脑疝时间长短,术后颅内压力下降情况来决定。一般术前未脑疝,术后颅内压下降明显,可回纳骨瓣。术前有脑疝者,行减压手术。血肿清除方式多样,借助显微镜、内镜均可,术中若定位困难,可借助超声定位(图 2-3),也可在血肿清除后,超声探查确定手术清除血肿情况。患者术中证实可探查范围内未见动静脉畸形,术后 CTA 证实无动脉瘤及烟雾病,患者有高血压病史,诊断为高血压脑出血。

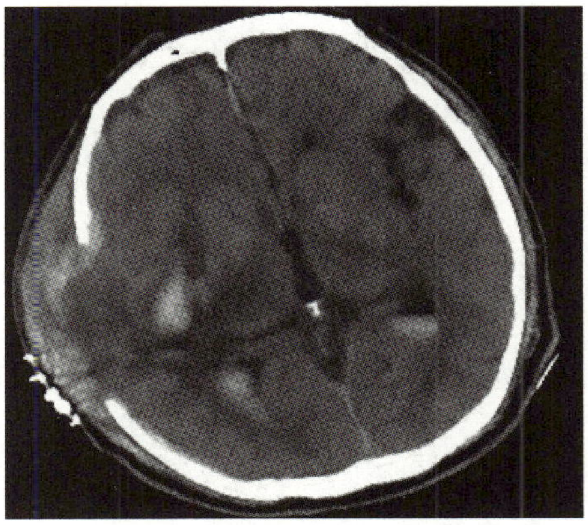

图 2-2 术后第 5 天复查 CT

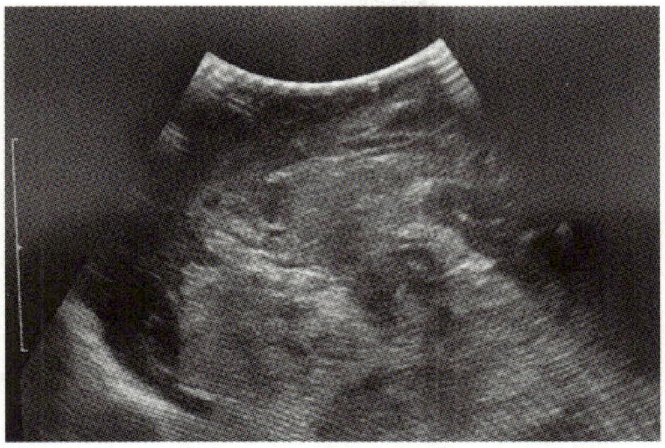

图 2-3 术中超声定位血肿(非本例患者术中超声)

术后情况:患者术后意识无好转,呈深昏迷状态,发热,不能言语,鼻饲流食,大便未排,小便留置尿管通畅,经气管切开导管处吸氧 3 L/min。查体:GCS 3T 分(E1、VT、M2,T:气管插管),高级脑功能无法检查,呼之无应答,不能配合查体,双侧瞳孔不等大,左侧瞳孔 2.0 mm,对光反射消失。右侧瞳孔 2.5 mm,对光反射消失。肌力检查不能配合,肌张力正常,四肢腱反射未引出,双侧巴宾斯基征阳性。

思维引导:高血压脑出血患者,尤其是术前脑疝患者,术后死亡率较高,术后可能会出现高热、癫痫、代谢紊乱、迟发脑积水、下肢静脉血栓等并发症。出现高热除考虑肺部感染因素,还应考虑颅内感染可能,可复查胸部 CT 及腰椎穿刺,化验脑脊液鉴别,要及早行气管切开。患者术后不能进食,且脱水量大,易导致电解质紊乱,要定期复查电解质,减少低钠、低钾并发症的发生,出现后要及时经胃管或静脉补充。颅内压再升高应考虑到再出血、迟发脑积水或者脑梗死发生,复查 CT 以明确诊断,及时对症支持治疗。若为下肢静脉血栓高危因素,应排除出血的情况下应用抗凝制剂。癫痫需对症处理。脑出血患者多有偏瘫,部分长期植物生存,需长期行康复或者促醒治疗。目前已有针对昏迷促醒,以及偏瘫的手术治疗,如电刺激、第 7 颈神经移位术等,但患者术后意识及功能障碍改善仍是目前研究的热门方向之一。

三、思考与讨论

患者突发头痛伴左侧肢体无力 2 h,意识障碍 30 min,虽然脑出血原因众多,但本例患者为老年病患,既往有高血压且血压控制不理性,首先考虑高血压脑出血,高血压脑出血预后及转归一般和出血部位、出血量、出血速度及治疗时效相关,但决定因素仍是患者基本情况,本例患者出血部位为常见部位,基底节区,且患者出血后进展迅速,很快出现意识昏迷及脑疝,缺少术前血管检查,给诊疗带来一定困难。但是治疗应及时、有效。是否手术应看患者是否有手术指征,还应结合手术技术及手术器械达成情况。

患者手术具体采用什么方式,应结合当地医院具体情况,穿刺、定位穿刺引流、立体定向穿刺引流、内镜及开颅手术都是有效的清除血肿,降低颅压的方式,只有及时有效降低颅内压,才能起到挽救患者生命的基本要求。当然,应该持续学习先进的手术技术,争取挽救生命的同时,保护患者残留的神经功能,提高生活质量。同时,我们也应该意识到,手术虽然是高血压脑出血治疗最关键的核心,但是高血压脑出血治疗是持续、连续且多学科协作的动态过程,并且需要获得亲属及社会的帮助及鼓励,而不仅仅止步于手术。

四、练习题

1. 急性意识障碍要考虑哪些常见疾病?需要哪些问诊、查体及检查检验进行鉴别?

2. 高血压脑出血神经外科手术指征及手术方式是什么？术前需要注意哪些事项？

3. 致力于高血压脑出血患者良好预后，除了精湛的手术技术外，还有哪些研究方向值得我们重点关注？

五、推荐阅读

[1]王忠诚，张玉琪. 王忠诚神经外科学[M]. 2 版. 武汉：湖北科学技术出版社，2015.

（李 恩 杨 波）

案例 7 烟雾病

一、病历资料

（一）门诊资料

1. 主诉 言语不利 1 月余。

2. 问诊重点 患者女性，30 岁，主诉症状为“言语不利”，言语不利是患者的主观描述，即临床上常见的“失语症”，需要重点询问是否有诱发因素，言语不利是否间断发作、发作是否频繁，是否缓解，以及缓解时间。有无其他伴随症状，诊疗过程，院外的辅助检查等。

3. 问诊内容

（1）诱发因素：有无情绪紧张、劳累、剧烈运动等诱发因素。

（2）主要症状：失语症属于中枢神经系统常见疾病，脑卒中、颅脑外伤、脑肿瘤、颅内感染及中枢神经系统变性疾病均可引起。应询问是否右利手，判断失语症的类型。

（3）伴随症状：有无头痛、呕吐等症状，若有头痛、呕吐一般提示颅内压增高，常见于脑出血、颅脑肿瘤等；有无发热，若有发热提示颅内感染等；有无意识障碍、肢体抽搐等症状；是否有记忆力减退、认知功能下降等；是否有肢体功能障碍。

（4）诊疗经过：是否用药治疗，用何种药、具体剂量、是否有效。

（5）既往史：患者女性，30 岁，年纪尚轻，应询问既往有无脑血管疾病病史，有无头外伤及颅内感染病史，是否有血液系统疾病、自身免疫病等。

（6）个人史：患者是否有吸烟、饮酒、长期服用药物史等情况。

（7）家族史：家族中是否有脑梗死、脑出血病史。

问诊结果

患者，女性，30 岁，1 个多月前晨起时出现言语不利，吐字不清，伴头痛，无肢体无力麻木，无头晕、恶心、呕吐，无视物旋转及视物模糊。至县人民医院就诊，查 MRI：脑梗死（未见片），头颈联合 CTA 考虑烟雾病，给予口服阿司匹林及氯吡格雷药物治疗后建议转至上级医院治疗。今为求进一步诊治，故来医院就诊，门诊以“烟雾病”收入院。自发病以来，患者食欲正常，睡眠正常，大小便正常，精神正常，体重无减轻。

4. 思维引导　烟雾病是一种以双侧颈内动脉末端及大脑前动脉、大脑中动脉起始部慢性进行性狭窄或闭塞为特征，并继发颅底异常血管网形成的一种脑血管疾病，病因不明。脑缺血和脑出血是烟雾病的常见症状，其中以脑缺血最为多见。言语不利（失语症）是由于大脑病变导致语言交流障碍，无法沟通或沟通困难。反复发作的失语，可因短暂性脑缺血发作（TIA）引起，问诊时应首先询问患者是左利手还是右利手，判断优势大脑半球为哪一侧。多种神经系统疾病均会引起言语不利，应询问患者是否有其他伴随症状。若失语伴有一侧肢体偏瘫或口角偏斜，则有可能是缺血性脑卒中。若失语伴剧烈头痛、呕吐，意识障碍，则有可能发生脑出血。很多疾病比如自身免疫病、甲状腺功能亢进、脑膜炎、马方综合征、结节性硬化症、唐氏（Down）综合症等可继发引起烟雾综合征，在临床症状上难以鉴别，须仔细询问病史。

（二）体格检查

1. 重点检查内容及目的　患者主诉症状为失语，体格检查的重点在于判断患者失语类型，是运动性失语症、感觉性失语症还是混合性失语症，在此基础上可以对病变部位进行定位，还需要检查患者的肌力、肌张力。

体格检查结果

右利手，神志清、精神欠佳，双瞳孔等大等圆，直径约 3.5 mm，对光反射灵敏。口语表达明显障碍，讲话费力，对语言理解能力较好。四肢肌力、肌张力正常，生理反射存在，病理反射阴性，深、浅感觉正常，共济运动正常，脑膜刺激征阴性。

2. 思维引导　失语有多种类型，主要分为运动性失语症（病变部位：优势侧 Broca 区）、感觉性失语症（病变部位：优势半球颞上回后部）和混合性失语症（病变部位：优势侧分水岭区大范围病变）。从体格检查上来看，患者应该为运动性失语症，定位诊断于优势侧大脑半球 Broca 区。在体格检查时，要注意患者是否有肌力下降、认知功能异常的其他阳性体征。

（三）辅助检查

1. 主要内容和目的

（1）头颅 CT：初步判断是否存在脑出血及脑梗死等。

（2）头颅 MRI 平扫：较头颅 CT 能更清晰地了解脑组织的情况，是否存在脑梗死，脑梗死的时间、范围，脑萎缩，脑室扩大及微小病灶等。

（3）头颅磁共振血管成像（MRA）、计算机体层血管成像（CTA）：可作为筛选性检查，对烟雾病等脑血管疾病进行初筛。

（4）头颅灌注加权成像（PWI）、计算机体层灌注（CTP）：脑灌注检查，可以反映患者脑血流灌注情况及血流动力学损害程度。

（5）数字减影血管造影（DSA），脑血管疾病诊断的“金标准”，可对烟雾病进行明确诊断。

辅助检查结果

（1）磁共振平扫+灌注增强示：①左侧基底节区、左侧脑室旁腔隙性脑梗死（图 2-4）。②左侧基底节区缺血灶。③脑 PWI 示：双侧额顶叶、侧脑室旁、颞枕叶水平脑实质较小脑呈低灌注，左侧为著。

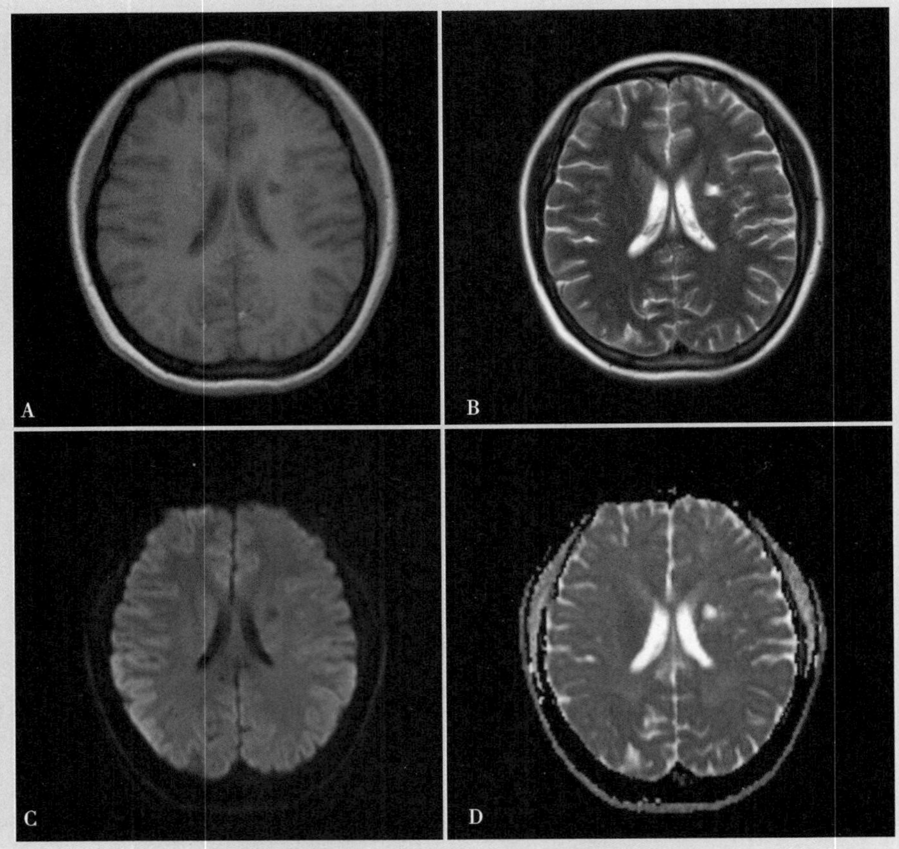

A. T_1 平扫;B. T_2 平扫;C. DWI 图;D. ADC 图。

图 2-4　术前磁共振检查

(2)DSA:双侧颈内动脉末端闭塞,代之以异常发达的烟雾样代偿血管。双侧大脑后动脉向双侧大脑中动脉、双侧大脑前动脉供血区域代偿,双侧颈外动脉未见明显颅内代偿血管,诊断为烟雾病(图 2-5)。

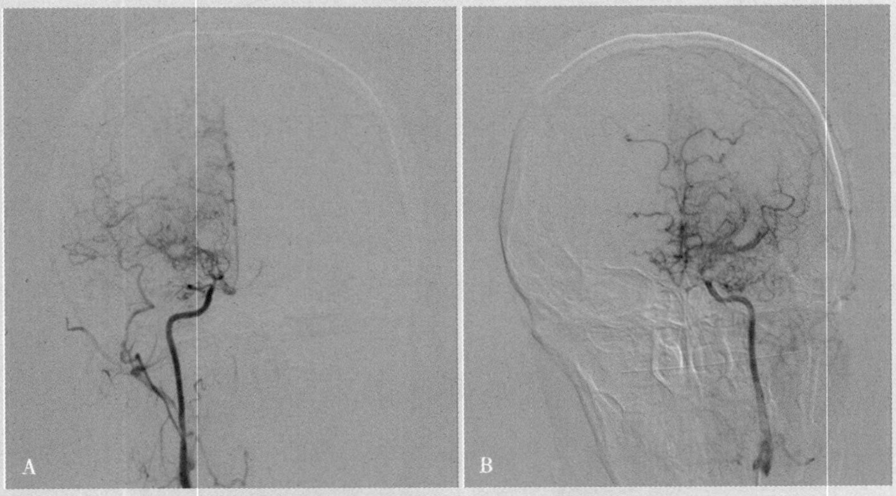

A. 右侧颈内动脉造影正位像;B. 左侧颈内动脉造影正位像。

图 2-5　术前 DSA

2. 思维引导 患者为右利手，出现失语症状，病变定位诊断位于左侧大脑半球 Broca 区。磁共振平扫检查显示患者左侧基底节区、左侧脑室旁腔隙性脑梗病灶和缺血灶，灌注检查显示双侧额顶叶、侧脑室旁、颞枕叶水平脑实质较小脑呈低灌注，左侧为著。上述检查结果与患者症状定位侧别相符合。

(四)初步诊断

分析上述病史、症状、体征、实验室检查及影像学检查，可诊断为烟雾病。

(五)诊疗计划

(1)入院后完善血常规、血凝实验、传染病实验、头颅磁共振平扫、头颅磁共振灌注检查(或头颅 CTA 及 CTP 灌注检查)，颅脑 DSA 检查等。

(2)询问患者是否服用“阿司匹林、氯吡格雷”等药物，若口服，需停药一周后手术，为防止出现脑梗死症状，可代之以皮下注射“低分子肝素针”。

(3)与患者及家属进行沟通，向其详细讲明该病的治疗方法、预后及术后注意事项。

(4)待术前检查完善后，若无手术禁忌证，可择日手术治疗。

二、治疗经过

1. 药物治疗 阿司匹林、氯吡格雷、阿托伐他汀等。

思维引导：目前尚无药物可有效治疗烟雾病，对于烟雾病是否常规口服药物治疗，尚有争议。但是对于因烟雾病引起的短暂性脑缺血发作、脑梗死或烟雾综合征的合并疾病，可用药物进行治疗。主要的药物有血管扩张剂、抗血小板聚集药物及抗凝药等。

2. 手术治疗 进行左侧颞浅动脉-大脑中动脉分支吻合手术+颞浅动脉贴敷术。手术方式如下。

(1)全身麻醉达成后，取仰卧位，头向右偏，标记左侧颞浅动脉额支和顶支。

(2)常规消毒铺巾，依序沿左侧颞浅动脉顶支和额支分离暴露动脉并游离，切开颞肌并翻向颞侧，显露左侧额颞部分骨质，钻颅骨三孔，铣刀开颅做游离骨瓣，在左侧额颞部形成一类三角形骨窗，铣除骨瓣过程中需保护脑膜中动脉，防止脑膜中动脉受损。

(3)显露硬脑膜，硬膜悬吊后妥善保护脑膜中动脉，扇形剪开硬脑膜，并翻向一侧，显露左额颞叶脑组织，寻找受体血管。

(4)将颞浅动脉的额支从远端切断并临时阻断，肝素盐水冲洗管腔，镜下在左额颞叶脑皮层选择大脑中动脉 M4 分支作为受体动脉。将颞浅动脉额支与受体血管行端侧吻合，吻合成功后去除临时阻断夹，血流通畅，血管搏动良好，吻合成功，吻合口无活动性出血，行吲哚菁绿造影显示吻合血管通畅。

(5)将顶支贴覆大脑皮层表面，明胶海绵固定，术野严密止血，未见活动性出血，间断缝合硬脑膜。颅骨固定装置复位固定游离骨瓣，对位缝合颞肌，间断分层缝合切口，无菌敷贴包扎完整，术毕。

(6)术后 DSA 复查：可见左侧吻合血管通畅，吻合区域形成丰富代偿血管(图 2-6)。

思维引导：颅内外血管重建手术是治疗烟雾病的主要方法，可有效防止缺血性脑卒中，根据《烟雾病和烟雾综合征诊断与治疗中国专家共识(2017)》，脑血管重建手术能将 5 年再出血率从 31.6% 降低至 11.9%，所以无论缺血性烟雾病还是出血性烟雾病，均推荐积极进行手术治疗。手术治疗要避开脑梗死和脑出血的急性期，一般脑梗死 1 个月后，脑出血 3 个月后可进行手术。颅内外血管搭桥手术分为直接血管重建手术、间接血管重建手术和联合手术。直接血管重建手术：①颞浅动脉-大脑中动脉分支吻合术；②枕动脉-大脑中动脉分支吻合术；③枕动脉-小脑后下动脉吻合术。间接

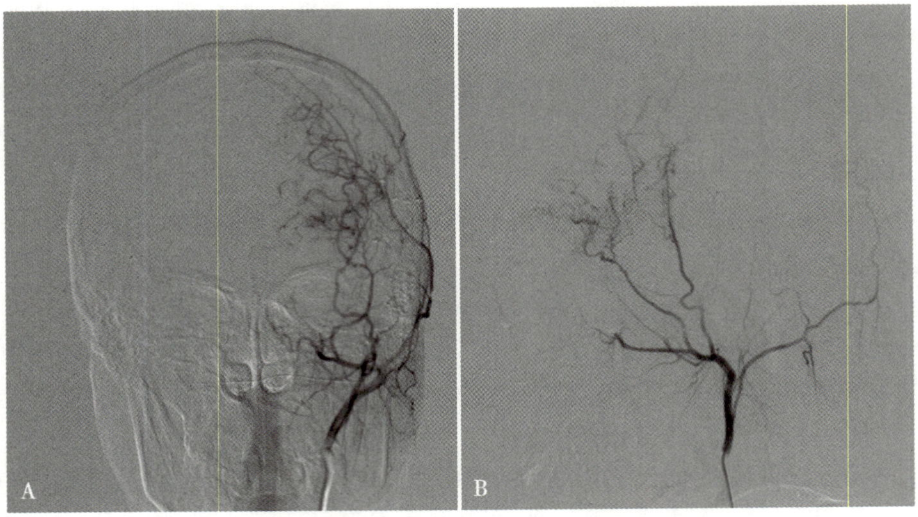

A. 术后左侧颈内动脉造影正位像；B. 术后左侧颈内动脉造影侧位像。

图 2-6 术后 DSA 复查

血管重建手术：①脑-硬脑膜-动脉血管融合术；②脑-肌肉-硬脑膜-血管融合术；③多点钻孔术等。联合手术是直接血管重建与间接血管重建手术的联合。成人多进行直接血管重建手术，儿童由于颞浅动脉及受体血管细小，常进行间接血管重建。

3. 随访复查 烟雾病是一种缓慢进展的疾病，一旦确诊，无论手术与否，需要对患者进行至少 1 年一次的终身随访。影像学随访包括脑实质、脑血管及动态血流动力学评估，如头部 MRI、MRA 或 CTA、DSA、磁共振灌注成像、CTP 或正电子发射体层成像（PET）等，血管检查应包含颈外动脉系统，了解颅内外血管沟通情况。

三、思考与讨论

患者，女性，30 岁，以“言语不利 1 月余”为主诉入院，外院 MRI：脑梗死（未见片）。头颈联合 CTA：考虑烟雾病，给予口服阿司匹林及氯吡格雷药物治疗后建议转至上级医院治疗。我院 DSA 诊断为烟雾病，给予“左侧颞浅动脉-大脑中动脉分支吻合手术+颞浅动脉贴敷术”。手术过程中要严格控制血压，防止血压过低引起脑梗死。术后及时复查头颅 CT，术区无出血情况下及时口服阿司匹林及降血脂药物，术后需要密切观察患者是否出现脑梗死或脑组织血流过度灌注情况。烟雾病是一种缓慢进展的疾病，一旦确诊，无论手术与否，需要对患者进行至少 1 年一次的终身随访。

四、练习题

1. 烟雾病是否可通过手术终身治愈？
2. 儿童单侧颈内动脉狭窄或闭塞是否会进展为烟雾病，是否需要定期随访？
3. 缺血性烟雾病与出血性烟雾病治疗有何不同？

五、推荐阅读

[1] 烟雾病和烟雾综合征诊断与治疗中国专家共识编写组. 烟雾病和烟雾综合征诊断与治疗中国专家共识（2017）[J]. 中华神经外科杂志，2017，33（6）：541-547.

[2] JOHN E. WANEBO，NADIA KHAN，JOSEPH M. ZABRAMSKI，ROBERT F. SPETZLER. Moyamoya

Disease:Diagnosis and treatment[M]. Thieme Medical Publishers Inc,2013.
[3]王忠诚,张玉琪. 王忠诚神经外科学[M]. 2 版. 武汉:湖北科学技术出版社,2015.
[4]赵继宗. 神经外科学[M]. 4 版. 北京:人民卫生出版社,2019.

(郭孟果 栗超跃)

案例 8 后交通动脉瘤

一、病历资料

(一)门诊接诊

1. 主诉 突发剧烈头痛 6 h。

2. 问诊重点 头痛的部位、性质、严重程度、伴随症状、诊治经过等。

3. 问诊内容

(1)诱发因素:有无剧烈活动、用力过度等诱发因素。

(2)主要症状:头痛本身不是一种病,而是一种十分常见的临床症状,可见于多种疾病。急性头痛常见的原因包括偏头痛、蛛网膜下腔出血(subarachnoid hemorrhage,SAH)、肌紧张性头痛、三叉神经痛、高血压、脑出血等。偏头痛多见于女性,其发病特点为反复发作的、一侧或双侧搏动性的剧烈头痛。持续 4~72 h,发作前常有视物模糊、闪光、偏盲、半侧面部和肢体麻木等先兆,发作时常伴心率加快、面色苍白、恶心、呕吐,畏光、畏声等。蛛网膜下腔出血患者的头痛非常剧烈,呈炸裂样,难以忍受,很多患者都会诉说这是一生当中经历的最严重的头痛,疼痛呈持续性,伴有颈部疼痛、强直。肌紧张性头痛:多见于青壮年,女性居多。常因焦急、劳累、情绪紧张而促发或加重,故又称紧张性头痛。头痛似重压感或紧箍感,也可以为牵扯痛或胀痛。疼痛多在后枕、颈项部与双额部,多为持续性痛。原发性三叉神经痛多见于中老年人。其疼痛特点是:在患者的患侧颜面部三叉神经各分支的分布区表现为阵发性剧痛,疼痛性质如刀割、烧灼、电击等。一般每次发作持续数秒或数分钟,每日多次。30%~50%的患者有一个或多个“扳机点”,一旦碰触或刺激即引起剧烈疼痛。

(3)既往史:有无高血压,糖尿病,口服药物、治疗效果。

(4)个人史:烟酒史、特殊药物(毒品、避孕药等)。

问诊结果

患者,中年女性,农民,高血压病史 5 年,未规律口服降压药物。劳累后突发剧烈头痛,呈持续性,伴有颈部疼痛。无发热、意识丧失、肢体无力等。

4. 思维引导 患者女性,急性剧烈头痛起病,呈持续性,伴颈部疼痛。既往高血压病史。自发性蛛网膜下腔出血可能性大,查体需注意患者有无脑膜刺激征,如颈强直等。

(二)体格检查

1. 重点检查内容及目的 患者自发性蛛网膜下腔出血可能性大,应注意神经系统体征。如意识状态是否正常,有无脑膜刺激征。视力、视野、瞳孔大小是否正常,部分自发性蛛网膜下腔出血会出现眼底出血、动眼神经麻痹；呼吸音是否清晰，是否闻及湿啰音，严重的自发性蛛网膜下腔出血会并发急性肺水肿；心率是否增快、节律是否整齐，部分自发性蛛网膜下腔出血会出现心律不齐。

体格检查结果

T 36.4℃，R 28 次/min，P 90 次/min，BP 130/80 mmHg

神志清，瞳孔等大等圆，对光反应灵敏。颈部强直，克尼格征阳性。双肺呼吸音清，未闻及干、湿啰音。心率 90 次/min，律齐，未闻及杂音。腹软，无压痛，肝、脾未触及，移动性浊音阴性。四肢肌力、肌张力正常。

2. 思维引导　经上述检查有脑膜刺激征，患者突发头痛不排除自发性蛛网膜下腔出血所致，进一步行影像学检查及常规实验室检查，明确诊断。

（三）辅助检查

1. 主要内容及目的

（1）血常规、凝血功能：初步排除血液系统疾病，为可能进行的手术做准备。

（2）心电图：明确是否有心肌缺血、心律失常等。

（3）肝功能、肾功能、电解质：是否有肝功能、肾功能的损害，以及内环境紊乱失衡。

（4）头颅 CT 平扫：蛛网膜下腔是否有高密度影。

辅助检查结果

（1）实验室检查结果均正常，心电图显示正常。

（2）头颅 CT：鞍上池、侧裂池及桥前池内高密度影，脑室无扩大，中线结构居中（图 2-7）。提示蛛网膜下腔出血。

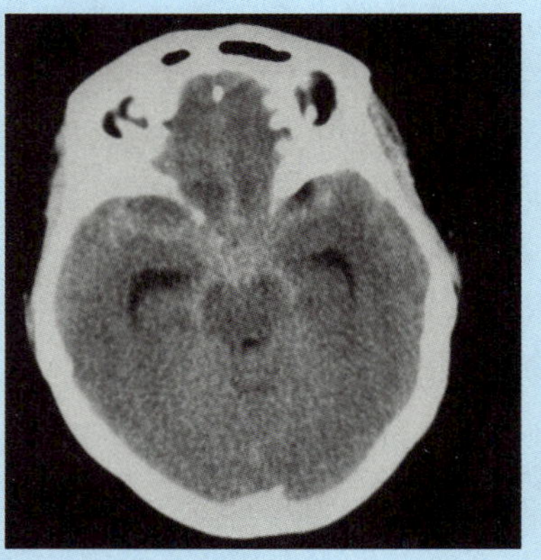

图 2-7　头颅 CT

2. 思维导引　颅内高密度影常见于出血性疾病。①大脑半球脑出血：可以在基底节区或脑叶内表现为密度增高、类圆形的出血形状。②蛛网膜下腔出血：主要征象是出血沿着蛛网膜下腔弥散分布，出血量大时可以合并脑室积血。

（四）初步诊断

分析上述病史、体格检查、辅助检查结果，支持以下诊断：自发性 SAH。

思维引导：自发性 SAH 的最主要病因为颅内动脉瘤破裂，约占全部病例的 85%，这些病例除发病后早期死亡者之外，大多数需要手术或介入治疗。另有10%的病例可能是中脑周围静脉出血（PMVH），此病为自限性，预后良好。其余5%病例可能由其他少见原因导致，如夹层动脉瘤、脑动静脉畸形、硬脑膜动静脉瘘、脊髓血管性病变、可卡因滥用等。自发性SAH须行头颅CTA检查明确病因。

二、治疗经过

1. 初步治疗　①心电监护、低流量吸氧；②卧床、软化大便；③控制血压在140/90 mmHg以下；④镇静、镇痛；⑤尼莫地平预防脑血管痉挛；⑥抗纤溶药物；⑦补液维持水电解质平衡；⑧行头颅CTA检查。

头颅CTA：左侧颈内动脉后交通段动脉瘤，瘤体高7.5 mm，宽7.3 mm，瘤颈宽5.3 mm（图2-8）。

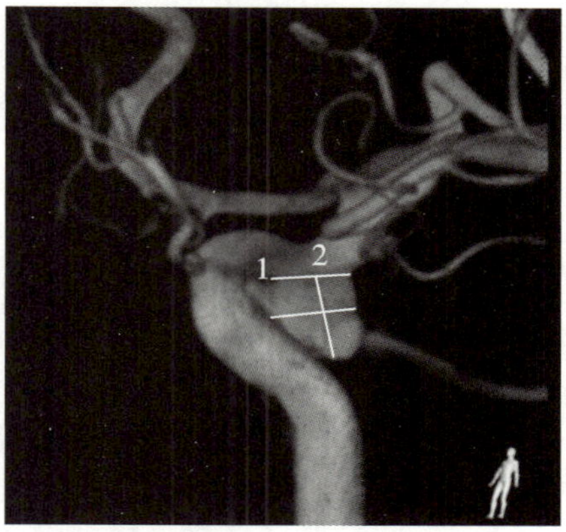

图2-8　头颅CTA显示颈内动脉后交通段动脉瘤

思维引导：颅内动脉瘤的手术治疗主要包括开颅夹闭和血管内介入治疗2种方式。ISAT研究是一项大型的比较开颅夹闭和血管内介入治疗的多中心随机对照临床研究，结果显示，介入治疗组致死、致残率显著低于开颅夹闭组（24%与31%），并发症率分别为8%和19%；癫痫和严重认知功能障碍发生率也低于开颅组，但晚期再出血率高于开颅手术组（2.9%与0.9%），该研究结果公布以来，越来越多的颅内动脉瘤采用血管内介入的方法治疗。在临床工作中，选择何种治疗方法需要考虑多种因素：患者年龄，平素健康状况，合并疾病，动脉瘤部位、大小等；后循环动脉瘤，高龄，Hunt-Hess评分较低（4～5级），脑血管痉挛患者优先考虑介入治疗；对颅内血肿量较大，中线结构偏移和大脑中动脉瘤的患者，考虑开颅手术。对于从技术上既可开颅夹闭又可行介入栓塞的患者，推荐行介入栓塞术。

本例从技术上考虑，开颅和介入都可行。在充分告知家属的前提下，基于微创的理念，选择行左侧颈内动脉后交通段动脉瘤支架辅助弹簧圈栓塞术。

2. 手术过程　术前口服拜阿司匹林300 mg，氯吡格雷300 mg，气管插管全身麻醉。由于动脉瘤瘤颈较宽并累及颈内动脉和同侧后交通动脉，且后交通动脉是同侧大脑后动脉的主要供血动脉，因此在栓塞动脉瘤的同时需要保持颈内动脉及后交通动脉的通畅，决定采用支架辅助双微导管栓塞技术。6F Envoy-DA导引导管超选至患侧颈内动脉岩骨段，术中持续滴注肝素生理盐水；Prowler Select Plus微导管在Synchro-14微导丝导引下超选，跨越动脉瘤到达大脑中动脉M2段；两根Enchlon-10微导管在Synchro-14微导丝导引下分别超选至动脉瘤内，Enterprise 4.0 mm×23.0 mm支架经微导管输送至载瘤动脉段，部分释放支架覆盖瘤颈；经静脉注射替罗非班9 mL，经弹簧圈微导管分别送入Axium3D 7 mm×20 cm，6 mm×20 cm，Axium Helix 4 mm×12 cm，3 mm×8 cm，2 mm×6 cm，2 mm×4 cm弹簧圈，术中反复造影观察动脉瘤栓塞情况，栓塞满意后完全释放支架，撤出微导管。术毕造影显示动脉瘤不再显影，载瘤动脉及各分支血管通畅（图2-9）。

3. 术后处理　术后泵入替罗非班5 mL/h，持续24 h，口服双联抗血小板药物（拜阿司匹林100 mg/d，氯吡格雷75 mg/d）；预防脑血管痉挛，必要时腰椎穿刺释放血性脑脊液，警惕可能发生的脑积水。

4. 出院医嘱　口服双联抗血小板药物6个月，后改为拜阿司匹林100 mg/d（终生服用）。

5. 随访复查　动脉瘤栓塞术后存在复发的可能，因此栓塞术后应进行长期影像学随访。通常情况下术后6个月行DSA复查，长期复查采用MRA无创影像学检查。

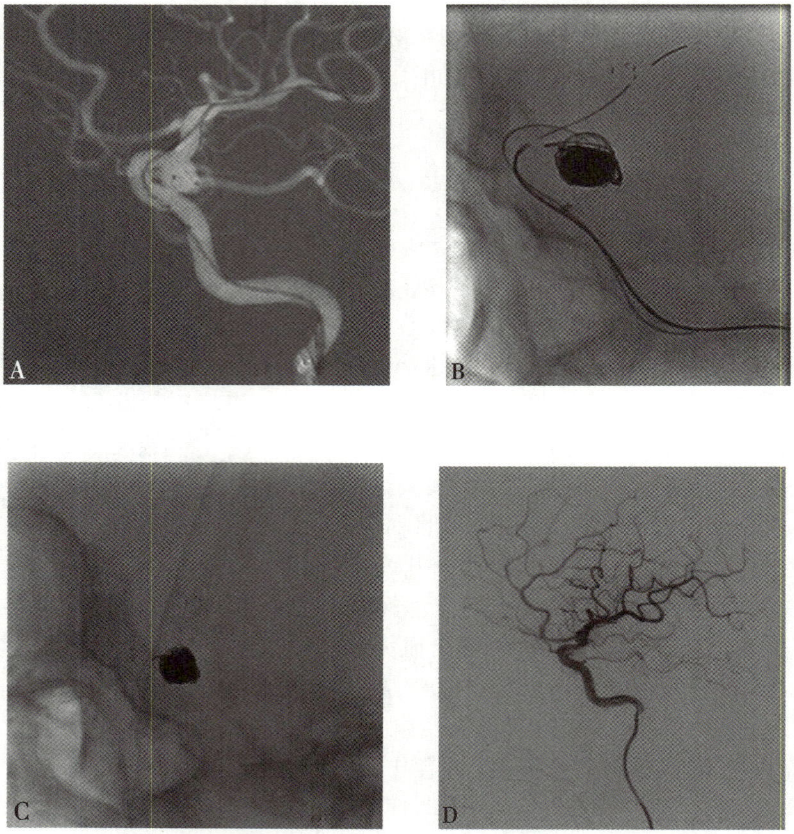

A. 路图指引下将动脉瘤栓塞微导管和支架微导管输送到合适的位置；B. 先将部分支架释放，覆盖瘤颈，动脉瘤内填入多枚弹簧圈；C. 动脉瘤填塞满意后完全释放支架；D. 造影显示动脉瘤不再显影，载瘤动脉通畅。

图 2-9 术毕造影

三、思考与讨论

患者急性头痛入院，体检有脑膜刺激征，头颅 CT 显示蛛网膜下腔出血。急性头痛的病因很多。蛛网膜下腔出血患者的特点是头痛剧烈，呈炸裂样，难以忍受，很多患者都会诉说这是一生当中经历的最严重的头痛，疼痛呈持续性，伴有颈部疼痛、强直。CT 检查相对便捷，对颅内出血的诊断敏感性高。如患者发病超过 48 h，CT 检查可能会出现阴性结果，此时可考虑腰椎穿刺化验脑脊液或者行磁共振检查。有的患者蛛网膜下腔出血量大，发病后出血意识障碍、急性脑积水，应急诊行脑室外引流。应尽早地明确出血原因，头颅 CTA 检查无创、便捷，可作为一线选择。三维 DSA 检查仍是脑动脉瘤诊断的金标准，首次检查阴性者，建议 2 ~4 周后复查 DSA。脑动脉瘤的治疗趋向微创化，目前国内外超过 70% 的脑动脉瘤采用血管内介入治疗。

四、练习题

1. 自发性蛛网膜下腔出血头痛的特点是什么？常见的体征是什么？

2. 为了明确自发性蛛网膜下腔出血的诊断，最常用影像学检查是什么？为了明确该病的病因，首选什么影像学检查？

五、推荐阅读

[1]李新刚，王任直. 外科学：神经外科分册[M]. 北京：人民卫生出版社，2023.

[2]中华医学会神经病学分会. 中国蛛网膜下腔出血诊治指南2019[J]. 中华神经科杂志,2019,52(12):1006-1021.

(陈鑫璞 栗超跃)

案例9 大脑中动脉瘤

一、病历资料

(一)门诊接诊

1. 主诉 头痛2 d,加重半天。

2. 问诊重点 头痛为神经系统常见症状,与颅内占位、颅内压增高、脑膜刺激、血管血压等因素相关。患者年龄较大,急性发病,首先考虑有无脑血管病可能。问诊时注意病程中有无诱因及症状特点、伴随症状、疾病进展过程、诊疗经过等。

3. 问诊内容

(1)诱发因素:有无诱发因素,如发病前有无剧烈活动、情绪激动,或用力大便。

(2)主要症状:应询问头痛的性质、部位,是胀痛还是刺痛,头痛程度,发作的时间、频次,能否自行好转等。

(3)伴随症状:应询问患者有无视力下降、视野缺损、重影等不适。有无神经功能障碍如面部麻木、意识障碍、肢体无力、言语不清,有无颅内压增高表现如头晕、恶性、呕吐,有无感染症状如发热、畏寒,四肢抽搐等。有无癫痫发作等表现。

(4)诊治经过:是否用药,用何种药、具体剂量、效果如何。做何检查及检查结果。

(5)既往史:有无高血压、脑血管病。

(6)个人史:患者职业病、吸烟饮酒史等。

(7)家族史:有无高血压、脑血管病、肿瘤等家族遗传病史。

问诊结果

患者,男性,57岁,2 d前无明显诱因出现头痛,伴耳鸣,无恶心、呕吐,无视物模糊、意识障碍等,当地诊所给予输液治疗(具体用药不详),症状稍缓解。半天前患者上述症状加重,遂于当地县人民医院行MRI检查,结果显示:蛛网膜下腔出血。120送至上级医院,急诊以"蛛网膜下腔出血"为诊断收入科。发病来,患者神志清,精神差,食欲差,睡眠差,小便正常,大便未解,体重无减轻。既往体健,无高血压、心脏疾病病史,无糖尿病、脑血管疾病病史,无肝炎、结核、疟疾病史,无手术、外伤、输血史,无食物、药物过敏史,无家族病史。

4. 思维引导 患者老年发病,无颅脑外伤、高血压病史,当地医院头颅MRI示蛛网膜下腔出血,无脑梗死表现。考虑为自发性蛛网膜下腔出血。针对患者症状及已有CT影像,查体重点检查有无颅内压增高及脑膜刺激征等体征,还应包括神经系统查体的其他体征如颅神经、深浅感觉、肌力、肌张力、生理反射、病理反射等。

(二)体格检查

1. 重点检查内容及目的 患者发病较急,突发头痛,伴耳鸣,自发性蛛网膜下腔出血最大的可能性是动脉瘤破裂。应着重检查有无意识障碍，瞳孔大小及对光反射是否正常，有无脑膜刺激征。出血主要位于左侧侧裂池，应检查有无肢体瘫痪，语言障碍，视力、视野障碍等神经功能障碍。检查有无颅神经麻痹可协助判断动脉瘤位置，如后交通动脉瘤可引起动眼神经麻痹，大脑前动脉瘤可出现精神症状，颈内动脉海绵窦段动脉瘤可压迫第Ⅲ、Ⅳ、Ⅵ脑神经引起相应症状，大脑中动脉瘤可引起偏瘫、偏身感觉障碍、偏盲等。

体格检查结果

神志清，精神差，双侧瞳孔等大等圆，直径 3 mm，对光反射灵敏，调节反射正常，颈抵抗，四肢肌张力正常，肌力 5 级，肢体无瘫痪，双侧肱二、三头肌腱反射正常，双侧膝、跟腱反射正常，双侧巴宾斯基征阴性，双侧霍夫曼征阴性，颈强直，克尼格征阳性。

2. 思维引导　根据患者出现头痛与脑膜刺激征，提示蛛网膜下腔出血的可能，进一步行实验室检查及影像学检查，明确诊断。CTA 用于自发性 SAH 病因诊断。全脑血管造影 DSA 是颅内动脉瘤诊断的“金标准”，可以提供以下信息：脑血管解剖，动脉瘤位置、大小、形态，瘤顶和瘤颈朝向，动脉瘤与载瘤动脉的关系，是否合并脑血管狭窄和血管痉挛。首次 DSA 检查阴性的 SAH 患者，建议 2～4 周后再行 DSA 检查。

（三）辅助检查

1. 主要内容及目的

（1）脑血管 CTA 或 DSA 检查：明确病因。

（2）术前常规检查：排除手术禁忌，如血常规、生化、凝血功能、传染病筛查，心电图、心脏彩超排除心脏疾病，胸部 CT 排除肺部疾病等。

辅助检查结果

（1）血常规、肝功能、肾功能、凝血功能：均正常。

（2）心电图、心脏超声：均正常。

（3）脑血管检查：CT 示左外侧裂池蛛网膜下腔出血（图 2-10）。CTA 示左侧大脑中动脉 M1 分叉部动脉瘤（图 2-11）。DSA 示左侧大脑中动脉 M1 分叉部动脉瘤，瘤体朝向外侧，无显著血管狭窄及痉挛（图 2-12）。

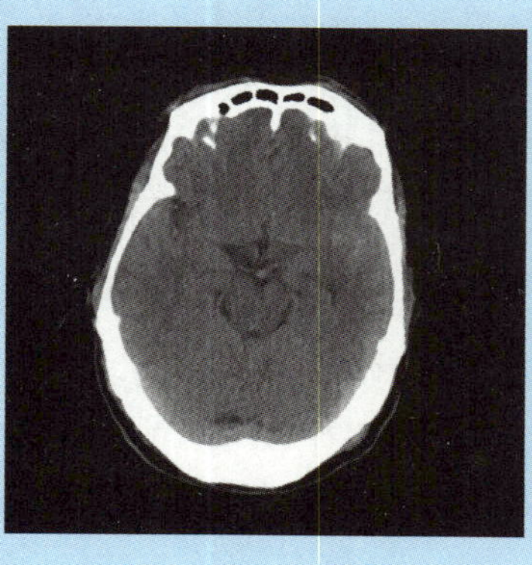

图 2-10　术前 CT

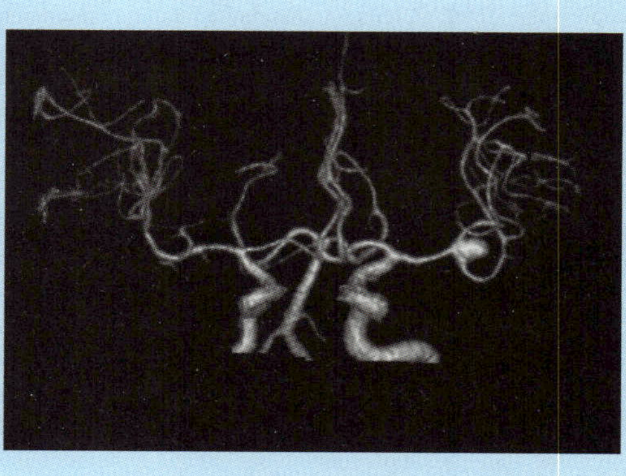

图 2-11　术前 CTA

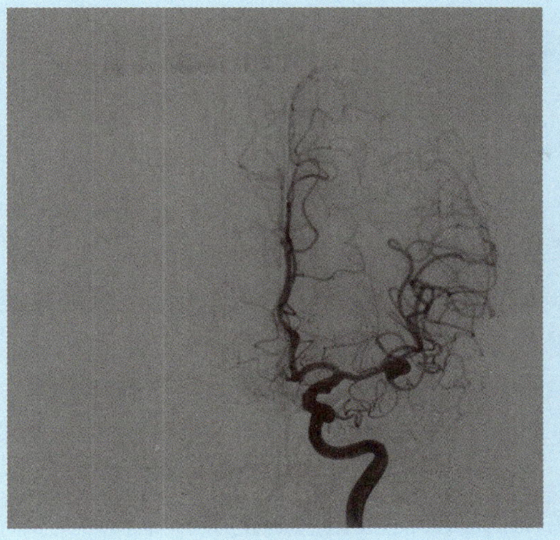

图 2-12 术前 DSA

2. 思维引导 自发性蛛网膜下腔出血是脑表面或脑底血管破裂后血液流入蛛网膜下腔引起的急危重症。继发性蛛网膜下腔出血多见于外伤导致脑实质出血、硬膜下血管破裂等。脑动脉瘤破裂是原发性 SAH 的最常见原因,其他如动静脉畸形、高血压、动脉硬化、脑底异常血管网、肿瘤卒中等也可导致蛛网膜下腔出血。动脉瘤形成的原因有先天性、感染性、外伤性、动脉硬化性等。迅速采用简单的量表(Hunt-Hess 分级、Fisher 分级)评估动脉瘤性 SAH 的临床状态,可有效判断预后,选择手术时机。

(1)Hunt-Hess 分级

Ⅰ级:无症状或轻微头痛及轻度颈强直。

Ⅱ级:中-重度头痛,颈强直,除有脑神经麻痹外,无其他神经功能缺失。

Ⅲ级:倦睡,意识模糊,或轻微的灶性神经功能缺失。

Ⅳ级:木僵,中或重度偏侧不全麻痹,可能有早期的去脑强直及自主神经系统功能障碍。

Ⅴ级:深昏迷,去大脑强直,濒死状态。

若有严重的全身疾病,如高血压、糖尿病、严重动脉硬化、慢性肺病及动脉造影上有严重血管痉挛要加一级。

(2)Fisher 分级:Fisher 分级是预测脑血管痉挛的重要预后因素。

Ⅰ级:CT 扫描未发现出血。

Ⅱ级:弥漫性蛛网膜下腔薄层出血(<1 mm)。

Ⅲ级:出血层厚度>1 mm。

Ⅳ级:脑实质血肿和脑室内出血。

(四)初步诊断

左大脑中动脉瘤并蛛网膜下腔出血,Hunt-Hess 分级Ⅱ级。

(五)鉴别诊断

1. 脑血管畸形 常见脑出血、癫痫和头痛,脑血管造影见紊乱缠绕的血管团,引流静脉扩张,引流入静脉窦。部分可合并形成动脉瘤。

2. 烟雾病 主要临床表现为脑梗死,出血型烟雾病以脑室出血多见,脑血管造影可见颅底大动脉闭塞,烟雾血管形成。MRI 上 T_2 像见脑内大脑中动脉等流空信号缺失,可见紊乱的细小流空影。

3. 肿瘤卒中出血　多发生于成年人，CT 及 MRI 可见占位效应，病灶周围有明显的水肿，脑血管造影可鉴别。

4. 海绵状血管瘤　脑血管造影常为阴性，CT 上显示蜂窝状不同密度区，间杂钙化。MRI 表现为 T_2 像网状或斑点状的混杂信号或高信号，周围有均匀的环形低信号区（含铁血黄素沉积）。

二、治疗经过

（一）初步治疗及术前准备

破裂动脉瘤的治疗包括：显微外科手术和介入栓塞治疗。随访观察通常适用于小于 5 mm 未破裂的动脉瘤，并需要根据动脉瘤部位、形态及患者状况决定是否积极治疗。如动脉瘤形态不规则，有子囊或分叶、位于后循环或分叉部，患者血压控制不良、既往颅内另一动脉瘤破裂出血，症状性动脉瘤或多发，高分辨磁共振血管壁成像显示瘤壁强化，随访中动脉瘤逐渐增大均建议积极手术治疗。

思维引导：动脉瘤治疗方案的选择应根据患者的具体情况和动脉瘤部位、大小，达到个体化治疗。显微外科手术适于颅内出血较多、复杂动脉瘤、介入困难或治疗后复发的动脉瘤。介入栓塞治疗适用于老年或高级别破裂动脉瘤、多发动脉瘤等。大部分动脉瘤 2 种方式都能够采用，极少数动脉瘤只能采用一种方法。对后循环动脉瘤、高龄患者、自发性 SAH 评分较低，以及处于脑血管痉挛期患者优先考虑介入治疗。大脑中动脉瘤介入栓塞困难，更适合开颅夹闭手术。

该患者为左侧大脑中动脉瘤破裂。经术前讨论，拟全身麻醉下行翼点开颅左侧大脑中动脉瘤夹闭术。

动脉瘤显微手术原则主要有以下内容。①分离蛛网膜下腔：蛛网膜下腔提供了无须造成脑损害就可以到达载瘤动脉和动脉瘤的通道。因此，蛛网膜下腔的分离是血管神经外科的基础。蛛网膜下腔由蛛网膜组织层构成脑池，内由蛛网膜小梁连接，充满脑脊液。脑池的打通可以引流脑脊液、松弛脑组织，利于牵拉及扩大手术通道。大脑中动脉（MCA）动脉瘤位于侧裂池，后交通动脉和眼动脉动脉瘤位于颈动脉池，前交通动脉瘤在终板池，胼周动脉瘤位于胼胝体池，基底动脉分叉处动脉瘤位于脚间池，小脑后下动脉（PICA）动脉瘤位于小脑延髓池或枕大池。未破裂的动脉瘤，脑脊液清亮、脑池清晰，因此动脉清晰可见。然而，在蛛网膜下腔出血的患者中，动脉可能被埋在血凝块中，需要清除血块。分离蛛网膜下腔过程中，每个动脉都可以沿着一个安全的界面。大脑中动脉 M1 的上表面发出豆纹动脉，沿着这个面进行分离会损伤 M1，但是在 M1 的下表面分离是安全的。同样，在颈内动脉床突上段的上表面和大脑前动脉 A1 段下表面进行分离是安全的。蛛网膜下腔的分离用 3 个简单的器械、由 3 个基本操作步骤组成：用显微剪剪开脑池壁、用双极电凝平行于动脉血管方向和软脑膜平面扩张分离，用略微弯曲的剥离子探查辨别。②血管控制：包括近端控制和远端控制及不控制。近端控制如后交通动脉瘤控制眼段颈内动脉（ICA）、MCA 动脉瘤控制 M1、前交通动脉瘤中控制双侧 A1、胼周动脉瘤中控制 A2、眼动脉动脉瘤控制颈段 ICA、PICA 动脉瘤控制椎动脉。不进行血管控制的情况下，必须着眼于瘤颈分离，避免操作瘤体，并准备好在动脉瘤破裂时永久夹闭。③临时夹闭：术中动脉瘤破裂须临时夹闭，更多用于动脉瘤顶部或手术盲区的操作，完成动脉瘤的最后解剖，使动脉瘤张力降低变软，利于推移瘤体、游离瘤颈或毗邻血管，防止破裂，并调整夹闭方案。临时夹咬合力是永久夹的 1/3，不会导致血管壁损伤。只有一个流入动脉的动脉瘤通常只需要一个临时阻断夹，如大脑中动脉和基底动脉分叉动脉瘤。前交通动脉瘤常须阻断双侧 A1，眼动脉动脉瘤可能需要临时夹闭颈内动脉近端及后交通动脉和眼动脉，要根据需要个体化决定。近、远端动脉均阻断适用于：动脉瘤内血栓形成切开瘤体取栓；栓塞后复发动脉瘤取出弹簧圈；动脉瘤体积较大，需要抽吸减压。临时夹闭需注意阻断时间过长或血管情况较差可能导致缺血发生率增加。④永久夹闭动脉瘤:永久夹放置自始至终需要完全看清楚。通过调整显微镜,使持夹器轴线与术者视角间呈 15°~30°以防止持夹器阻挡视线,看清动脉瘤夹两叶片。简单夹闭适合小型或窄颈动脉瘤,采用单个瘤夹。组合夹闭适于大型、宽颈、解剖复杂的动脉瘤,首先解决深部最困难的部分,由深至浅,分步夹闭。⑤必要的脑组织切除:直回切除适用于前交通动脉瘤显露同侧 A2 及其近端的瘤颈,MCA 动脉瘤瘤顶可能与颞上回或额眶回粘连,眼动脉动脉瘤可能与眶回内测粘连,胼周动脉瘤可能与扣带回粘连。切除脑组织可以减轻脑肿胀,促进脑组织松弛,保护瘤顶。⑥术中破裂:心理镇静、头脑清晰和自信心是处理术中破裂的关键。技术上填塞压迫、吸引、临时夹近端控制和远端控制、永久夹闭。应用一个小棉片压在破口部位,吸净术野,临时阻断流入动脉,减慢出血速度,完成解剖分离并永久性夹闭。术者要从容面对,将目标锁定在动脉瘤夹闭和手术计划的完成上。如无法处理动脉瘤破口,可行动脉瘤孤立,并行颅内-颅外血管或颅内-颅内血管吻合。⑦夹闭后检查:7 个关键点。动脉瘤是否闭塞;载瘤动脉是否完整;流出动脉是否完整;穿支动脉是否完整;邻近的动脉是否完整;动脉瘤夹下方是否有残余瘤颈;手术盲点。理想的夹闭可见透过动脉瘤壁再看不到湍流;瘤腔内红细胞沉积使动脉瘤发白;流入及流出动脉红色有搏动;每个动脉瘤夹全程没有伤及穿支;瘤夹尖端超过深部瘤颈。术中 DSA、吲哚菁绿荧光造影、神经电生理监测等有助于夹闭后检查,减少术后并发症。

术前准备:根据患者病变特点,术前讨论制订手术规划,拟行左侧翼点入路大脑中动脉瘤夹闭术,与患者及家属沟通病情,术前予以常规镇静、镇痛治疗,缓泻剂应用防止便秘,尼莫地平预防脑血管痉挛,其他对症治疗。术前备皮,手术备血,预防性应用抗生素,准备动脉瘤夹和术中吲哚菁绿荧光造影。

思维引导:手术可采用翼点入路开颅显露动脉瘤。解剖外侧裂,充分分离额叶和颞叶,并显露大脑中动脉。显露大脑中动脉有 3 种途径。①由外侧裂基底部逐渐向外侧分离,先将额叶抬起,显露视神经,依次打开视交叉池、颈动脉池,沿颈内动脉向远端分离显露大脑中动脉主干及其分叉。便于近端控制,适于颅内压不高,M1 较短,分叉与颈内动脉靠近者。②从外侧裂外侧开始解剖,先找到大脑中动脉的分支,逆向分离显露,无须过分牵拉脑组织。③脑回入路适用于脑内血肿,切开额颞叶脑回进入血肿腔,清除血肿后寻找动脉瘤及载瘤动脉。大多数的大脑中动脉瘤沿 M1 段的长轴指向外侧。术前血管造影可以明确 M1 段曲向和瘤顶方向,以协助拟定手术路线,避开瘤顶。

手术过程:麻醉达成后,取仰卧位,头向右偏约 30°,三钉头架固定,取左额颞发迹内弧形切口(即常规翼点入路手术切口),常规消毒铺巾,常规翼点入路开颅步骤,形成皮瓣肌瓣翻向额底,显露左额颞部分骨质,颅钻钻孔,铣刀开颅,做游离骨瓣,形成一约 5 cm×7 cm 大小的骨窗,并将左蝶骨嵴部分骨质咬除,使之于前颅窝底相平,见左额颞硬脑膜完整,张力较高,触之韧感,以左蝶骨嵴为中心半弧形剪开硬脑膜并翻向颅底,显露左额颞叶部分脑组织及左外侧裂血管,见蛛网膜下腔广泛出血,脑组织稍膨隆,镜下锐性解剖分离左外侧裂血管,向深处探查找到左大脑中动脉 M1 段,再沿左大脑中动脉顺行向远处分离,于左外侧裂远端深处左大脑中动脉 M1 段分叉处发现一动脉瘤,清除周围血肿后可见瘤体,瘤颈较宽约 6.0 mm,呈囊状,瘤高约 7.0 mm,进一步锐性解剖分离瘤颈与瘤体,取 2 个迷你微弯钛合金制动脉瘤夹分别沿双侧 M2 方向紧贴载瘤动脉完全将瘤颈夹闭,松开临时阻断夹,行吲哚菁绿荧光造影确认夹闭完全且其他穿通支未被夹闭。术野严密止血,见脑搏动好,缝合硬脑膜,取一规格为 80 mm×110 mm 的免缝合人工硬脑膜修补材料贴覆在硬膜外,生物蛋白胶喷涂固定,还纳游离骨瓣,周边用 3 枚连接片及 1 枚盖孔板和钛钉固定,置皮肌瓣下橡皮引流管 1 根,复位皮肌瓣,分层间断缝合左颞肌组织和切口,无菌敷料包扎完整。

思维引导:大脑中动脉瘤解剖复杂多变,常需要使用多种夹闭技术,如单纯夹闭,多重夹闭,串联夹闭,成角跨窗夹闭,以及夹闭后重建。单纯夹闭技术主要应用于小的、简单的窄颈动脉瘤。经典的夹闭方式是瘤夹夹片垂直于输入动脉而平行于输出动脉。小的大脑中动脉瘤往往为宽基底,或无瘤颈,动脉瘤夹可夹持的组织较少。在夹闭过程中,若向载瘤动脉施加适当压力,或采用临时夹降低动脉瘤内压力,以利于夹闭。可将宽颈动脉瘤分为几部分,首先夹闭远端瘤颈的深部部分,然后,使用交叉、叠加等方法夹闭残部。

颅内动脉瘤显微外科手术后的常见并发症包括:①脑血管痉挛,主要由于蛛网膜下腔积血裂解产物刺激血管引起。尼莫地平治疗在预防脑血管痉挛的同时,可改善神经功能预后。维持正常循环血容量、预防低血压,防治脑血管痉挛。血管内介入治疗可对狭窄动脉行球囊扩张和/或远端血管灌注血管扩张药物,适用于症状性脑血管痉挛患者。②再出血,常归因于瘤颈残留。③脑积水,由于蛛网膜下腔出血后蛛网膜与软脑膜间纤维形成和粘连,导致脑脊液循环不通或蛛网膜颗粒吸收受限,需行分流术。④癫痫,可能与大脑中动脉瘤、积血较厚、再出血、脑梗死、神经功能分级差等因素有关。⑤神经功能障碍。

(二)术后治疗

麻醉恢复后患者神志清楚,四肢肌力、肌张力正常,术后常规抗感染、抗癫痫、尼莫地平改善循环、营养神经、降颅内压等治疗。复查头颅 CTA(图 2-13、图 2-14)见动脉瘤夹闭满意,未见颅内出血、偏瘫、脑梗死等并发症。

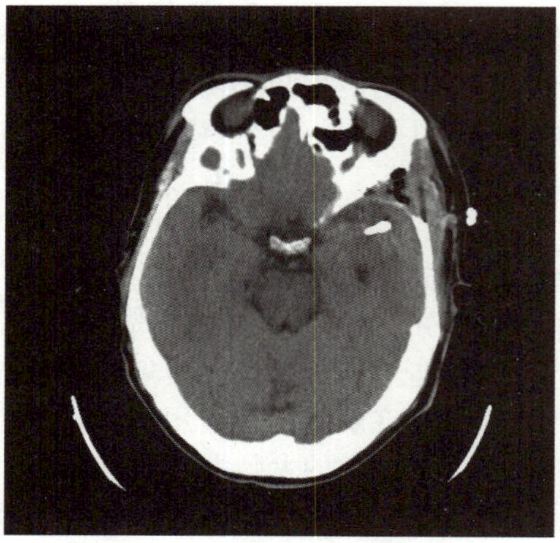

图 2-13 术后 CT

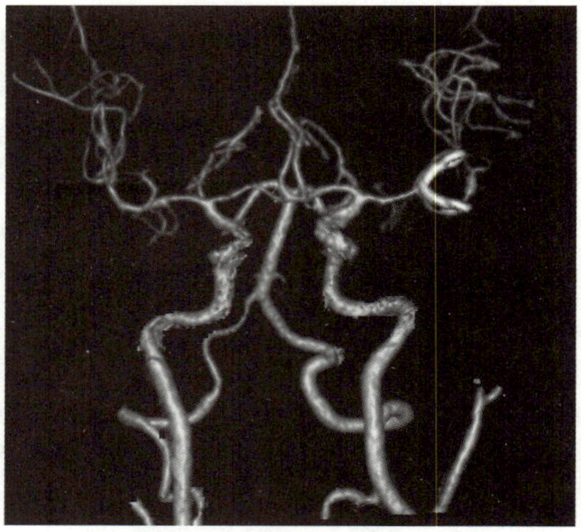

图 2-14 术后 CTA

思维引导:动脉瘤性 SAH 致死率与致残率均较高,约 10% 的患者在接受治疗前死亡,30 d 内病死率约 25% 或更高,再出血患者病死率 50% 。预后取决于病因、病情、治疗情况、血压、年龄及神经功能影响等。术后定期随访,观察动脉瘤有无复发、新发等情况。

(三)随访

术后 3 个月、8 个月随访,CTA 示双侧颈内动脉、椎动脉、基底动脉管壁光滑未见明显异常,动脉瘤未见残留与复发。术后 2 年随访,左侧 M1 新发一小动脉瘤(图 2-15)。

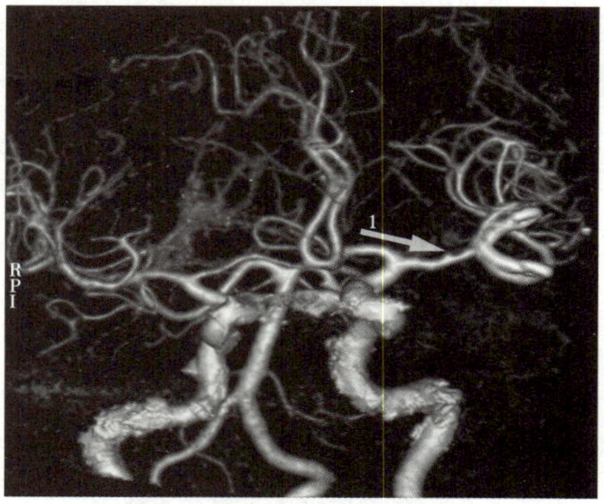

图 2-15 术后 2 年 CTA

三、思考与讨论

随着检查的普及,以及老龄化社会的到来,颅内动脉瘤的发现率越来越高。对于未破裂动脉瘤是否积极治疗仍有一定的争议。破裂动脉瘤尽管仍有一定的致死率和致残率,但随着医疗水平的提高和急救系统的完善,其死亡率在逐渐降低。动脉瘤治疗策略可能涉及介入、夹闭、血管吻合中一种或多种方式,并需要评估各种治疗的风险。该患者术后随访2年,同侧M1发现一新的微小动脉瘤形成,当前仍在观察,考虑仍有进展的可能,选择合适的治疗时机是需要进一步思考的问题。

四、练习题

1. 蛛网膜下腔出血的Hunt-Hess分级是什么?
2. 外侧裂的2种分离方法是什么?
3. 脑动脉瘤的手术原则是什么?
4. 脑动脉瘤的治疗方法是什么?

五、推荐阅读

[1]R. LOCH MACDONALD. 神经外科手术图谱:血管神经外科[M]. 3版. 康德智,林元相,译. 沈阳:辽宁科学技术出版社,2021.

[2]MICHAEL T LAWTON. 七种动脉瘤-夹闭原则与技术[M]. 张东,王中,杭春华,译. 北京:世界出版公司,2021.

（王正锋　栗超跃）

案例10 脑动静脉畸形

一、病历资料

(一)门诊接诊

1. 主诉　持续头痛1 d。

2. 问诊重点　头痛为神经系统常见症状,与颅内占位,颅内压增高、脑膜刺激、血管血压等因素相关。患者为儿童,急性发病。问诊时应注意病程中有无诱因及症状特点、伴随症状、疾病进展过程、诊疗经过、治疗效果等。

3. 问诊内容

(1)诱发因素:有无诱发因素。

(2)主要症状:头痛常见于颅内占位、颅内压增高、脑出血等,同时应询问头痛的性质、部位,是胀痛还是刺痛,有无偏头痛或丛集性头痛,发作的时间、频次,能否自行好转等。

(3)伴随症状:应询问患者有无视力下降、视野缺损、重影等不适。有无神经功能障碍如面部麻木、意识障碍、肢体无力、言语不清,有无颅内压增高表现如头晕、恶性、呕吐,有无感染症状如发热、畏寒、四肢抽搐等。有无癫痫发作等表现。

(4)诊治经过:是否用药,用何种药,具体剂量、效果如何。做何检查及检查结果。

(5)既往史:当出现神经系统症状或体征时,不能仅认为是神经系统疾病所致,有可能是其他系统疾病逐步进展,累及神经系统的结果。

(6)个人史:患者职业病、吸烟饮酒史等。

(7)家族史:有无高血压、脑血管病、肿瘤等家族遗传病史。

问诊结果

患者,男性,13 岁,1 d 前无明显诱因出现左侧持续头痛,伴头晕、恶心、呕吐,无视物旋转,非喷射性呕吐,呕吐胃内容物,遂至当地医院查头部 CT:左侧颞叶出血,今为进一步治疗来医院就诊,以"左侧颞叶出血"收入科。发病来,患者神志清,精神差,食欲欠佳,睡眠正常,大小便正常,体重无减轻。既往体健,无高血压、心脏疾病病史,无糖尿病、脑血管疾病病史,无肝炎、结核、疟疾病史,预防接种史随社会计划,无手术、外伤、输血史,无食物、药物过敏史,无家族病史。

4. 思维引导 患者青少年发病,无颅脑外伤、高血压病史,当地医院头颅 CT 示颅内出血,考虑为自发性脑出血,病史清楚。针对患者症状及已有 CT 影像,查体重点检查有无颅内压增高及脑膜刺激征等体征,还应包括神经系统查体的其他体征如脑神经,深、浅感觉,肌力,肌张力,生理反射,病理反射等。

(二)体格检查

1. 重点检查内容及目的 患者发病较急,突发头痛,伴头晕、恶心、呕吐,脑出血的可能性大,儿童患者脑出血最大的可能性是脑血管畸形。应着重检查意识障碍,瞳孔大小及对光反射,眼底有无视乳头水肿等情况。出血位于左侧颞叶,应检查有无肢体瘫痪、语言障碍、视力视野障碍等神经功能障碍。

体格检查结果

神志清,精神差,双侧瞳孔等大等圆,直径 3 mm,对光反射灵敏,调节反射正常,颈软、无抵抗,四肢肌张力正常,肌力 5 级,肢体无瘫痪,双侧肱二、三头肌腱反射正常,双侧膝、跟腱反射正常,双侧巴宾斯基征阴性,双侧霍夫曼征阴性,克尼格征阴性。

2. 思维引导 根据患者年龄、症状、体征,结合当地医院 CT 检查,提示脑血管畸形可能,进一步行实验室检查及影像学检查,明确诊断。

(三)辅助检查

1. 主要内容及目的

(1)脑血管 CTA 检查:明确病因。

(2)MRI:明确脑血管畸形部位,大脑受累情况,为手术规划提供支持。

(3)术前常规检查:排除手术禁忌,如血常规、生化、凝血功能、传染病筛查,心电图、心脏彩超排除心脏疾病,胸部 CT 排除肺部疾病等。

辅助检查结果

(1)血常规、肝功能、肾功能、凝血功能:均正常。

(2)心电图、心脏超声:均正常。

(3)脑血管检查:CT 示左颞叶血肿(图 2-16)。CTA 示左颞叶可见迂曲杂乱血管团,可见多支大脑中动脉分支供血,多支粗大引流静脉汇入上矢状窦、左侧横窦(图 2-17)。DSA 示左颞叶动静脉畸形,由大脑中动脉分支供血,三支引流静脉分别回流至上矢状窦及经左侧侧裂静脉回流至左侧岩上窦-横窦、直窦(图 2-18)。

(4)脑 MRI 检查:左颞叶斑片状混杂长短 T_1、混杂长短 T_2 信号,点条状强化(图 2-19)。

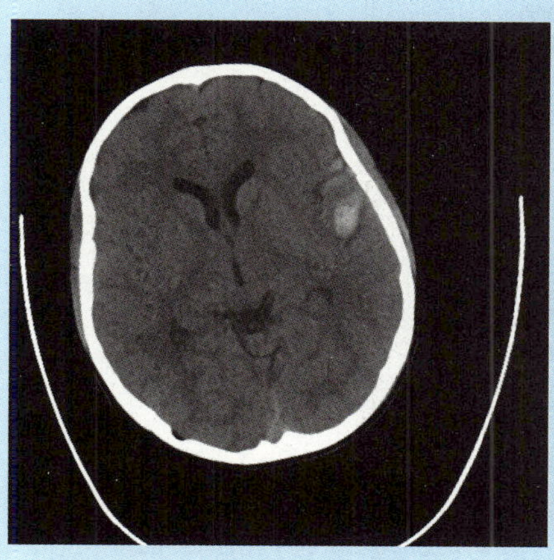

图 2-16 术前检查 CT 示左颞叶血肿

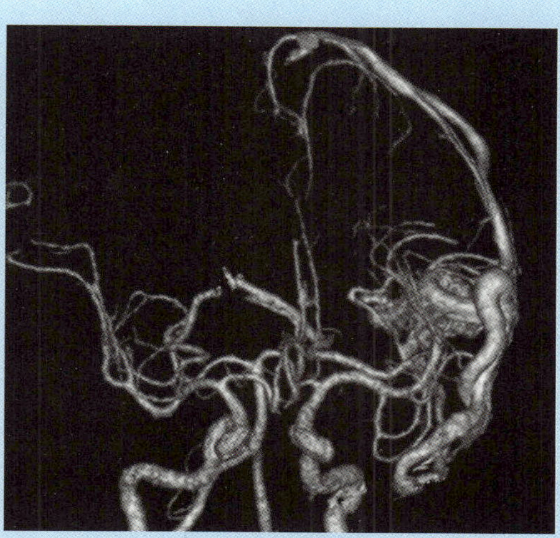

图 2-17 术前 CTA 检查示左颞叶动静脉畸形

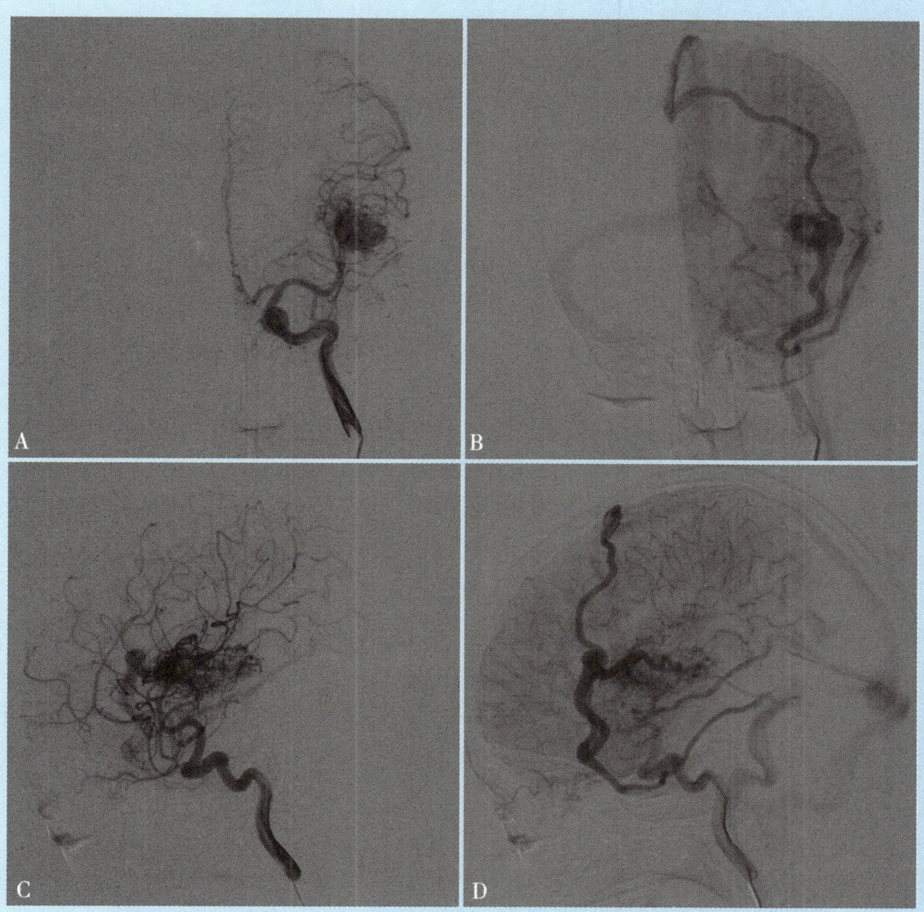

A. 左侧颈内动脉造影（正位）显示动静脉畸形主要由左侧大脑中动脉供血；B. 左侧颈内动脉造影（正位）显示动静脉畸形三支引流静脉分别回流至上矢状窦及经左侧侧裂静脉回流至左侧岩上窦-横窦、直窦；C. 左侧颈内动脉造影（侧位）显示动静脉畸形主要由左侧大脑中动脉供血；D. 左侧颈内动脉造影（侧位）显示动静脉畸形三支引流静脉分别回流至上矢状窦及经左侧侧裂静脉回流至左侧岩上窦-横窦、直窦。

图 2-18 术前 DSA 示动静脉畸形供血及引流情况

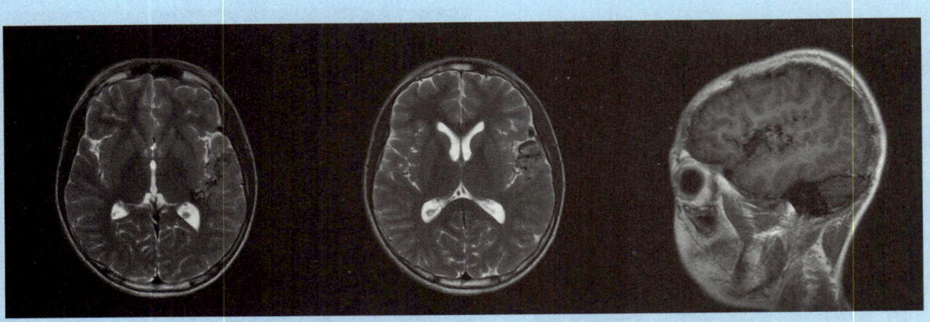

图 2-19 术前 MRI 影像

2. 思维引导 脑动静脉畸形(cerebral arteriovenous malformation,CAVM)是脑动静脉之间通过异常血管网(血管巢)而非毛细血管床相连接的异常畸形结构,CAVM 被认为是一种先天性的血管病变,一般呈倒圆锥形,尖端指向脑室。CAVM 的高血流动力学特征使薄弱的畸形血管团易于出血,也可形成动脉瘤,并造成静脉退变。脑出血、癫痫和头痛是 CAVM 最常见的临床表现。CAVM 是青壮年(15~45 岁)自发性脑出血的最常见原因。脑出血是预后不良的主要因素。DSA 是诊断 CAVM 的"金标准"。DSA 检查可以辨别血管构筑特征,即显示血管巢的大小及部位,供血动脉,引流静脉和引流方向,是否合并动脉瘤或静脉瘤样扩张,静脉流出道梗阻等,也可显示血流速度。

(四)初步诊断

根据该患者症状、体征及辅助检查结果,可以作出定位诊断和定性诊断:左颞叶动静脉畸形并脑出血。

(五)鉴别诊断

1. 动脉瘤 成年多见,发病率高于 CAVM,CT 以蛛网膜下腔出血为主要表现,MRI 可显示特征性的"靶环征"。

2. 烟雾病 主要临床表现为脑梗死,出血型烟雾病以脑室出血多见,脑血管造影可见颅底大动脉闭塞,烟雾血管形成。MRI 上 T_2 像见脑内大脑中动脉等流空信号缺失,可见紊乱的细小流空影。

3. 肿瘤卒中出血 多发生于成年人,CT 及 MRI 可见占位效应,病灶周围有明显的水肿,脑血管造影没有增粗的供血动脉,引流静脉也不扩张迂曲。

4. 海绵状血管瘤 脑血管造影常为阴性,CT 上显示蜂窝状不同密度区,间杂钙化。MRI 表现为 T_2 像网状或斑点状的混杂信号或高信号,周围有均匀的环形低信号区(含铁血黄素沉积)。

5. 静脉性血管畸形 可引起脑内或脑室内出血,DSA 没有明显的畸形血管团,但静脉期可见特征性"水母头"改变,即许多细小扩张的髓静脉汇聚到脑贯通静脉或室管膜下静脉,常不需要治疗。

二、治疗经过

1. 初步治疗及术前准备 CAVM 的治疗包括:保守治疗、显微外科手术切除、介入栓塞和立体定向放射治疗。保守治疗通常只用于未出血的 CAVM。对于出血的 CAVM 患者,一般不建议保守治疗。既往出血是 CAVM 出血的最主要危险因素。

思维引导:CAVM 治疗方案的选择应根据患者的临床表现和 CAVM 构筑学的分析,包含 CAVM 分型、部位、大小、供血动脉、引流静脉、合并的异常结构(如动脉瘤、动静脉瘘)等,进行个体化治疗。治疗的主要目标为防止出血、控制癫痫、减少神经功能缺损。

Spetzler-Martin 分级(SMG)评价显微外科手术风险,依照 CAVM 大小、是否位于功能区、有无深静脉引流评级。畸形团直径小于3 cm为1分,3～6 cm为2分,大于6 cm为3分;位于功能区者(感觉运动区、语言功能区、视觉区、丘脑及下丘脑、内囊、脑干、小脑深部核团)为1分,有深静脉引流者1分。累计总分分为5级。6级单独指无法手术的病变,可能出现无可避免的残疾或死亡。1～2级手术风险较小,可以达到治愈效果,适合外科手术治疗。SMG 3级及以上的CAVM,手术风险显著增加。3级的患者倾向于介入栓塞治疗,对于复杂的CAVM(大型、脑深部、重要功能区、高血流量或3级以上),综合性治疗才能达到最佳治疗效果。

随着血管内治疗技术的不断发展,介入栓塞成为CAVM治疗的重要措施之一。介入栓塞可达到的效果:①治愈性栓塞,完全栓塞CAVM,使畸形团和引流静脉不显影。②靶点栓塞,栓塞CAVM相关的出血危险因素如动脉瘤、高流量动静脉瘘等,降低出血风险。③综合治疗的一部分,手术切除或立体定向放射治疗前栓塞,减少血供,标记动脉,降低张力,提高手术或放射治疗(简称放疗)效果。介入栓塞有动脉入路和静脉入路2种。

立体定向放射外科(stereotactic radiosurgery,SRS)作用于畸形血管内皮细胞,使血管壁发生缓慢的组织病理改变,管壁变厚、管腔狭窄,最终导致畸形血管闭塞。国内多采用伽马刀治疗。适用于小的CAVM,或作为外科手术或介入栓塞后残留畸形团的补充治疗,年轻患者及未出血的CAVM经SRS治疗后闭塞率较高。畸形团完全闭塞需要1～3年的时间,期间仍有出血的风险。

该患者为出血性CAVM,SMG 2级。经术前讨论,拟全身麻醉下左颞叶CAVM切除术。

术前准备:根据患者病变特点,术前讨论制订手术规划,拟行左颞叶CAVM切除术,与患者及家属沟通病情,术前予以常规对症治疗,备皮,手术备血,预防性应用抗生素,准备动脉瘤夹和CAVM夹。

思维引导:根据颞叶解剖将颞叶CAVM划分为4种亚型。根据患者MRI结果,可将其划为外侧裂型。起源动脉为大脑中动脉M3段,移行为M4段(颞中动脉、颞后动脉、颞枕动脉等)。脉络前动脉可供应畸形的内侧。一般情况下,大脑后动脉不参与供应。引流静脉包括侧裂浅静脉、深静脉。手术策略可采用翼点入路开颅显露病灶。解剖外侧裂,充分分离额叶和颞叶,并显露来自M2～M4的动脉。分离显露外侧裂及回流静脉,将侧裂浅静脉向颞侧分离,有利于保护,并使侧裂浅静脉始终保持与蝶顶窦相通。侧裂深部动脉分支可终止于畸形团,也可在下行前发出分支供应畸形。终末供血动脉在病灶边缘予以离断;过路动脉从远端向近端分离,剪断分支保留主干;旁观血管与病灶分离。颞叶侧裂型CAVM向上与外侧裂接近,经颞上回进行环形切除,有利于避免损伤颞横回和韦尼克区。手术操作常在M3～M4段和外侧裂静脉之间进行,深部可达颞角,切断脉络膜前动脉的血供。

手术过程:气管插管,全身麻醉满意后,患者取仰卧位,左侧肩部垫高,额颞部弧形切口,常规消毒铺巾;取左侧额颞部扩大翼点入路,剪开硬脑膜;见侧裂表面2条粗大引流静脉,静脉呈动脉化,膨胀明显,内部可见高血流通过,显微镜下分离外侧裂血管,小心分离外侧裂,注意保护引流静脉及侧裂血管;分离侧裂至岛叶表面,可见团状血管畸形团块和引流静脉连接,大脑中动脉分支颞支迂曲深入血管畸形内部,行一动脉瘤夹夹闭颞支后,术中吲哚菁绿荧光造影,可见表浅引流静脉血管内部血流减缓,逐步分离血管畸形团块周围和正常脑组织,血管畸形团块逐步深入后内侧,切除血管畸形团块至侧脑室,脑脊液流出,完全分离血管畸形团块后予以切除,残留静脉血管团予以切除,周围供血微小动脉予以切除止血;术区彻底止血,明胶海绵填塞,纤丝覆盖创面,颅压降低明显,5-0可吸收缝线缝合硬脑膜,人工硬膜8 cm×11 cm外覆脑膜表面,骨瓣复位。

思维引导:显微外科手术后的常见并发症包括以下几种。①脑出血,常归因于CAVM残留、静脉血栓形成和正常灌注压突破。残留CAVM可能需要再次手术切除,某些情况下可能采用放射外科或血管内治疗。充足补液,以降低颅内静脉血栓形成的风险。正常灌注压突破表现为术后水肿或出血。术后血压应维持在患者平时水平或略低于平时血压。②癫痫发作,可常规使用抗癫痫药物预防,一旦发生癫痫,术后需要长期服药。

2. 术后治疗 麻醉恢复后患者神志清楚,四肢肌力、肌张力正常,复查头颅 CT(图 2-20)及 MRI(图 2-21)见切除满意,未见颅内出血等并发症。术后常规抗感染、抗癫痫、营养神经、降颅内压等治疗。术后 10 d 拆线后复查 DSA 示左颞叶未见畸形血管团,双侧颈内动脉显影良好,血管平滑,椎基底动脉显影良好,未见颅内动脉瘤(图 2-22)。病理结果示脑组织间见扩张的较多大小不等的厚壁血管,病变符合血管畸形。

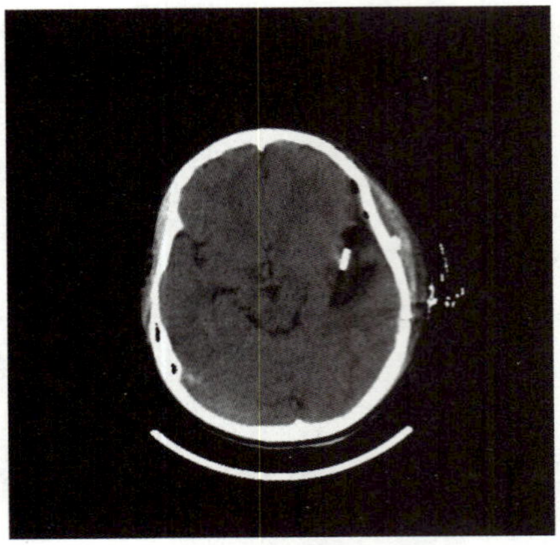

图 2-20 术后 CT 检查

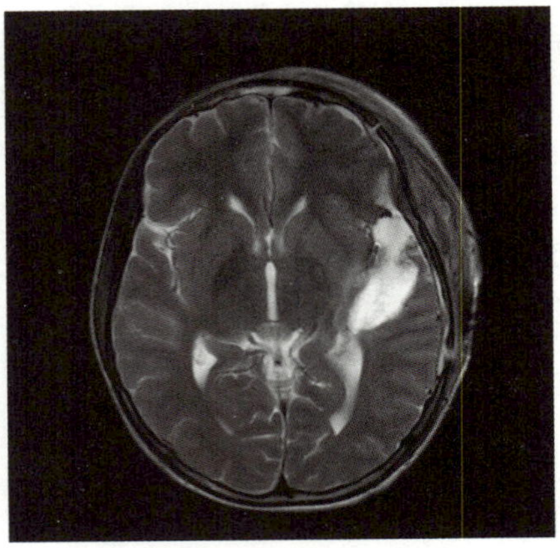

图 2-21 术后 MRI 检查

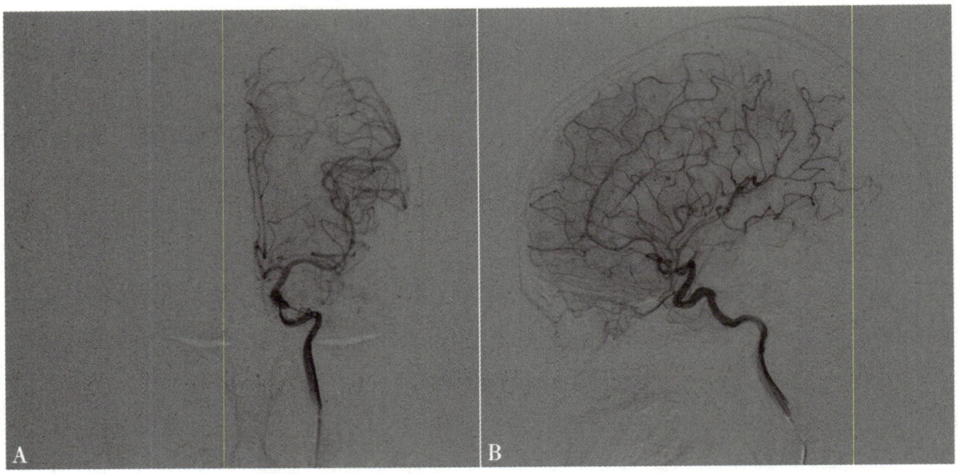

A. 正位;B. 侧位。

图 2-22 术后复查 DSA 影像

思维引导:一般至少术后几天需要进行导管脑血管造影,以确认 CAVM 完全闭塞。

3. 随访 术后 2 年随访,全脑血管造影示双侧颈内动脉、椎动脉、基底动脉管壁光滑未见明显异常,动静脉畸形未见残留与复发(图 2-23)。

三、思考与讨论

CAVM 的治疗是一个复杂的过程,必须考虑个体的临床表现、解剖和生物学特性。治疗策略可能涉及一种或多种方式,并需要评估整个治疗的累积风险。基本手术策略为:①依赖 CAVM 分级系统,考虑患者条件、期望,选择合适患者的治疗方案。②仔细研究影像和血管造影的解剖结构特征。

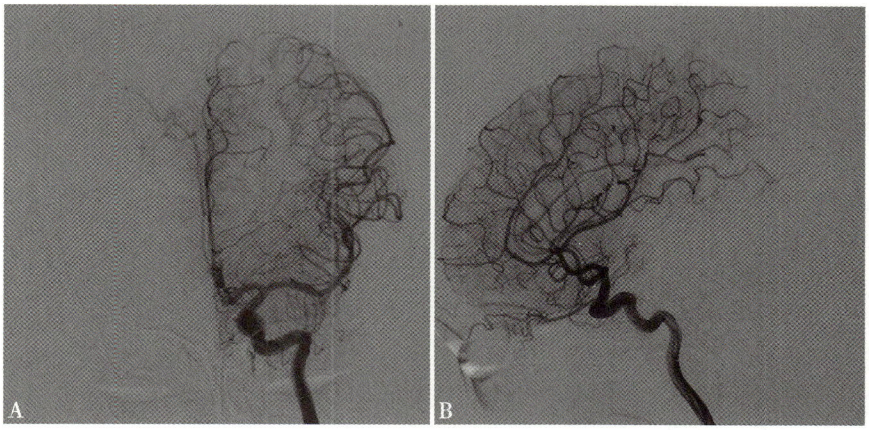

A. 正位；B. 侧位。

图 2-23　术后 2 年复查 DSA 影像

③确定 CAVM 的种类和亚型。④明确 CAVM 切除的手术策略。⑤在手术暴露、蛛网膜分离、确定供血动脉和引流静脉、软膜分离、脑实质切开、室管膜切开，以及病灶切除的每一步中，有条不紊地执行手术计划，保持严格止血。⑥勇于挑战自我。对于 SMG 分级高的 CAVM，常常需要显微手术、介入、放射外科的多学科联合诊疗。保守观察一直是另一项选择。一旦开始治疗，必须达到治愈的目标，半途而废极有可能给患者带来灾难性的后果。

四、练习题

1. 脑动静脉畸形诊断的临床表现有哪些？
2. 脑动静脉畸形诊断的金标准是什么？
3. 脑动静脉畸形的 Spetzler-Martin 分级是什么？
4. 脑动静脉畸形的治疗方法是什么？

五、推荐阅读

[1] R. LOCH MACDONALD. 神经外科手术图谱：血管神经外科[M]. 3 版. 康德智，林元相，译. 沈阳：辽宁科学技术出版社，2021.
[2] MICHAEL T LAWTON. 七种类型动静脉畸形-手术策略及技巧[M]. 田增民，卢旺盛，译. 天津：天津科技翻译出版有限公司，2017.

（王正锋　栗超跃）

案例 11　硬脊膜动静脉瘘

一、病历资料

（一）门诊就诊

1. 主诉　双下肢麻木乏力 6 d，加重伴大小便障碍 4 d。

2. 问诊内容

（1）发病的诱因：是否为运动诱发。

（2）主要症状：双下肢麻木，是下肢前面还是后面，还是整个双下肢乏力的情况，是否可抬起；屈伸情况，是否进行性加重；有无大小便障碍。

（3）诊治经过：在外院做过哪些检查，采取过哪些治疗措施。

（4）既往史：有无糖尿病史，有无外伤、手术史、过敏史。

（5）个人史：是否有疫区、毒物接触史，职业病史。

（6）家族史：有无家族遗传性疾病。

3. 问诊重点　应了解患者双下肢麻木乏力的情况，是单侧为主，还是双侧相似。麻木是感觉过敏还是感觉减退。大小便障碍是排便困难还是排便失禁。是否有伴随症状，比如视力、视野损害，意识障碍，头痛、头晕等，是否在外院就诊。做过哪些检查，诊断及治疗经过如何。

问诊结果

患者，女性，52 岁，于 6 d 前无明显诱因出现双下肢麻木乏力，当时为膝盖以下麻木乏力，未在意，第 2 天症状未缓解，于当地医院就诊，查头颅及颈胸腰 MRI 未见明显异常（图 2-24A、B，外院医生判断有误）。图中所示责任动脉在右侧 T_{12}/L_1 椎间隙的位置，应该是肋下动脉发出的根髓动脉供血的硬脊膜动静脉瘘，图中箭头所指为迂曲扩张的脊髓后表面静脉。具体诊断不详，给予抗感染、改善循环等治疗，症状未见好转，第 3 天症状加重，麻木感延及腰部，走路踩棉花感，大小便障碍，无头痛、意识障碍、抽搐，无复视、耳鸣及听力下降。为进一步治疗，今来医院神经内科门诊就诊。

4. 思维引导　患者病史已了解清楚，在门诊有限时间内，需要做一些重点体格检查来协助诊断。

（二）体格检查

1. 重点检查内容及目的　神经系统查体，主要包括语言情况、精神情况、脑神经、肌力、肌张力、生理反射、病理反射、深浅感觉（大脑半球、脑干、脊髓病变）、共济运动（小脑病变）、脑膜刺激征（蛛网膜下腔出血、脑膜炎）等检查，根据神经系统查体结果协助定位诊断。

体格检查结果

意识清楚，精神一般，语言清晰，记忆力正常，理解力正常，计算力正常，判断力正常，定向力正常，右利手。无肌肉萎缩及假性肌肥大。四肢肌力 5 级。四肢肌张力及腱反射正常；病理征阴性。双侧指鼻试验稳准，快复轮替试验正常，双侧跟膝胫试验稳准，龙贝格征阳性。无不自主运动，走一字不稳。感觉系统检查显示 T_{12} 平面以下针刺痛觉减退；深感觉中运动觉正常，位置觉正常，复合感觉正常。

2. 思维引导　作为神经外科医生，根据患者的病史及体格检查，我们首先要考虑到是否为脊髓病变所致。患者查体定位感觉损伤平面在 T_{12} 节段以下，所以需要考虑是髓内病变所致，还是髓外病变所致。髓内病变：可能会出现以下症状。①分离性感觉障碍，即受损节段以下痛、温觉减退而深感觉正常，此例患者存在这种情况。②括约肌障碍，表现为大小便障碍，这种情况在该患者也存在。③锥体束多不受累，运动功能正常，此例患者也存在这种情况。髓外病变：出现早期主要是偏侧感觉、运动受损的症状，此例患者是双侧感觉同时受损，且出现括约肌障碍。

(三)辅助检查

1. 主要内容及目的

(1)DSA:检查明确病因。

(2)MRI:明确脊髓受累情况。

(3)术前常规检查:排除手术禁忌,如血常规、生化、凝血功能、传染病筛查,心电图、心脏彩超排除心脏疾病,胸部 CT 排除肺部疾病等。

辅助检查结果

(1)血 C 反应蛋白及红细胞沉降率检查:均正常。

(2)磁共振(腰椎平扫+增强,胸椎平扫+增强):T_9 ~ L_2 水平脊髓异常信号并强化(图 2-24A、B)。

(3)CTA:双侧颈内动脉虹吸部点状钙斑,相应管腔轻度狭窄;右侧椎动脉较左侧纤细,V4 段显影浅淡;T_6 ~ L_2 椎体水平椎管内增粗血管显影,$L_{1\sim2}$ 椎体水平椎管内斑片状稍高密度影。

(4)脊髓动脉造影:右侧 T_{12} ~ L_1 水平硬脊膜动静脉瘘,主要由同水平右侧脊髓旁动脉供血,引流静脉在椎管内向上下引流(图 2-24C)。

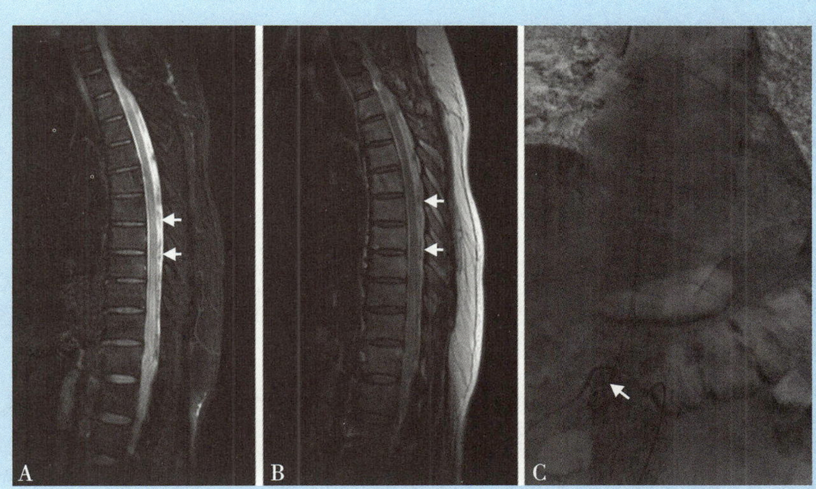

A、B. 图分别为磁共振 T_1 和 T_2 加权像,箭头所示为血管流空影;C. 为脊髓血管造影未减影图像,有助于判断瘘口所在的椎体序号。图中所示责任动脉在右侧 T_{12} ~ L_1 椎间隙的位置,应该是肋下动脉发出的根髓动脉供血的硬脊膜动静脉瘘,图中箭头所指为迂曲扩张的脊髓后表面静脉。

图 2-24　颈、胸、腰 MRI 及脊髓动脉造影

2. 思维引导　DSA 是诊断硬脊膜动静脉瘘的金标准,不仅可以明确诊断,还可以确定瘘口位置。该患者 DSA 发现 T_{12} ~ L_1水平右侧硬脊膜动静脉瘘瘘口,并且 MRI 显示相应节段的脊髓异常信号,符合硬脊膜动静脉瘘的诊断。

(四)初步诊断

初步诊断:双下肢感觉及大小便障碍查因;脊髓血管畸形?

诊断依据:①双下肢痛温觉减退;②大小便障碍。

(五)鉴别诊断

1. 急性脊髓炎　发病前 1 ~2 周有腹泻、上呼吸道感染等前驱感染史或疫苗接种史,急性起病,迅速出现脊髓横贯性损害表现等病史特点，结合脑脊液检查，同时MRI等影像学检查排除其他脊髓病变者，可作出诊断，此例患者为中年急性起病，但诱因不详，查体存在分离性感觉障碍，虽然有大小便障碍，但肌力、肌张力损害，所以存疑。

2. 脊髓空洞症　青壮年隐袭起病，缓慢进展，结合上肢节段性分离性感觉障碍、肌无力和肌萎缩，皮肤和关节营养障碍等临床表现，以及合并其他先天畸形等病史特点，不难作出初步诊断。MRI检查发现空洞者可确诊，但本例患者存在大小便障碍，且磁共振影像未发现脊髓空洞症。

3. 脊柱脊髓血管畸形　有的病例起病迅速，早期出现感觉、运动及大小便障碍，合并出血者出现剧烈的背痛、脑膜刺激征等，外院MRI自阅片可见胸腰段椎管内血管流空影，故考虑脊髓血管病变可能性较大。

4. 椎管内肿瘤　起病通常隐匿，进展通常较缓慢，逐渐出现脊髓受压损害所致的感觉障碍、运动障碍及大小便障碍，出血少见，MRI可见椎管内占位性病灶，无血管流空影。

思维引导：此例患者以中年亚急性起病，出现双下肢分离性浅感觉障碍及大小便障碍，外院头颅CT未见明显异常，自阅片发现颈胸腰段MRI血管流空影，查体无脑膜刺激征，且患者无腹泻及上呼道感染因素，故暂不考虑急性脊髓炎或者出血因素所致，但需要进一步行脊髓血管造影证实。

（六）定位及定性诊断

定位诊断：胸腰段脊髓椎管内病变。

定性诊断：脊髓髓外血管畸形。

思维引导：作为首诊医师，应做出怎样的诊疗计划？考虑患者急性起病，且胸腰段椎管内明显血管流空影，考虑脊髓血管畸形造成缺血的可能性最大，需要尽快收住院行脊髓血管检查，并复查椎管内磁共振以了解病情变化情况，为下一步治疗创造必要条件。

二、治疗经过

1. 术前准备　医生接诊后，首先完善各项相关检查，根据磁共振检查的诊断提示考虑脊髓血管畸形可能性较大，因此请神经介入科协助给予患者行脊髓血管造影术，术前完善检查已排除手术禁忌证。脊髓血管造影是确诊脊髓血管畸形的“金标准”。

神经介入科会诊后，给予患者行脊髓血管造影术，提示右侧 T_{12} ~ L_1 水平硬脊膜动静脉瘘（图2-24C），主要由同水平右侧根髓动脉供血，引流静脉在椎管内向上下引流。

思维引导：神经介入科接诊后行脊髓血管造影显示为右侧 T_{12} ~ L_1 根髓动脉供血的硬脊膜动静脉瘘（图2-24C），其病理基础是在神经孔附近硬膜上多发的动静脉短路，引流入硬膜内脊髓表面正常的静脉系统，造成脊髓静脉性淤血，引起进行性脊髓功能障碍，最终导致脊髓坏死。治疗原则是阻断引流静脉的近端，治疗方法有手术或者栓塞，手术的方法是切断硬膜内引流静脉近端；栓塞目前可选用NBCA胶或Onyx胶通过瘘口弥散到引流静脉近端。本例患者供血动脉纤细，神经介入科综合评估考虑微导管难以到位，后患者转入神经外科选择限期手术治疗。神经外科接诊后，制订治疗方案：限期在DSA复合手术室进行手术，术中DSA配合定位动静脉瘘供血动脉的位置，于瘘口动脉端切断责任血管，栓塞或手术后均需要部分抗凝，以防止血栓过度形成，闭塞脊髓的正常静脉引流，术后患者可进行肢体及括约肌功能康复锻炼，以促进神经系统功能的恢复。

2. 手术治疗　神经外科手术过程：患者取仰卧位平躺于DSA工作台，全身麻醉达成后，显露并常规消毒双侧腹股沟区，铺无菌手术单。行左侧股动脉Seldinger穿刺置入5F动脉鞘。超滑泥鳅导丝携带5F单弯造影导管进入腹主动脉行肋间动脉正侧位造影，结果显示左侧约第12椎体水平肋间动脉供血、约第9椎体水平硬脊膜动静脉瘘。造影完毕后，撤出造影导管，将5F动脉鞘更换为6F长动脉鞘，将动脉鞘尾端固定于左侧大腿下部外侧面备用。患者取俯卧位，透视定位胸第9、10椎体，标记后正中直切口，常规消毒，铺无菌手术单。沿切口标记线逐层切开皮肤、皮下组织，剥离椎旁肌肉。止血撑开切口，显露胸 9、10 椎板及相应棘突，铣刀铣除胸 9 椎板及相应棘突，成约 1.5 cm×5.0 cm 骨槽，止血。切开硬脊膜，牵开，显微镜下操作。可及术野脊髓肿胀，表面张力增高，左右探查未及凝血块，见局部小动脉迂曲增粗，用临时动脉瘤夹，夹闭供血动脉，再次行动脉造影，结果显示动静脉血管团仍有显影（图 2-25A）。再次探查脊髓四周，发现两处迂曲小动脉，临时动脉瘤夹阻断，造影，显示畸形血管团消失（图 2-25B）。撤出造影导管，电凝动静脉瘘多个紧靠瘘口的动脉端后切断。局部创面严密止血，严密缝合硬膜，椎板及棘突复位，用金属连接片妥善固定。逐层缝合肌层、筋膜、皮下及皮肤。切口再次消毒后覆盖无菌敷料妥善包扎。最后将患者置于仰卧位，左侧足背动脉搏动良好，术中出血约 50 mL，未输血。术毕，患者复苏顺利，拔除气管插管后安返病房。床旁拔除动脉鞘，局部压迫止血，嘱其平卧位制动左下肢 24 h，注意观察左侧腹股沟区渗血情况及左侧足背动脉搏动情况。

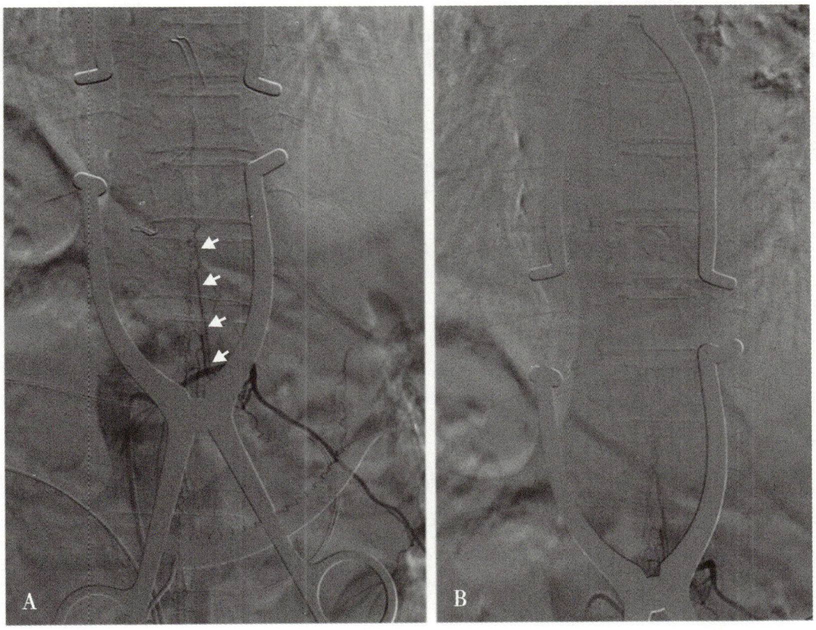

A. 术中患者处于俯卧位状态下的造影图像，可见夹闭 1 根责任动脉后，瘘口引流静脉仍显影，箭头所指为残留的引流静脉；B. 夹闭另一支责任动脉后再次造影显示瘘口引流静脉不再显影。

图 2-25　术中 DSA 造影图像

思维引导：硬脊膜动静脉瘘精确定位瘘口位置是治疗成功的关键，硬脊膜动静脉瘘的治疗首选血管内栓塞治疗，对复杂病例采用复合手术更为有利。也有单纯显微手术灼闭紧贴瘘口的供血动脉，瘘口后扩张、迂曲、增粗、动脉化的引流静脉团块不予切除，完全灼闭瘘口后扩张、迂曲、增粗、动脉化静脉团块塌陷，血栓形成，继而纤维化、体积缩小，对脊髓与神经根的压迫解除，症状会自然消失，神经功能恢复。

3. 术后治疗

（1）术后处理：给予预防感染、雾化吸入对抗因气管插管所致气道水肿、补液扩容等，3 d 后切口消毒更换敷料，7 d 后拆除切口缝合线；术后第 3 天佩戴定制腰部支具在家人搀扶下开始逐步下地锻炼，术后第 10 天出院。

（2）术后情况：本例患者术后下肢肌力 4 级，下肢深、浅感觉减退较前改善，病理征及脑膜刺激征均阴性。出院时下肢肌力已恢复至 5 级，感觉仍未完全恢复。

4. 随访复查 术后3个月进行脊髓血管造影，瘘口完全闭塞，脊髓血管显影正常（图2-26）。患者神经功能完全恢复，生活完全自理。

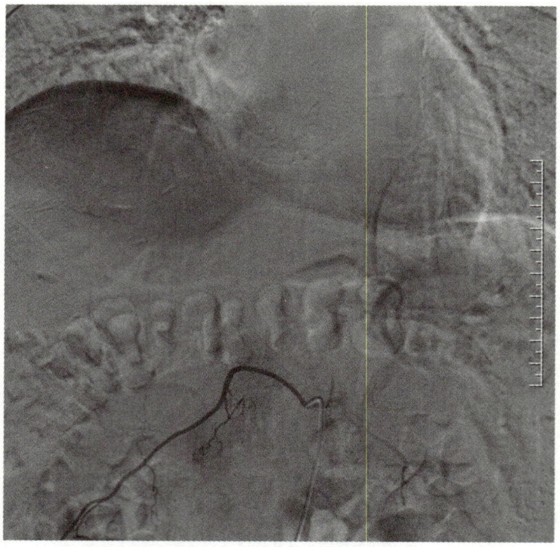

图2-26 术后3个月随访脊髓血管造影

三、思考与讨论

1. 脊柱脊髓血管畸形的发病年龄有2个高峰 20岁左右是最高峰，40岁左右是第2高峰。各病种的发病年龄曲线各有特点，最具特点的是脊髓动静脉畸形和硬脊膜动静脉瘘（spinal dural arteriovenous fistula，SDAVF），前者的发病高峰是在青年早期（20岁左右），后者的发病高峰是在中年后期和老年早期（55岁左右）。在单病种中，脊髓动静脉畸形最多（占36.2%），硬脊膜动静脉瘘次之（占28.4%）。硬脊膜动静脉瘘是由于硬脊膜或神经根的供血动脉在椎间孔处穿经硬脊膜时，与脊髓的引流静脉形成的直接通道，造成压力大的动脉血进入脊髓引流静脉内，导致脊髓静脉高压综合征的疾病，也是该综合征的最常见病因。其病理学机制为脊髓静脉引流障碍导致脊髓淤血水肿继而缺血坏死而引起严重的神经功能受损改变。单相病程，缓慢进展，激素、腰椎穿刺、造影等任何可能引起脊髓静脉压增高的因素均可导致加重病情，如未及时治疗，常在3～5年内出现全瘫，因此在未发生脊髓缺血坏死的早期，正确的诊断及治疗显得尤为重要。病情起病隐匿者可能辗转于泌尿外科、骨科、神经内科等科室，接诊医生如对本病认识不足极易造成误诊而延误治疗。

2. 常见术后并发症的处理

（1）术后脊髓水肿：患者术后病情有加重趋势，查MRI证实脊髓水肿明显，脊髓周围硬膜下隙辨识不清，可立即给予甘露醇及大剂量类固醇激素冲击治疗，如症状改善可继续保守处理，如改善不明显，则应立即再次手术，将复位固定的椎板去除，并将局部硬脊膜缝合口再次打开不再缝合，然后放置硬膜外引流管，逐层缝合各层软组织。

（2）术后硬膜外血肿：患者术后病情迅速恶化，急查MRI证实脊髓受压明显，局部硬膜外隙出血信号压迫硬膜囊，则应立即手术，清除血肿，去除手术部位椎板，放置硬膜外引流管。

（3）术后复位的椎板下陷压迫脊髓造成症状加重，MRI证实椎管狭窄明显，无出血信号，此种情况下应立即手术，将复位固定的椎板与周围椎体侧块之间预留间隙，最好能填塞人工骨以防椎板下陷，然后在棘突打孔缝合周围肌肉层时将打孔的棘突穿10号丝线与相应层面肌肉层缝合固定，并放置椎板外引流管。

（4）切口感染：术后如果出现局部皮肤红肿，切口内有分泌物，则应升级抗生素，并抽血送培养，抽血化验炎症指标（降钙素原、血常规、C反应蛋白及红细胞沉降率），谨慎腰椎穿刺操作；如果切口感染严重，则应再次手术去除已复位的椎板，清除切口内异物，然后放置引流管，严密缝合切口，加强术后换药。

四、练习题

1. 硬脊膜动静脉瘘应该与哪些疾病相鉴别？
2. 硬脊膜动静脉瘘的病理基础是什么？
3. 硬脊膜动静脉瘘外科手术后的常见并发症有哪些？如何处理？

五、推荐阅读

[1] MAIMON S, LUCKMAN Y, STRAUSS I. Spinal Dural Arteriovenous Fistula: A Review[J]. Adv Tech Stand Neurosurg, 2016, (43): 111-137.

[2] BRINJIKJI W, YIN R, NASR D M, et al. Spinal epidural arteriovenous fistulas[J]. J NeuroInterv Surg, 2016, 8(12): 1305-1310.

[3] 郑维红,葛华,庄晓莱,等,脊髓硬脊膜动静脉瘘的临床特点(附2例报道和222例文献分析)[J]. 中风与神经疾病杂志,2007,24(3):334-336.

[4] 张鸿祺,柳江,王建生,等. 介入栓塞治疗硬脊膜动静脉瘘的疗效分析[J]. 中华外科杂志,2013,51(3):216-220.

[5] 马廉亭,吴涛,谢天治,等. 脊髓动静脉畸形、硬脊膜动静脉瘘、硬脊膜外动静脉瘘与脊髓周围动静脉瘘的鉴别[J]. 中国临床神经外科杂志,2019,24(5):257-261.

[6] 马廉亭,潘力,吴涛,等. 颅内与椎管内动静脉瘘[J]. 中国临床神经外科杂志,2021,26(10):737-746.

[7] 杨树源,张建宁. 神经外科学[M]. 北京:人民卫生出版社,2014.

[8] 王忠诚. 王忠诚神经外科学[M]. 武汉:湖北科学技术出版社,2005.

[9] 肖波. 神经病学[M]. 4版. 北京:人民卫生出版社,2019.

(郭社卫　栗超跃)

案例12　颈动脉狭窄

一、病历资料

1. 主诉　发作性右上肢麻木无力3 d。

2. 问诊重点　“发作性右上肢麻木无力”为此患者的核心症状。作为神经科常见的发作性症状,主诊医师需要询问症状发生时患者处于何种状态。有无其他伴随症状,比如意识丧失、头痛、头晕、眩晕、视物不清、肢体抽搐、大小便失禁等。症状持续的时间,症状缓解情况,曾进行何种检查,何种治疗。既往有无类似症状的发作。有无高血压、糖尿病、肥胖、高脂血症、抽烟、酗酒、缺乏运动等高危因素。有无冠心病、肢体其他部位动脉狭窄等。有无针对伴随疾病进行治疗,症状缓解情况等。饮食情况也需要进一步询问。

3. 问诊内容　①肢体麻木的原因或诱因。②主要症状。③诊治经过。④既往史:有无高血压等。⑤个人史:抽烟、饮酒史等。⑥家族史:有无家族遗传性疾病。

问诊结果

患者,男性,43岁,3 d前晚上伏案工作时无明显诱因突发右侧上肢麻木无力,无法持物,无意识丧失,无头痛、头晕、眩晕、视物不清、耳鸣、肢体抽搐及大小便失禁等伴随症状,持续约20 min后自行缓解,无遗留症状。急诊至县人民医院,行头颅CT及CTA检查,CT平扫脑组织未见明显异常,CTA提示“左侧颈内动脉起始段重度狭窄”。予以“阿司匹林100 mg/d、氯吡格雷75 mg/d、阿托伐他汀钙20 mg/d”等药物应用,并给予输液治疗,具体不详。近3 d来上述症状未再发作，当地医生建议手术治疗，遂来上级医院。自发病以来，患者食欲正常，睡眠差，大小便正常，精神正常，体重无减轻。患高血压5年，最高达160/100 mmHg，目前服用降压药厄贝沙坦150 mg/d，血压控制在130/90 mmHg水平。无糖尿病、脑血管疾病病史。抽烟20年，平均20支/d，长期少量饮酒，平素饮食荤素结合。长期文案工作，缺乏运动。

4. 思维引导　以"发作性肢体麻木无力"为主要症状常见于哪些疾病，需要考虑到如下疾病：①TIA；②癫痫；③癔病；④晕厥；⑤低钾血症等。结合患者发病时无剧烈活动，无明显精神刺激因素，无癔病发作的典型核心症状，排除癔病。发作时无先兆、无意识丧失，不伴有肢体抽搐等，且持续时间20 min自行缓解，排除癫痫。患者发作时为偏侧肢体麻木无力，并非四肢无力、全身乏力等，排除低钾血症等电解质紊乱引起。患者发作时无跌倒，无意识丧失，不伴有自主神经症状，基本可以排除晕厥。结合病史综合考虑为TIA发作。此患者有高血压病史，有长期抽烟及少量饮酒史，平时缺乏运动，上述均为动脉粥样硬化的高危因素。

（二）体格检查

1. 主要检查内容及目的　血压、体重指数、神经系统体征等。

体格检查结果

T 36.3℃，HR 62次/min，R 16次/min，BP 150/95 mmHg，体重78 kg，身高166 cm，体重指数BMI 28.30 kg/m^2

神志清，精神可，言语流利，双侧瞳孔等大等圆，直径约3 mm，对光反射灵敏，面纹对称，伸舌居中，四肢肌力及肌张力正常，病理征及脑膜刺激征均阴性。

2. 思维引导　查体发现除了BMI明显增高外，无其他神经系统阳性体征，根据病史及查体和影像学结果，形成初步印象：①此患者为TIA；②基本病因是动脉粥样硬化导致的颈动脉重度狭窄；③存在高危因素主要有高血压病，肥胖（BMI>28.0 kg/m^2）、抽烟、饮酒及缺乏运动。

（三）辅助检查

1. 主要内容及目的

（1）由于此患者在外院做的CTA重建图像比较模糊，需要重新进行影像学检查，一般情况下行头颈CTA检查即可，观察有无颅内血管串联狭窄，有无后循环血管狭窄、Willis环代偿情况。如果CTA无法对患者的血管状态进行充分评估，则需要进一步行全脑DSA检查。

（2）头颅MRI平扫：观察有无新发或者陈旧性脑梗死。

（3）头颅CT或者磁共振灌注成像：评估是否有脑组织低灌注，也可以作为手术疗效的评估指标。

（4）由于约30%的患者合并有冠心病、中重度冠状动脉狭窄，需要行心电图、超声心动图等检查，评估心脏功能、有无心律失常等，对于曾经有心肌梗死、心绞痛病史，或者有胸闷、心前区疼痛病史的患者，需要行冠状动脉CT甚至冠状动脉造影检查。

（5）其他常规检查：有胸片、肝功能、肾功能、电解质、血常规、血型、尿常规等常规化验，对于长期服用抗血小板药物的患者需要查血小板抑制率、阿司匹林及氯吡格雷基因型等。

辅助检查结果

（1）血常规、肝功能、肾功能、电解质、血糖等：均在正常范围。

（2）心电图：正常范围，无心律失常等。超声心动图：心内结构及功能未见明显异常。

(3)胸 DR:心膈肺未见异常。

(4)血小板抑制率如花生四烯酸(AA),二磷酸腺苷(ADP)及胶原(COL)等:均达标。

(5)CTA:双侧颈总动脉分叉部管壁软斑;双侧颈内动脉 $C_6 \sim C_7$ 段多发钙化斑,左侧颈内动脉起始段及 C_7 段重度狭窄;右锁骨下动脉起始处钙斑,管腔轻度狭窄;颅内动脉硬化改变,管腔多发局限性轻度狭窄(图 2-27、图 2-28)。

(6)CT 灌注:左侧额、顶叶脑灌注延迟,考虑脑梗死前期(Ⅰ1 期)改变(图 2-29)。

(7)头颅 MRI:未见明显异常。

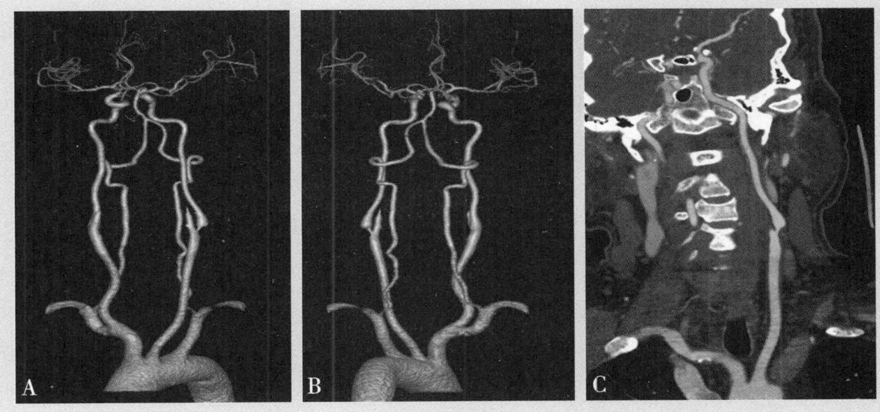

A. 三维重建(正面观);B. 三维重建(后面观);C. 颈内动脉多平面重组图像。

图 2-27　左侧颈内动脉起始端重度狭窄

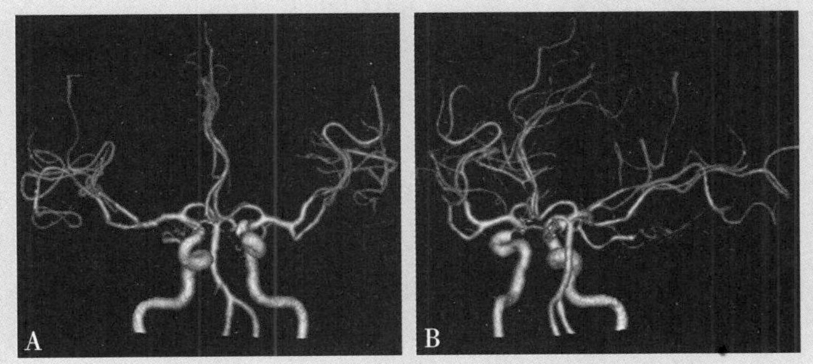

A. 三维重建(正面观);B. 三维重建(后面观)。

图 2-28　左侧颈内动脉 C_7 段重度狭窄

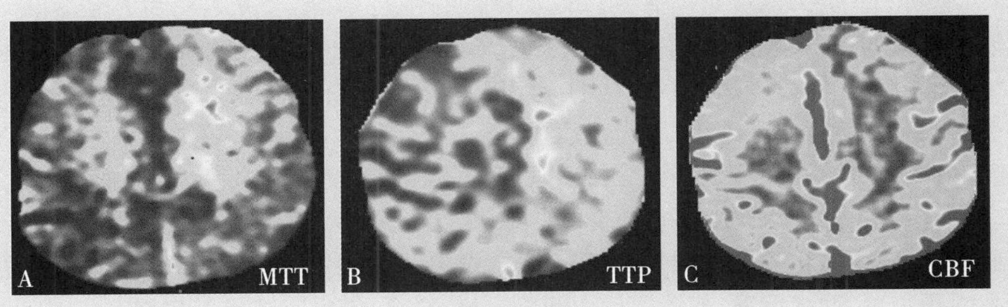

A. MTT;B. TTP;C. CBF。

图 2-29　CT 灌注提示左侧额、顶叶较对侧比局限性灌注减退

2. 思维引导　该患者诊断明确，术前检查完善，下一步该选取何种治疗措施。是否有手术指征，颈内动脉内膜剥脱术（CEA）的手术指征是什么。本患者是选择 CEA 还是颈动脉支架置入术（CAS）。由于左侧 ICA 颅内 C_7 段有重度狭窄，会对手术产生何种影响。

（四）初步诊断

①TIA；②左颈动脉重度狭窄；③高血压 1 级（高危）。

二、治疗经过

1. 术前准备　临床解析：此患者为症状性颈动脉重度狭窄，有明显 TIA 症状，CTA 显示左侧颈内动脉起始端重度狭窄，且 CTP 有左侧额叶低灌注，有明确的手术指征。是选择 CEA 还是选择 CAS 需要谨慎评估，也需要征求患者及家属的意愿。

CEA 的手术指征：①症状性颈动脉狭窄，影像学检查狭窄程度≥50%，围手术期并发症风险<6%；②无症状性狭窄，狭窄程度≥70%，围手术期并发症风险<3%；③部分无症状患者无创检查狭窄程度<70%，但彩超或者其他检查提示为不稳定斑块（无回声或者斑块溃疡）。

CAS 和 CEA 的手术指征是一致的，对于具体的患者该如何选择？多年来，CAS 和 CEA 2 种治疗方式哪种近、远期疗效更好一直在争议之中，但是结合多中心、随机临床对照研究总体来说：围手术期卒中并发症发生率、随访再发非致残性小卒中发生率，以及远期随访再狭窄率均是 CAS 略高于 CEA。对于大多数患者来讲，两者效果相当。然而对于高龄（年龄≥70 岁）、狭窄节段较长、溃疡型斑块或者软斑、较大的钙化斑块导致血管极重度狭窄（狭窄≥90%）、主动脉弓及颈总动脉和颈内动脉起始段明显迂曲的患者，首选 CEA。对于斑块位置较高（高于 C_2 椎体中部），且下颌角肥大、肥胖、放疗后狭窄、CEA 术后再狭窄的病例首选 CAS。

详细向患者及家属告知治疗策略及两种术式的风险，患者本人更倾向于第 2 种方案，遂决定行左侧颈动脉 CEA。术前控制血压、血糖正常水平，服 2 周阿司匹林 10 mg/d。

2. 手术过程　患者入手术室，麻醉诱导，插管全身麻醉。取仰卧位，肩胛下垫方垫，头后仰并偏向右侧。行左侧颈动脉 CEA（图 2-30）。标记左侧胸锁乳突肌前缘直切口约 4.5 cm，常规消毒、铺巾。分层切开皮肤、颈阔肌，沿胸锁乳突肌前缘向深部分离，将颈内静脉牵向外侧，可见分叉部位略靠上位置有一向内侧横行的面静脉，予以结扎，显露颈动脉鞘。分离颈总动脉、颈外动脉、颈内动脉及甲状腺上动脉。动脉鞘四周细线悬吊牵拉。静脉肝素化 5 000 IU，将血管牵拉带绕过颈总、颈外及颈内动脉，10 号线绕过甲状腺上动脉。此时升高收缩血压至 160 mmHg。2% 利多卡因阻滞颈动脉窦，降低颈动脉窦的敏感性。10 号线收紧甲状腺上动脉，血管阻断钳依次阻断颈外、颈总及颈内动脉。1 mL 注射器穿刺颈总动脉并回抽，颈动脉管腔无充盈说明阻断完全。尖刀纵行切开颈总动脉末端，然后应用 Pott 剪刀从颈总动脉到颈内动脉顺行纵行切开，可见黄白色颈动脉斑块，斑块主体位于颈动脉分叉部，斑块硬韧、内有少量淡褐色泥沙样溃疡。无损伤血管钳提起颈动脉边缘，沿斑块内膜结合部分离、剥除斑块，再修剪远端漂浮内膜至光滑，肝素盐水冲洗。6-0 普利灵线从颈内动脉远心端向颈总动脉近心端连续缝合，最后 2 针时，释放颈内阻断夹，可见反流血压力高，再次阻断，肝素盐水再次冲洗管腔至清亮并充分排出管腔里的气泡和微血栓，完全缝合血管。此时血压降至 120 mmHg，先释放颈内动脉阻断夹 10 s 再夹闭，依次松开甲状腺上、颈外、颈总和颈内动脉，见缝合口无漏血，吻合满意。将显微镜调整至荧光模式，静脉注射吲哚氰绿，见颈动脉显影良好、通畅无狭窄。术腔彻底止血，冲水清凉，放置负压引流管，分层缝合颈阔肌、皮下及皮肤。

3. CEA 术中监测措施与手术方式　CEA 的监测措施主要有脑氧监测、术中经颅多普勒超声（TCD）监测、电生理监测等监测措施。脑氧监测设备应用便捷、无创、敏感性及特异性较高，一般情况下术前脑氧绝对值<50 或者术中阻断后脑氧下降幅度为基础值的 16%～20% 以上有明显的预警

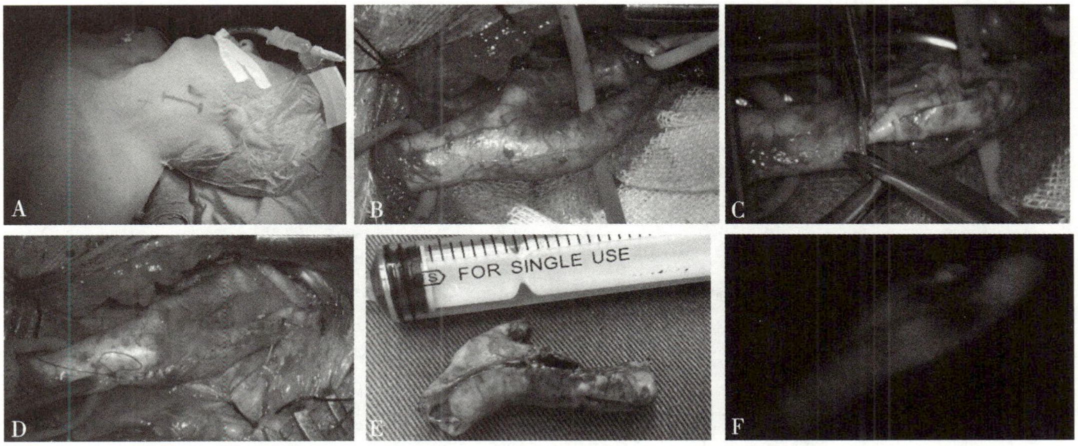

A. 胸锁乳突肌前缘 4.5 cm 直切口；B. 显露颈总动脉、颈内动脉、颈外动脉及甲状腺上动脉；C. 纵行切开颈动脉，剥除斑块；D. 斑块剥除后外翻式连续缝合血管壁；E. 剥除的斑块；F. 吲哚菁绿显影提示颈动脉通畅。

图 2-30　标准式 CEA 手术过程

意义。TCD 也是无创操作，对脑血流的流速、方向十分敏感，并且可以探测到微栓子信号，可以在术前、术中阻断前后多次监测，来判断狭窄改善程度及血流改善情况，也可以对高灌注进行预警。电生理监测是一种有创操作，敏感性也比较高，主要是监测脊髓体感诱发电位（SSEP）、运动诱发电位（MEP）和脑电监测，术中一般需要预阻断 5 min，如果 SSEP 潜伏期延长及 MEP 下降幅度达 40%～50% 以上，有明显预警意义，此时需要放置转流管，避免术后发生低灌注。

CEA 手术主要有 3 种手术方式（见图 2-31）：标准式 CEA（sCEA），外翻式 CEA（eCEA）及补片式 CEA（pCEA），目前临床最常应用的是 sCEA，基本上适合所有患者，其操作便捷，血管阻断时间短，便于处理漂浮内膜及颈内动脉远心端内膜，必要时可以钉缝，减少夹层出现的风险。eCEA 适合斑块局限于分叉部位及颈内动脉内，其主要优点是不牺牲管腔，有学者认为 eCEA 患者再狭窄率比 sCEA 略低。pCEA 由于血管补片的应用，扩大了管腔，降低了远期再狭窄率，尤其适合于剥脱术后再狭窄的病例，但是操作相对复杂，阻断时间长，大部分患者需要用转流管，增加了手术时间和缺血风险，同时也增加了感染风险。

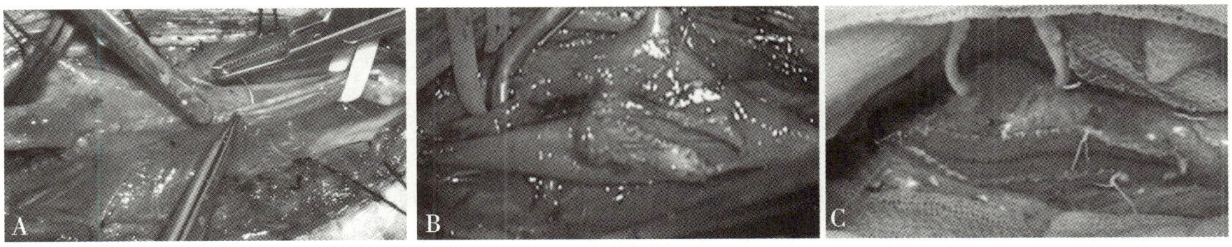

A. 标准式 CEA；B. 外翻式 CEA；C. 补片式 CEA。

图 2-31　三种 CEA 术式

思维引导：该患者术后处理措施有哪些？CEA 术后是否常规需要双重抗血小板药物治疗？CEA 手术后有哪些注意事项？CEA 手术有哪些常见的并发症？

术后给予吸氧、心电监护、给予低分子肝素抗凝（速碧林 4 100 IU 皮下注射 q12h，给 2 次）、补液治疗，控制收缩压 120～130 mmHg，同时严密监测生命体征、瞳孔、意识、肢体活动、伤口引流情况、颈部肿胀情况等。术后第 1 天给予阿司匹林肠溶片（100 mg qd）和阿托伐他汀钙片（20 mg qd）治疗,术后第 2 天拔出引流管,术后第 4 天复查头颈部 CTA 提示左侧颈动脉斑块完全剥除,血管通畅,但颅内 ICAG 段仍然重度狭窄(图 2-32)。术后第 5 天患者痊愈出院。患者出院时情况良好,无任何并发症。

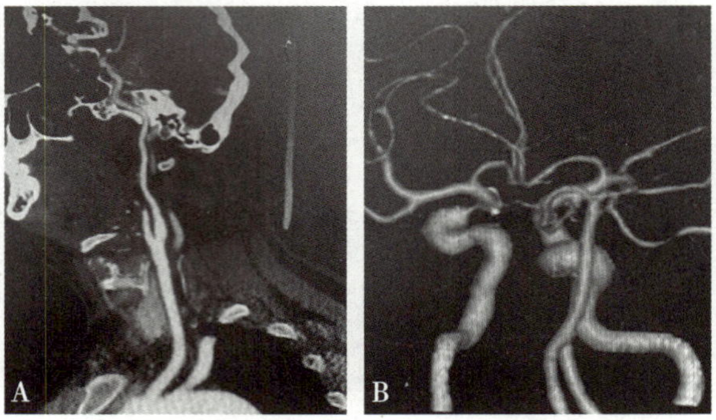

A. 显示左侧颈动脉通畅;B. 颅内颈内动脉 C_7 段仍然狭窄。

图 2-32 术后复查图像

CEA 手术主要的手术并发症如下。

(1)颅神经损伤:文献报道脑神经损伤率 3.2%~7.6%,主要是迷走神经分支(喉上或者喉返神经)、舌咽神经及舌下神经等牵拉或者挫伤,极少数情况下可出现离断性损伤。神经损伤术后可能出现声音嘶哑、饮水呛咳、伸舌歪斜等,大多是暂时性的,1~3 个月可恢复。如果术中操作不慎导致的离断性损伤,可在术中直接行神经吻合术。

(2)缺血事件:是术后最主要和严重的并发症,发生率为 4.2% 左右,绝大部分为可逆性缺失或者小卒中。其主要原因如下:分离血管时过多钝性分离,动作较为粗暴,会导致微栓子直接脱落引起脑缺血;阻断时间过长,Willis 环或者侧支血管代偿不良,尤其是合并对侧重度狭窄的患者更容易发生;颈内动脉远端内膜瓣形成,导致夹层等。

(3)颈部血肿:发生率 3%~5%,主要与术中止血不彻底有关,同时也与围术期抗凝、抗血小板药物应用、吻合口出血、血管结扎线脱落有关。大部分血肿不需要特殊处理,可缓慢吸收。对于少数血肿引起明显颈部肿胀、疼痛,甚至压迫气管引起呼吸困难的,要尽快处理,避免引起严重风险。

(4)高灌注综合征:发生率 1%~2%,主要由于颈动脉狭窄导致长期缺血区脑组织自动调节功能慢性损害,颈动脉血流一旦恢复,缺血区血容量快速增加,出现高灌注。主要表现为颅内压增高、躁动及血压升高,部分出现癫痫及局灶神经功能障碍;严重者引起颅内出血或者血肿。CT 可表现为"脑水肿"征象,如皮层饱满、脑沟变窄,或者蛛网膜下腔出血、脑实质出血等。出现高灌注可适度镇静、应用甘露醇、抗癫痫药物,必要时停用抗血小板药物。

其他少见的并发症有癫痫、血流动力学不稳定、心绞痛或者心肌梗死等。

三、思考与讨论

CEA 或者 CAS 术后再狭窄该怎么办?文献显示,CEA 术后 5 年再狭窄率为 2%~10%,而 CAS 可高达 3%~28%。临床工作中,随着随访时间的延长,的确会遇到 CAS 或者 CEA 术后再次狭窄的病例,并且有部分患者出现了不同程度的缺血症状,对于此类患者,该选择何种治疗措施?一般来讲,对于 CAS 后再狭窄,说明此类患者容易内膜增生或者进展性动脉粥样硬化,再次选择介入途径球囊扩张或者支架置入往往效果不佳,如果情况允许,首选 CEA,将支架和斑块一并取出,术后仍然要加强抗血小板治疗。对于 CEA 术后再狭窄的病例,由于患者经历了一次全身麻醉开放手术,多少对再次手术存有畏惧心理,且二次手术局部粘连严重,手术也相对困难,因此,建议首选 CAS。但对于狭窄远端位置不太高，愿意再次手术的患者，也可以选取补片式 CEA，术后强化抗血小板或者抗内膜增生的药物治疗，有着不错的预后。

四、练习题

1. 颈动脉狭窄的检查措施有哪些？
2. 颈动脉狭窄的手术指征是什么？
3. CEA 手术的主要术式及其优缺点是什么？
4. CEA 手术的操作要点是什么？
5. CEA 手术的并发症有哪些？

五、推荐阅读

[1]RICHARD WINN H,SPETALER R F,MEYER F B,et al. 尤曼斯神经外科学[M]. 5 版. 王任直，译. 北京：人民卫生出版社，2009.
[2]杨树源，张建宁. 神经外科学[M]. 2 版. 北京：人民卫生出版社，2015.
[3]曲乐丰. 颈动脉内膜斑块切除术—手术技巧及围手术期处理[M]. 北京：人民军医出版社，2015.
[4]雷蒙・贝尔盖. 颈动脉与椎动脉的外科手术学[M]. 曲乐丰，陈忠，译. 天津：天津科技翻译出版有限公司，2015.

（甄英伟　栗超跃）

案例 13 海绵状血管瘤

一、病历资料

（一）门诊接诊

1. 主诉　头痛、头晕 40 d，加重伴右侧肢体无力 1 个月。

2. 问诊重点　头痛、头晕均为神经系统常见症状，患者症状间断性发作，10 d 后加重伴右侧肢体无力，问诊时应注意疾病发生、发展的过程，主要症状及伴随症状特点、疾病演变过程、诊治经过、治疗效果等。

3. 问诊内容

（1）诱发因素：有无过度劳累、睡眠缺乏、用力等诱发因素。

（2）主要症状：头痛是神经外科常见的症状之一，询问病史时应了解有无外伤、发热、中毒、高血压、眼科和耳科病史等；头痛的部位和范围；头痛的性质；头痛的规律；头痛的程度；头痛的伴随症状。采集瘫痪患者的病史须注意以下情况：瘫痪的程度；瘫痪的部位；瘫痪发生的缓急；瘫痪的伴发症状。

（3）诊治经过：是否进行过头部影像学检查，是否进行过治疗、何种治疗方式、效果如何。

（4）既往史：常规放疗、病毒感染、外伤、手术、出血后血管性反应均被认为可能诱导海绵状血管瘤的发生，特别是儿童放疗诱发海绵状血管瘤的发生率比一般人群高 6 倍。

(5)个人史:职业特点、疫区、疫情、疫水接触史;头痛是脑囊虫病的常见症状之一。

(6)家族史:遗传易感性是家族性海绵状血管发病的重要学说。

问诊结果

患者,男性,45 岁,否认高血压、心脏病病史,否认糖尿病、脑血管疾病病史,否认肝炎、结核、疟疾病史,40 d 前无明显诱因出现头痛、头晕,为间断刺痛,程度可忍受,无恶心、呕吐、发热,无意识障碍、肢体活动障碍等,无明显加重因素,遂至医院就诊,行头颅 CT 提示脑干出血,予以对症治疗,症状无改善。1 个月前上述症状加重伴右侧肢体无力,行走不能,至医院就诊,行头颅 CT 提示脑桥及中脑左侧脑出血,头颅 MRI 提示:脑桥及中脑左侧脑出血急性期伴周围水肿。予以对症治疗,症状无改善。为求进一步治疗来院。

4. 思维引导 患者以头痛、头晕为首发症状,无其他伴随症状,考虑为神经系统症状;患者头颅 CT 提示脑干出血,随后患者症状加重并出现右侧肢体无力,头颅 CT 提示脑桥及中脑左侧脑出血。头颅 MRI 提示脑桥及中脑左侧脑出血急性期伴周围水肿。患者脑干出血诊断明确,需要考虑自发性脑出血、原发性脑肿瘤出血、脑血管畸形、脑梗死后脑出血、脑静脉血栓形成等,下一步需要对患者进行体格检查评估患者的神经功能损害,结合详细的辅助结果进一步确定脑干出血的病因。

(二)体格检查

1. 重点检查内容及目的 根据患者症状及当前辅助检查,脑干出血诊断明确,除进行生命体征及意识、精神状态的一般检查以外,还应重点进行中枢神经系统的体格检查。主要包括脑神经、运动系统、感觉系统及神经反射等检查。首先进行 12 对脑神经的检查。脑干的神经核是脑干的灰质核团,共 10 对,分布在中脑、脑桥及延髓中,中脑有第Ⅲ、Ⅳ对脑神经核:脑桥有第Ⅴ、Ⅵ、Ⅶ、Ⅷ对脑神经核:延髓有第Ⅸ、Ⅹ、Ⅺ、Ⅻ对脑神经核。除上述脑神经核以外,还有传导深感觉的薄束核、楔束核及与锥体外系有关的红核、黑质等。脑干病变大都涉及某些脑神经和传导束。当一侧运动、感觉神经核或传出、传入的神经纤维受到损害时,临床上就会出现交叉性瘫痪,即病灶侧脑神经周围性瘫痪及对侧肢体中枢性瘫痪及偏侧感觉障碍。其病灶水平的高低依受损害的脑神经而定,如第Ⅲ对脑神经麻痹病灶在中脑;第Ⅴ、Ⅵ、Ⅶ、Ⅷ对脑神经麻痹病灶在脑桥;第Ⅸ、Ⅹ、Ⅺ、Ⅻ对脑神经麻痹病灶在延髓。

体格检查结果

神志清,精神尚可,双瞳孔等大等圆,直径约 3.5 mm,对光反射正常,左眼外展受限。左侧肢体肌力、肌张力正常,右侧肢体肌力 4 级、肌张力正常,生理反射存在,病理反射阴性,深浅感觉正常,脑膜刺激征阴性。

2. 思维引导 经上述体格检查,发现患者左眼外展受限,右侧运动障碍,因为脑桥内有足够的空间允许上行/下行传导束受到压迫而不受损,因此患者神经功能仅受到一定损害。通过体格检查了解病灶位于中脑与脑桥左侧,与辅助检查结果相符。

(三)辅助检查结果

1. 主要内容及目的

(1)血常规、ESR、CRP:进一步证实感染性疾病。

(2)心电图、肺功能、胸部 CT:评估患者心肺功能,排除严重基础疾病,并明确是否为其他系统肿瘤伴颅内转移。

(3)头颅 DSA:观察脑血管的走行、有无移位、闭塞和有无异常血管等;明确是否有头颈部血管病变,如动脉瘤和血管畸形等。

(4)头颅 CT:常规 CT 主要用于颅内血肿、脑出血、蛛网膜下腔出血、脑肿瘤、脑积水、脑炎症性疾病及脑寄生虫病(如脑囊虫)等的诊断;CTA 可以三维显示颅内血管系统,对闭塞性血管病变可提供重要的诊断依据;CT 灌注成像可以早期诊断缺血性脑血管病。

(5)头颅 MRI:能提供多方位和多层面的解剖学信息,可清楚地显示冠状位、矢状位和横断位三位像;观察颅内病变的形态、位置、大小及其与周围组织结构的关系。

辅助检查结果

(1)血常规、ESR 及 CRP:WBC 4.6×10^9/L,N% 44.5%,L% 18%,RBC 4.0×10^9/L,Hb 132 g/L,PLT 123×10^9/L。ESR 10 mm/h,CRP 8 mg/L。

(2)心电图、肺功能、胸部 CT:心电图示窦性心律,正常心电图;肺功能示肺通气功能正常;胸部 CT 示未见明显异常改变。

(3)头颅 DSA:脑血管走行正常、无移位、闭塞和异常血管等;未见动脉瘤和血管畸形等。

(4)头颅 CT:病灶伴有出血并呈高密度改变,周围伴有低密度存在,考虑水肿表现(图 2-33)。

(5)头颅 MRI:桥脑稍增粗,T_1 加权像可见斑点状高信号,T_2 加权像呈混杂高信号,增强扫描可见病灶周围呈轻度强化(图 2-34 ~ 图 2-36)。

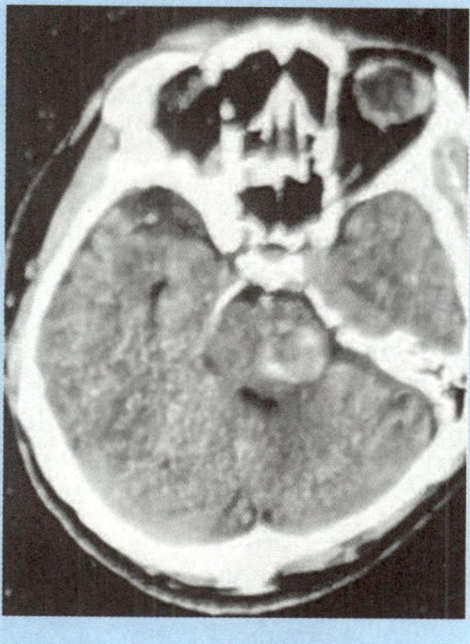

图 2-33　头颅 CT 平扫

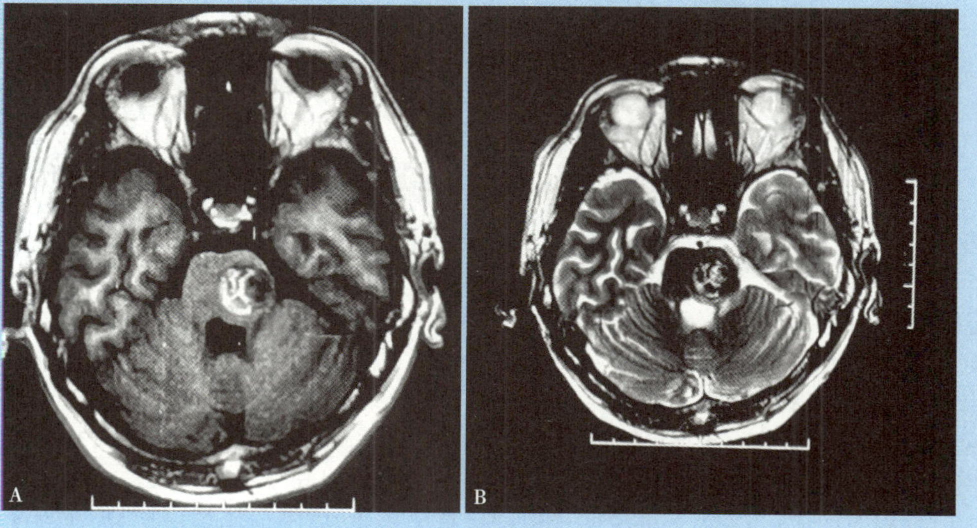

A. T_1WI;B. T_2WI。

图 2-34　术前头颅平扫 MRI T_1、T_2

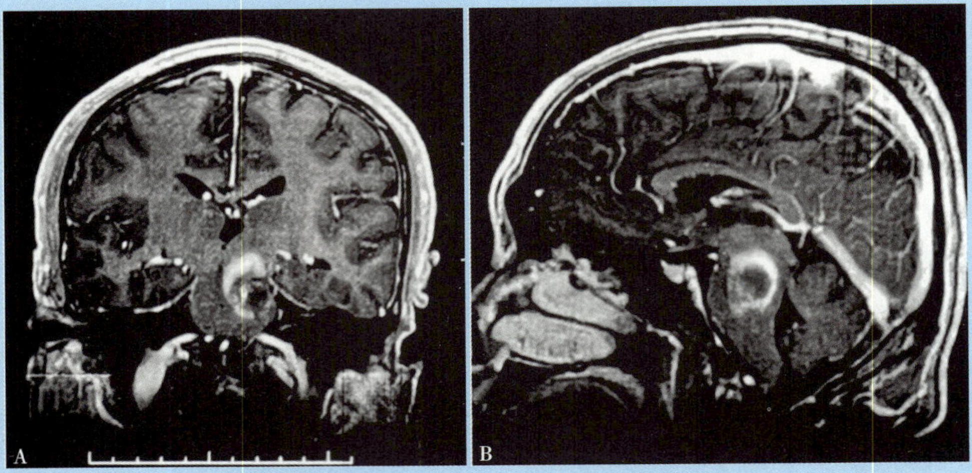

A. 冠状位；B. 矢状位。

图 2-35 术前头颅增强 MRI 冠状位、矢状位

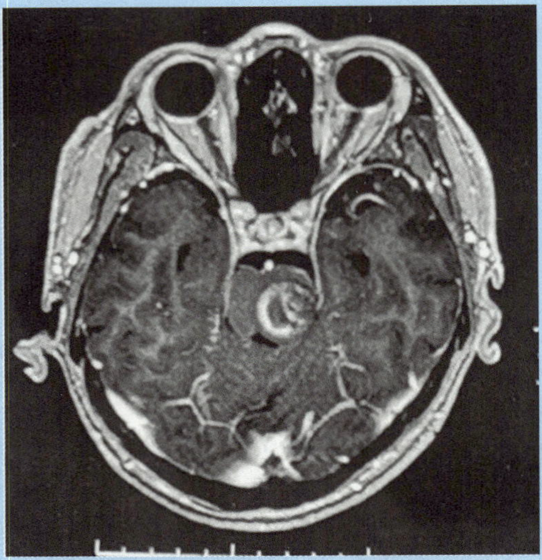

图 2-36 术前头颅增强 MRI 横断位

2. 思维引导 患者以头痛、头晕为首发症状，考虑为神经系统症状，需要排除颅内占位性病变、颅内出血及脑血管疾病，首选头颅 CT 检查可初步判断。头颅 CT 示中脑与脑桥左侧高密度斑块，此时脑干出血诊断明确，脑干出血的主要原因包括血管畸形和高血压脑出血，脑干血管畸形 CT 平扫呈高密度斑点或斑块，目前脑干血管畸形出血可能性最大。血管畸形病灶常较小，MRI 作为首选检查方法，不仅能明确出血，且常能明确出血是否由于血管畸形引起。头颅 MRI 示中脑与脑桥左侧病变，T_1 和 T_2 加权图像上，表现为中央成网状混杂信号的核心，周围为低信号环，为典型的海绵状血管瘤表现，提示病灶处于活动期，可能伴随症状反复发作。综合上述检查结果，基本可以明确为海绵状血管瘤。

(四)初步诊断

分析上述病史、体格检查、实验室及影像学检查结果，支持以下诊断：中脑与脑桥左侧海绵状血管瘤。

二、治疗经过

给予一般性对症治疗，并积极进行术前准备。卧床休息，防止剧烈运动、情绪激动等，稳定血压避免再次出血。术前准备完善后采取手术切除海绵状血管瘤。术前讨论手术选择颞下岩前入路直弧形切口，术后给予对症支持治疗，如激素、脱水药物。

手术经过：全身麻醉气管插管后，患者取平卧位，左肩垫高，头右向偏侧，取左侧颞下岩前入路直弧形切口（图2-37）。术中常规消毒，铺巾。切开头皮，头皮夹止血，分离皮下，皮瓣翻开，头皮拉钩牵开，显露颧弓根部、道上嵴，颅骨穿孔2个，铣开约3.0 cm×4.0 cm大小骨瓣，取出骨瓣，冲洗骨窗，硬膜外充分止血，骨蜡止血骨窗周缘悬吊硬膜，弧形加放射剪开硬脑膜，用棉片保护。按术前MRI、CT提示定位病变，牵开颞叶底面沿颞下岩骨间隙向中脑方向探查，切开颞下部分硬膜，磨钻磨除部分岩骨骨质，显露三叉神经、大脑后动脉、中脑左外侧部分，可见病变位于中脑内，偏左侧，大小约2.0 cm×1.5 cm×1.5 cm，形态不规则，有畸形血管团，周围可见黄染带及胶质增生带，质地软韧，边界尚清，与周围中脑组织粘连严重，沿黄染的胶质增生带逐步分离肿瘤，小心保护脑干组织，最终镜下将肿瘤全切除，瘤腔电灼出血点彻底止血，显微镜下小心严密止血，直至冲洗水清亮，放置止血纱布干于瘤腔。取自体肌肉严实封堵岩骨磨开处，纤维蛋白胶封闭；患者硬脑膜挛缩明显，取人工硬脑膜覆盖修补，放置引流管于皮下，另戳孔引出，回纳骨瓣，并以颅骨连接片3片及6枚钛钉固定，间断缝合颞肌、皮下及皮肤。

思维引导：入院首先评估患者一般情况，给予相应级别护理及一般性对症治疗。告知患者卧床休息，防止剧烈运动、情绪激动等，稳定血压避免再次出血。海绵状血管瘤主要分为保守治疗、手术治疗、放射治疗。患者为脑干出血的海绵状血管瘤，主要包含重要的神经、传导束及其核团，治疗方案需要谨慎选择。该患者年轻，首发头痛、头晕症状，CT提示脑干出血，随后患者症状加重并出现右侧肢体无力，CT、MRI提示脑干再次出血。脑干反复出血患者症状将继续加重，甚至有生命危险。因此根据治疗策略，推荐手术治疗。患者病灶位于左侧中脑与脑桥，边界尚清，颞下岩前入路可暴露中脑、中脑桥结合处的外侧面及脑桥前外侧，术前讨论认为左侧颞下岩前入路直弧形切口相对容易达到病灶，术前准备完善后采取手术切除海绵状血管瘤，术后继续对症支持治疗。

治疗效果：手术顺利，病变切除完整（图2-38），术后患者清醒，仅有轻度左侧面瘫，出院时四肢肌力5级。

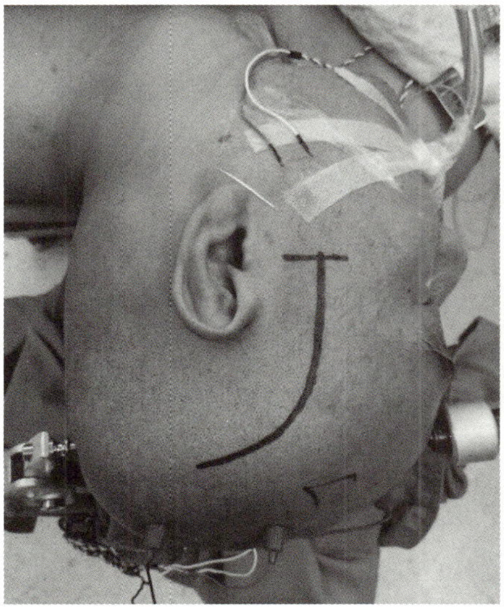

图2-37 手术入路及手术体位

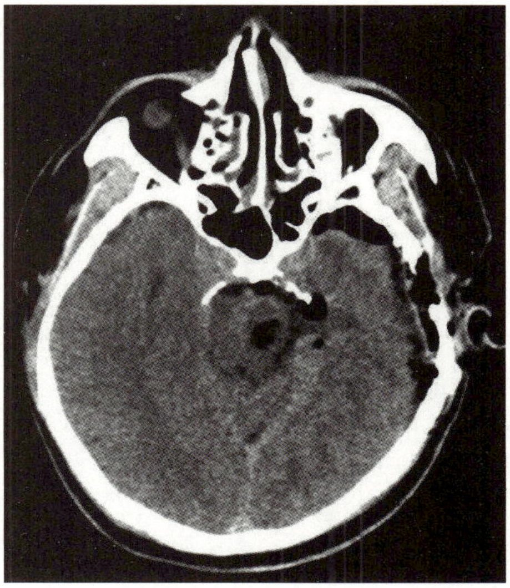

图2-38 术后CT平扫

三、思考与讨论

1. 轻微症状或偶然发现的无出血证据海绵状血管瘤　根据风险/受益原则，对年轻、病灶部位相对容易到达的无症状/轻微症状患者推荐手术治疗；否则建议保守治疗、密切观察。

2. 脑实质浅表部位出血的海绵状血管瘤　对于进行性神经功能障碍或急性颅内压增高的患者须进行急诊手术。

3. 脑实质深部出血的海绵状血管瘤　以下几种情况可进行手术：病灶部位相对容易到达；反复出血(至少2次以上)；神经功能障碍快速/进行性恶化；明显占位效应；海绵状血管瘤包膜外出血。

4. 癫痫起病的海绵状血管瘤　对药物控制不佳、顽固性癫痫的海绵状血管瘤的患者则推荐手术治疗；对幕上位置较深、手术不易到达的海绵状血管瘤可以尝试做放射外科治疗。

5. 多发病灶的海绵状血管瘤　临床上以保守治疗为主，需要严密随访头颅 MRI，注意增大的病灶、有出血倾向的病灶和新发病灶。

6. 脑实质外的海绵状血管瘤　海绵窦海绵状血管瘤手术治疗和放射外科治疗是目前最主要的治疗手段；其他部位有眼眶内、视神经和视交叉、内听道、小脑镰等，多以手术为主。

四、练习题

1. 海绵状血管瘤的鉴别诊断是什么？
2. 脑干病变的手术入路是什么？

五、推荐阅读

[1]鱼博浪. 中枢神经系统 CT 和 MRI 鉴别诊断[M]. 3 版. 西安：陕西科学技术出版社，2014.
[2]周良辅. 现代神经外科学[M]. 3 版. 上海：复旦大学出版社，2021.
[3]吴江. 神经病学[M]. 3 版. 北京：人民卫生出版社，2018.

(陈玉升　刘献志)

第三章　神经系统肿瘤

案例 14　垂体腺瘤

一、病例资料

(一)门诊接诊

1. 主诉　头痛伴视力进行性下降 1 年余,加重 8 d。

2. 问诊重点　视力下降是临床常见症状,可见于多种疾病,大多数无特异性。问诊时注意主要症状及伴随症状特点、疾病演变过程、诊治经过、治疗效果等。

3. 问诊内容

(1)诱发因素:有无着凉、感冒、劳累等诱发因素。

(2)主要症状:视力下降常见于眼睛或视路疾病,了解视力下降的缓急和下降的程度,有无视野缺损等。

(3)伴随症状:头痛常见于颅脑病变,询问时注意头痛是急性起病还是慢性起病;了解头痛部位;头痛的程度和性质;加重、减轻头痛的因素。有无其他呕吐、发热、癫痫发作等伴随症状。

(4)诊治经过:是否接受过药物治疗、放疗、手术治疗等,以及治疗的方案和疗效。有无辅助检查,有无头颅相关检查,可判断头颅情况。

问诊结果

患者,女性,64 岁,以"阵发性头痛伴视力进行性下降 1 年余,加重 8 d"为主诉就诊,1 年前无明显诱因出现阵发性头痛伴视力进行性下降,无复视,无意识障碍,无四肢活动障碍,无发热等,未检查,未治疗,8 d 前再次出现头痛、头晕伴呕吐,至当地县人民医院就诊,行头颅 CT 检查示:鞍区占位,考虑垂体腺瘤,今为进一步治疗来医院治疗,以"鞍区占位:垂体腺瘤?"收入科。既往无头颅及眼部手术史,无心脏等器官基础疾病,未规律服用药物,家族无类似疾病。

4. 思维引导　患者头痛及视力下降引起的原因是否与鞍区占位有关?鞍区占位除了头痛症状还可以引起哪些方面症状?头痛为非特异性表现,大多数垂体腺瘤患者有头痛症状,头痛的出现主要原因是肿瘤生长压迫周围硬脑膜、颈内动脉外膜,以及颅内压增高。视力下降是由于肿瘤向上生长压迫视神经引起。

垂体腺瘤的主要临床表现包括内分泌临床表现;垂体周围组织结构受压表现;垂体瘤卒中表现。因此,采集病史要着重从以上三方面询问。

内分泌表现主要在功能性垂体腺瘤中，其具体临床表现与年龄、性别、不同类型的激素分泌过度或不足有关。催乳素分泌过度在女性表现为闭经-泌乳综合征，导致继发性闭经、不孕、泌乳、轻中度肥胖并可伴糖耐量减低。生长激素分泌过度在青春期前表现为巨人症，青春期前骨骺尚未愈合，全身均匀性生长过速，大多数患者自幼身材高大，此类患者通常预后不良，平均寿命明显低于正常水平；生长激素分泌过度始于青春期后则表现为肢端肥大症，过量的生长激素长期刺激骨、软骨及软组织过度增生，其特征性外貌表现为：面貌丑陋、四肢末端肥大，皮肤增厚、鼻大唇厚、桶状胸、声音低沉等，通常易合并高血压、糖尿病等全身其他系统疾病。促肾上腺皮质激素腺瘤则表现为皮质醇增多症，典型临床表现为向心性肥胖、皮肤紫纹、满月脸、水牛背、高血压、低血钾、水肿及色素沉着等。

垂体周围组织结构受压的表现有头痛、视力视野障碍、海绵窦症状、下丘脑症状、颅内压增高症状、脑脊液鼻漏等。

垂体腺瘤生长缓慢，病程较长，急性起病则常见于垂体瘤卒中。临床症状为患者突发剧烈头痛、恶心呕吐、视力急剧下降伴视野障碍，严重时出现神志障碍、颅内压增高症状、肾上腺皮质功能衰竭等。垂体腺瘤急性出血或梗死导致周围组织受压、垂体功能低下是引起上述症状的根本原因。

（二）体格检查

1. 重点检查内容及目的　本患者为垂体腺瘤的可能性较大，查体中除了常规查体外，神经系统查体需要重点关注第Ⅱ、Ⅲ、Ⅳ、Ⅴ、Ⅵ脑神经的检查，了解脑神经有无受压情况，还要注意眼底检查，了解视乳头水肿情况。

体格检查结果

神经系统查体：视神经，视力左0.2，右0.6，视野双眼颞侧偏盲。眼底未见明显异常。动眼、滑车、外展神经：眼睑下垂左无、右无，眼球凸出左无、右无，眼球陷入左无、右无，瞳孔左3 mm、右3 mm，等大等圆，直接光反应：左灵敏，右灵敏。眼姿左居中、右居中，眼球运动各方向运动自如，复视无。余查体未见异常。

2. 思维引导　经上述检查，患者的阳性体征为视力减退，提示肿瘤向上生长压迫视神经，其余脑神经未见明显异常，提示肿瘤未向两侧生长侵犯海绵窦。须进一步完善影像学检查及实验室检查，明确诊断。

（三）辅助检查

1. 主要内容及目的　辅助检查主要分为3个方面：实验室检查、影像学检查、其他辅助检查。

（1）实验室检查：包括常规检查和内分泌检查，常规检查了解患者一般情况。内分泌检查主要包括垂体功能检查，催乳素（PRL）、黄体生成素（LH）、卵泡刺激素（FSH），以及睾酮、雌二醇等；促肾上腺皮质激素（ACTH）、皮质醇；促甲状腺激素（TSH）、游离三碘甲腺原氨酸（FT_3）、游离甲状腺素（FT_4）、总三碘甲状腺原氨酸（TT_3）、总甲状腺素（TT_4）；生长激素（GH）、胰岛素样生长因子1（IGF-1）。

（2）影像学检查：影像学检查主要为MRI及CT。MRI平扫及动态增强可了解垂体病变情况，形态、大小、与邻近组织关系，有无侵袭性生长、是否压迫和累计视交叉，向两侧海绵窦生长情况，向蝶窦生长情况。头颅CT检查主要了解垂体病变有无钙化、鼻腔和鼻窦内有无炎性病变，以及鞍区周围骨质情况。CT冠状位、矢状位扫描可显示患者蝶窦气化情况，蝶窦内骨性分隔的数量和位置，鞍底骨质破坏情况，以及斜坡骨质情况，为鉴别诊断提供依据，同时为手术提供参考。

（3）其他辅助检查：视力视野检查，部分垂体大腺瘤向上生长，压迫视神经后会导致视力、视野障碍，此类患者需行视力、视野检查，进行术前术后对比，评估手术疗效。

辅助检查结果

(1)内分泌检查:本患者内分泌检查未见异常,考虑垂体无功能腺瘤。

(2)MRI:平扫显示鞍窝扩大,鞍底下沉,鞍区及鞍上可见团块状等 T_1、不均匀 T_2 信号,边界清晰,视交叉受压上抬,病变向上推挤三脑室,双侧海绵窦局部被包绕,增强扫描显示鞍区及鞍上病变呈明显不均匀强化,大小约为 26 mm×23 mm×30 mm(图 3-1)。肿瘤位于颈内动脉中央连线内,内侧静脉丛受侵已消失,影像学 Knosp 分级为 1 级。

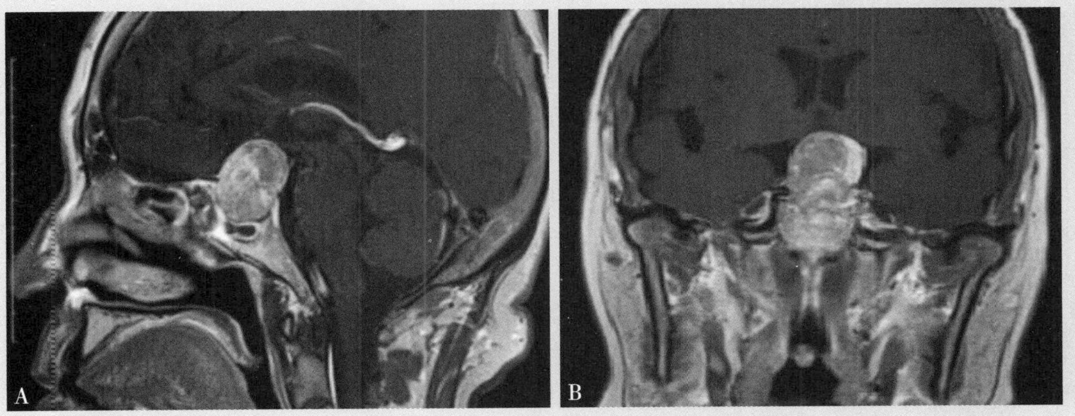

A. 鞍区矢状位增强扫描;B. 鞍区冠状位增强扫描。

图 3-1　术前 MRI 图像

(3)CT:患者鞍区 CT 冠状位、矢状位平扫显示鞍窝扩大,鞍底下沉局部有骨质缺损,蝶窦气化良好(图 3-2)。

(4)其他:视力检查示左眼 0.2,右眼 0.6,视野双眼颞侧偏盲。

(5)一般实验室检查:未见异常。

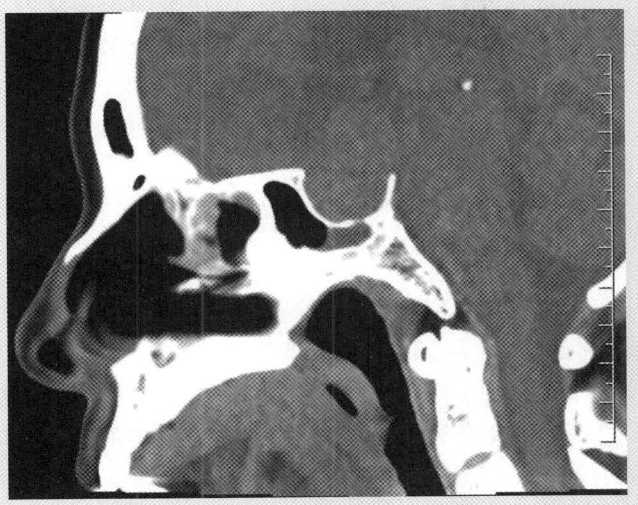

图 3-2　术前 CT 图像

2. 思维引导　根据患者临床表现,结合内分泌检查和影像学检查,无功能性垂体腺瘤诊断通常并不困难，作为主治医师，需要和哪些疾病进行鉴别？

颅咽管瘤：颅咽管瘤是一种先天性肿瘤，起源于垂体–下丘脑轴，大多数起源于鞍上的垂体柄、下丘脑，多发生在儿童及年轻人，发病缓慢，症状主要为视力视野障碍，除此之外还有生长迟缓、身材矮小、性器官不发育、性功能减退、精神差和尿崩等垂体功能减退和下丘脑受累的表现，体积大的肿瘤可导致梗阻性脑积水，引起颅内压增高症状。CT 特征性影像表现为蛋壳样钙化。MRI 检查中囊液部分信号较多变，实性部分多为 T_1WI 等信号，T_2WI 高信号，增强扫描囊液部分不强化，囊壁及实性部分可显著强化。

脑膜瘤：主要包括起源于鞍结节、鞍膈、前床突和蝶骨平台的脑膜瘤，多见于中年人，病情进展较缓慢，首发症状主要是视神经受压引起的进行性视力下降，伴有视野缺损。由于肿瘤常偏侧生长，大多数患者以单眼视力障碍为首发症状，视野缺损多为不规则、不对称性，有别于垂体腺瘤典型的双颞侧偏盲。CT 平扫为等密度或稍高密度占位性病变，部分可见瘤内钙化，CT 增强为均匀强化，形态规则，边界清楚。MRI 增强扫描中，肿瘤起源的硬脑膜可表现为典型的“脑膜尾征”。

颅颊裂（Rathke）囊肿：为一种先天性疾病，起源于胚胎发育中 Rathke 囊的良性上皮性囊肿。任何年龄段均可发病，多见于 20～50 岁，女性居多。Rathke 囊肿生长缓慢，临床症状较少。Rathke 囊肿在 CT 和 MRI 上表现多样，囊肿内含黏液，根据囊液成分不同，CT 上可表现为低、等或高密度，T_1WI 和 T_2WI 信号变化多样，MRI 增强扫描时，囊肿内部无强化，周边呈环形强化。

脊索瘤：脊索瘤为先天性肿瘤，起源于胚胎脊索结构的残余组织，多发生于成年人，常起自颅底斜坡中线处，位于硬膜外，缓慢浸润生长，可向鞍区侵犯。CT 检查可见斜坡及蝶鞍的骨质破坏，亦可见瘤内钙化，MRI 检查 T_1WI 为等或低信号，T_2WI 为高信号，增强扫描呈“蜂窝状”中度强化。

表皮样囊肿：生长缓慢，病程较长，主要表现为视神经症状，早期有视力减退，视野缺损，长期压迫可导致神经萎缩，少数患者表现为性功能减退、多饮多尿等垂体功能低下及下丘脑损害症状。MRI 检查信号近似于脑脊液，常因内容物不同而呈现不同信号，DWI 序列检查可见高信号影，有重要鉴别意义，增强扫描多不强化。

生殖细胞肿瘤：多见于儿童，常表现为下丘脑–垂体功能障碍，包括尿崩症、性早熟或青春期发育延迟、生长激素缺乏等垂体功能减退症状。病变累及视交叉亦可引起视力下降、视野缺损等。

视路胶质瘤：多发生于儿童，起源于视路或下丘脑，以严重的视力减退、视野障碍为主要表现，累及下丘脑时亦可出现内分泌功能障碍，影像学检查提示病变位于鞍上，病变与视交叉边界不清，信号混杂，强化不明显，病理学类型多为低级别胶质瘤。

（四）初步诊断

垂体腺瘤。

二、治疗经过

1. 治疗方案的选择　垂体腺瘤治疗目的是去除或减少异常合成分泌的激素，改善激素分泌异常对全身脏器和代谢的影响；解除或减少肿瘤组织的压迫症状，包括对视交叉，以及正常垂体的压迫。垂体肿瘤大小，类型不同，选择的治疗方案也不同，同时还要考虑患者的年龄及一般情况，因此每个患者治疗方案的选择需要综合考虑各种因素。治疗方案包括手术治疗、药物治疗、放射治疗等。

（1）手术治疗：手术切除肿瘤是目前治疗垂体腺瘤的主要手段，手术治疗的目的是切除肿瘤，解除肿瘤对视路和其他组织的压迫，恢复激素水平，保护正常垂体及其他神经功能。

（2）药物治疗：垂体腺瘤及垂体功能低下患者的药物治疗，是以采用激素补充治疗为主。根据缺什么补什么的原则，应用适当的激素补充治疗，须定期监测激素水平，及时调整用药，预防过量长期用药产生的不良反应。

(3)放射治疗:在垂体腺瘤的治疗中,放射治疗(简称放疗)主要作为手术治疗或药物治疗的辅助治疗。垂体腺瘤中的放疗适应证为:手术未能全切者;术后早期复发或反复复发;诊断明确但症状不明显,且无手术意愿者;全身情况不能耐受手术者。由于鞍区有很多对放射线高度敏感的重要结构,如视神经、下丘脑、垂体和脑干,因此放疗的选择应特别慎重。

2. 治疗方案的选择结果　本患者术前检查激素水平正常,不考虑应用激素补充治疗,术后根据复查的激素水平情况调整激素应用方案。本患者头痛、头晕、呕吐伴视力下降,结合影像学检查考虑为肿瘤体积较大,压迫视神经及周围组织所致,且结合内分泌检查考虑为垂体腺瘤,无放射治疗和药物治疗适应证,考虑选择手术治疗。

3. 手术治疗方案的制订　手术治疗方案主要是选择手术入路,手术入路主要有经颅和经蝶 2 种方式,入路的选择要综合考虑肿瘤的形状和生长方向,鞍外发展程度,视路压迫情况及蝶窦解剖情况等。

(1)经颅手术适应于肿瘤向鞍上发展呈哑铃状;肿瘤长入第三脑室,伴有脑积水及颅内压增高者;肿瘤向鞍外发展有视神经或其他脑神经压迫症状者;鼻窦炎症较重或蝶窦气化不良者;肿瘤出血伴颅内出血或蛛网膜下腔出血者。经颅手术入路主要有额下入路、颞下入路、翼点入路和扩大翼点入路等,根据肿瘤生长方向、暴露范围及术者的擅长等因素选择合适入路。术后并发症常见于:下丘脑损伤、垂体危象、癫痫、尿崩及电解质紊乱、精神症状、颅内感染等。生长激素腺瘤术后可并发糖尿病酮症酸中毒、急性心力衰竭、甲状腺危象等。

(2)经蝶手术为经蝶窦入路切除垂体腺瘤,是目前应用最广泛的垂体腺瘤手术治疗方法。其优势在于手术安全度高、死亡率低、并发症低、反应轻、恢复快;可作选择性全切除,保留正常垂体组织,恢复内分泌功能;避免经颅手术对额叶脑组织、嗅神经、视神经等的牵拉损伤。经蝶手术的劣势在于经过口鼻黏膜,属污染手术,潜在的感染机会要高于经颅手术;不能直视视神经、下丘脑等鞍上的重要结构;需要评估鼻腔情况和蝶窦气化情况。

思维引导:本患者诊断为垂体腺瘤,老年女性,一般情况可,内分泌激素检查未见明显异常。MRI 显示鞍区及鞍上病变呈明显不均匀强化,大小约为 26 mm×23 mm×30 mm,CT 显示鞍窝扩大,鞍底下沉局部有骨质缺损,蝶窦气化良好,视力左眼 0.2,右眼 0.6,其余相关检查未见异常,无经蝶手术禁忌证。患者视力下降,视野障碍,有手术适应证,首选经蝶手术治疗,患者及家属同意后行内镜下经鼻腔-蝶窦入路切除垂体腺瘤。

4. 术前的准备工作及手术步骤

(1)术前的准备工作:完善垂体各项激素水平检查,了解有无垂体功能低下情况,如患者激素水平降低,需术前补充相应激素;完善 CT、MRI 检查,详细了解肿瘤大小、部位、质地、生长方向、与周围组织的关系;还需要了解鼻窦有无炎症、鼻道通畅情况、鼻中隔偏曲情况;术前 3 d 应用清洁液漱口,应用抗生素和收缩血管药物滴鼻,以清洁鼻腔和减轻鼻黏膜充血。本病例患者术前准备应用复方氯己定含漱液术前漱口,氯霉素和呋麻滴鼻液滴鼻。手术前一日剪除鼻毛。

(2)内镜下经鼻腔-蝶窦入路切除垂体腺瘤手术步骤:①常规气管内插管全身麻醉,患者取仰卧位。②择鼻孔后探查双侧鼻腔,应用肾上腺素棉条收缩鼻黏膜并扩张手术通道,沿中鼻甲向后上探查蝶窦开口。③从蝶窦开口,向鼻中隔方向,做黏膜瓣。④在两侧蝶窦开口之间进入蝶窦腔,磨钻磨除蝶窦前壁和骨性鼻中隔后部。⑤辨认出鞍底后,应用磨钻磨开鞍底骨质。⑥切开硬膜,取瘤钳留取病理标本,肿瘤周边分离后可找到肿瘤假包膜,从假包膜外切除肿瘤。肿瘤体积较大或质地较韧者,应用刮匙和吸引器分块切除肿瘤。⑦切除肿瘤后,瘤腔内填塞止血材料,应用人工硬膜等材料重建鞍底。

(3)思维引导:垂体腺瘤的手术技巧及体会如下。该患者垂体腺瘤体积较大,主要表现为视力、视野障碍,手术的关键在于解除肿瘤对视神经和视交叉的压迫。部分向鞍上、鞍旁发展的大腺瘤、侵犯中颅底的肿瘤、有“束腰征”的肿瘤,建议开颅手术切除。随着内镜技术的发展和术中经验的积累，内镜手术的优势逐渐体现，神经内镜可直接进入蝶鞍内，利用成角度的内镜可清晰观察鞍内深部和鞍上的结构，直视下安全切除肿瘤。垂体腺瘤体积较大，手术暴露的范围要足够，为便于肿瘤的显露和切除，蝶窦前壁开放的范围要足够宽广，鞍底暴露的范围为两侧到颈内动脉隆起，下方到鞍底-斜坡隐窝，上方到蝶骨平台，根据肿瘤具体的大小和形态可调整扩大磨除的骨窗范围。切开硬膜后，肿瘤常常可部分自行膨出，此时不要急于切除肿瘤，可分离肿瘤周围边界，部分肿瘤可找到肿瘤假包膜，从假包膜外切除肿瘤，避免肿瘤残余，提高全切率。切除垂体腺瘤时，首先切除前下方和后下方的肿瘤，然后向两侧切除，直至显露出海绵窦侧壁，然后由后上方至前上方的顺序切除，此时鞍膈从后向前逐渐降入鞍内。肿瘤切除完全后，鞍膈一般塌陷完全，可用棉片将鞍膈向上推，置入内镜不同角度四周观察，确认肿瘤有无残留，有无活动性出血，有无脑脊液渗漏。鞍内适度填塞明胶海绵止血，避免过度填塞引起占位效应，避免术后视力视野障碍加重。垂体腺瘤在切除过程中易发生脑脊液漏，因此术中需严格修补瘘口，防止术后出现脑脊液鼻漏，引起颅内感染等严重后果。

5. 手术疗效评估及随访　患者全身麻醉下行神经内镜下经鼻-蝶鞍区占位切除术，手术过程顺利，术后出现脑脊液漏情况，给予患者严格卧床休息并预防感染治疗，病理结果回示为垂体腺瘤，术后 10 d 复查 MRI 显示手术切除效果满意(图 3-3)。垂体腺瘤术后建议定期复查 MRI，了解肿瘤进展情况。第一次复查建议术后 3 个月，以后可根据复查情况每半年至 1 年复查 1 次，若 5 年无肿瘤进展，可适当延长复查时间(图 3-4)。

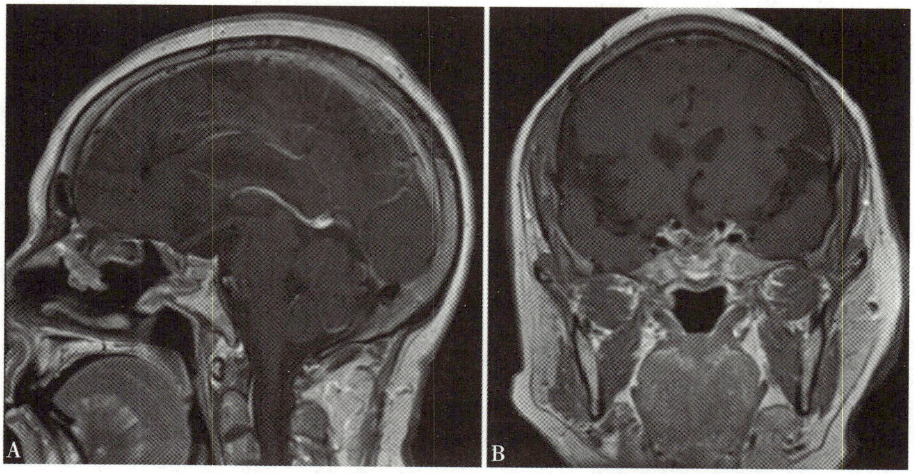

A. 术后 10 d 鞍区矢状位增强扫描；B. 术后 10 d 鞍区冠状位增强扫描。

图 3-3　术后 10 d 复查 MRI

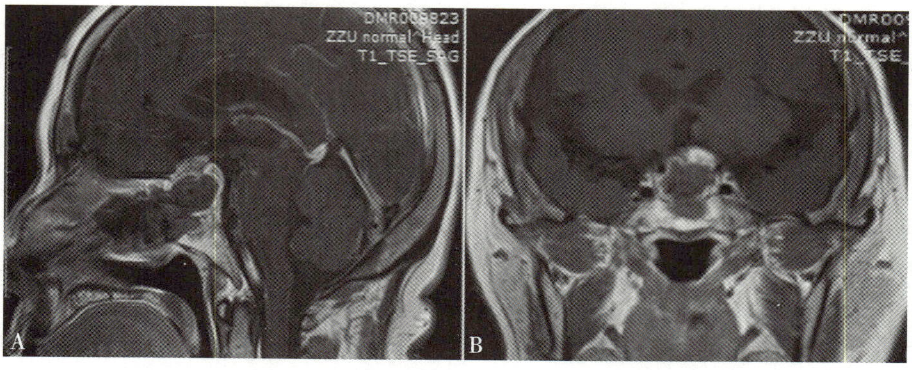

A. 术后 3 个月鞍区矢状位增强扫描；B. 术后 3 个月鞍区冠状位增强扫描。

图 3-4　术后 3 个月复查 MRI

三、思考与讨论

垂体腺瘤术后常见的并发症及处理措施如下。

(1)尿崩症:中枢性尿崩症是由于抗利尿激素分泌异常引起水代谢失调导致持续性排出大量稀释尿液的综合征。术后须常规监测尿量,测定尿比重,观察神志、测量血压、脉搏等,测定电解质等。根据病情应用去氨加压素或垂体后叶素控制尿量。

(2)电解质紊乱:以低钠血症最为常见,须及时复查电解质,并参考血浆渗透压、尿量、尿比重等相关指标,采用限水、补钠等治疗措施,及时根据血钠情况调整治疗方案,及时积极治疗,多数患者的血钠水平 2 周内能恢复正常,预后较好。

(3)垂体功能低下:术前已出现垂体功能低下的患者,术前、术后均需要常规静脉补充激素。

(4)术后出血:术后出血是垂体腺瘤手术较为严重的并发症,主要有鞍内出血和颅内出血。术后出血的主要表现为术后视力短时间内进行性下降,伴或不伴意识障碍。鞍内出血的原因主要是肿瘤切除不完全导致瘤腔渗血,颈内动脉及其分支出血。颅内出血主要表现为鞍上血肿、蛛网膜下腔出血,出血破入脑室,经颅手术时常见于术野止血不牢靠,经蝶手术中常见于肿瘤供血动脉出血,肿瘤切除过程中鞍膈塌陷,撕裂鞍膈表面上的小血管。

(5)颅内感染:多发生于脑脊液漏的患者,如患者出现高热、头痛、呕吐等症状,查体有脑膜刺激征,可考虑为颅内感染的可能。行腰椎穿刺检查,取脑脊液送常规生化检查和细菌培养。如发现脑脊液中白细胞升高,则可初步诊断为颅内感染,选择能透过血脑屏障的抗生素,尽量能覆盖革兰氏阴性菌和革兰氏阳性菌。待细菌培养结果明确致病菌后,根据药物敏感试验结果更换抗生素。

(6)脑脊液鼻漏:经蝶手术中脑脊液鼻漏的发生率较高,经蝶手术中如有发现脑脊液渗漏情况,须一期修补并颅底重建。随着颅底重建技术的完善,术后脑脊液鼻漏的发生率逐渐降低。经蝶术后若出现鼻腔持续清亮液体流出,或平卧时咽喉部不适咳嗽,应怀疑脑脊液鼻漏。若证实为脑脊液鼻漏,须嘱患者严格卧床休息,以减少脑脊液漏的流速和流量,有助于漏口的粘连和愈合,同时应用抗生素加强抗感染治疗,防止颅内感染。必要时可考虑再次手术修补脑脊液瘘口。

(7)鼻腔出血:鼻腔出血见于经蝶术后,常发生于拔除鼻腔内填充物时。鼻腔出血大多数为鼻黏膜渗血,出血量不大,一般可自行愈合。若大量出血,则考虑为鼻腔内蝶腭动脉及其分支出血,可用凡士林纱条填塞鼻腔,大多可成功止血并愈合。若填塞后仍有持续或间断鲜血涌出,须急诊行内镜手术探查鼻腔,直视下找到出血点并牢靠止血,多数责任血管为蝶腭动脉及其分支。若内镜手术探查考虑为颈内动脉及其分支出血,须立即转入介入治疗,同时要密切监测患者生命体征,防止出现失血性休克造成不可逆损伤。

四、练习题

1. 常见的垂体腺瘤分类有哪些?
2. 经鼻入路垂体腺瘤切除术中出血的应对措施有哪些?
3. 分析不同手术入路的优、缺点是什么?

五、推荐阅读

[1]王忠诚,张玉琪. 王忠诚神经外科学[M]. 2 版. 武汉:湖北科学技术出版社,2015.
[2]赵继宗. 神经外科学[M]. 4 版. 北京:人民卫生出版社,2019.
[3]王忠诚,张亚卓,邸虓. 内镜神经外科学[M]. 北京:人民卫生出版社,2012.
[4]李储忠,张亚卓. 2017 版 WHO 垂体肿瘤分类解读[J]. 中华神经外科杂志,2018,34(1):1-5.

(王晓涛 闫东明)

案例 15 矢状窦旁脑膜瘤

一、病历资料

(一)门诊接诊

1. 主诉　间断头痛 6 月余。

2. 问诊重点　如何分析患者主要症状特点,患者主诉症状为“间断头痛 6 月余”,要进一步询问,头痛的性质、部位、是否存在加重或缓解的方法或行为,是否伴有喷射性呕吐等颅内压增高征象。在当地诊疗经过、治疗效果等。

3. 问诊内容

(1)间断头痛原因:颅外疾病,如颅骨疾病、颞浅动脉炎、功能性头痛,颅内疾病如脑膜炎、脑出血、颅内占位等。

(2)主要症状:头痛的特点部位,发病的急缓,局部还是全头痛,头痛性质如钝痛、刺痛、胀痛等,休息后是否有好转。

(3)伴随症状:是否伴有头晕、畏光、畏声、全身无力、单侧肢体无力或呕吐等,尤其伴有喷射性呕吐。

(4)诊疗经过:是否用药,用何种药、具体剂量、效果如何,以利于迅速选择药物。

(5)既往史:中老年人大多有一种或多种基础疾病,如患者既往有高血压、心脏病时可能服用利血平和阿司匹林,患糖尿病者可能服用二甲双胍,均会影响麻醉、手术、介入治疗。糖尿病患者术后手术切口容易感染。有无肝炎,肝炎患者常常有凝血功能不全,术中备血要足。

(6)个人史:有无吸烟史,吸烟多少年,每天多少支,开始抽烟年龄,嗜好抽烟者术后肺部易于发生感染且不容易控制。是否嗜酒,受伤之前是否醉酒。

(7)家族史:有无慢性头痛、高血压、先天性心脏病等家族史。

问诊结果

患者,女性,46 岁,间断头痛 6 月余,呈间歇性钝痛,不伴有头晕、畏光,无恶心,无视物模糊、视力下降,无肢体活动及感觉障碍等。6 d 前至当地县人民医院行 CT 可见左侧额矢状窦旁高密度影,未治疗,至上级医院神经外科门诊就诊。排除外伤、偏头痛等病史。既往史及个人史无特殊。

4. 思维引导　根据患者的病史、症状、体格检查及当地头颅 CT,需要作出怎样的初步诊断和鉴别诊断呢?首先要考虑到是否为颅内压增高引起的头痛。颅内压增高引起的头痛常表现在枕部、双颞部、额部,常伴随恶心、呕吐、视乳头水肿等症状和体征,在用力排便、咳嗽或负重时头痛症状常常加重。如果患者表现为发作性、单侧、搏动样头痛,伴有畏光畏声,就要考虑到偏头痛的可能性;若表现为一侧眼眶周围发作性剧烈疼痛,伴有同侧结膜充血、流泪、流涕等症状,就不能排除丛集性头痛;若表现为全头持续性紧缩性疼痛,亦有可能为紧张性头痛。若患者伴有脓涕、鼻塞等症状,就要考虑是否为鼻窦炎引起的头痛。若患者神志不清、精神差,脑膜刺激征阳性,就要高度怀疑蛛网膜下腔出血或脑膜炎等诊断。

(二)体格检查

1. 重点检查内容及目的　若患者头痛为持续性钝痛,伴恶心、呕吐,应查看是否有眼底视乳头水肿,是否为颅内压增高引起的头痛。若表现为一侧眼眶周围发作性剧烈疼痛,应检查是否伴有结膜充血,排除丛集性头痛。若患者神志不清、精神差,应检查脑膜刺激征,排除蛛网膜下腔出血或脑膜炎等。

体格检查结果

患者,中年女性。检查视乳头边界清晰,杯盘比正常,双侧瞳孔等大等圆,对光反射灵敏,四肢活动可,肌力均5级,深浅腱反射存在,双侧巴宾斯基征阴性。颈部、胸腹部、四肢均未见明显异常。

2. 思维引导 该患者视乳头无水肿,头颅CT占位效应并不明显,结合头痛性质可予以排除颅内压增高引起的头痛,可以初步判断因头痛查CT偶然发现占位病变。

(三)辅助检查

1. 主要内容 ①血常规;②颅脑CT及磁共振;③肝功能、肾功能、凝血功能、传染病;④心电图。

辅助检查结果

(1)血常规、肝功能、肾功能、凝血功能、传染病、心电图:均无异常。

(2)CT:左侧额矢状窦旁高密度占位影(图3-5)。

(3)磁共振成像及磁共振静脉成像(MRV):左额矢状窦旁等T_1,略长T_2信号,增强明显均匀强化影,考虑矢状窦旁脑膜瘤,矢状窦狭窄(图3-6)。

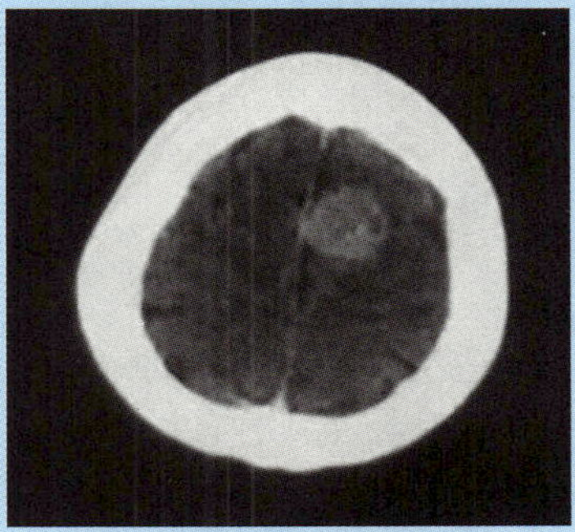

图3-5 CT平扫

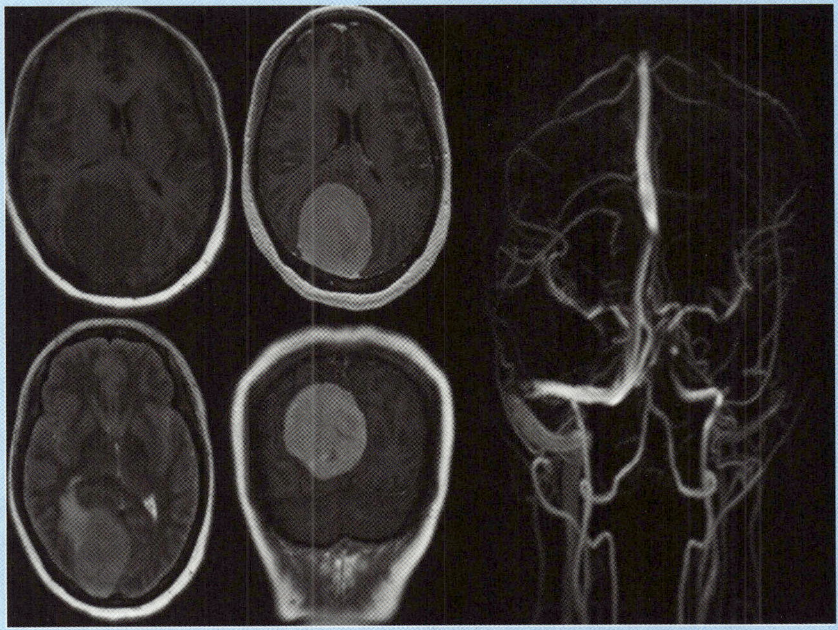

图3-6 MRI及MRV

2. 思维引导　根据头颅 CT 检查支持颅内占位性病变，排除了脑出血等情况。头颅 MRI 示左额矢状窦旁等 T_1，略长 T_2 信号，增强明显均匀强化影，考虑矢状窦旁脑膜瘤。根据影像学检查，可进一步作出定位诊断和定性诊断。病变位于额上回，矢状窦旁，呈类圆形。增强后可见病变边界清晰、明显均匀强化，基底位于矢状窦及大脑镰，定性诊断为脑膜瘤。

根据患者病史及现有影像检查结果，以及初步诊断，应及时完善有效的辅助检查，来协助定位、定性诊断和治疗。头颅 MRI：相对于 CT，MRI 能够在横断面、矢状面、冠状面上成像，对于脑内肿瘤病变有更好的分辨力。且该病变位于中央前沟矢状窦旁，局部中线右偏，考虑肿瘤挤压矢状窦所致，应考虑同期行 MRV 或脑血管造影了解肿瘤与矢状窦及上吻合静脉的关系，并判断矢状窦狭窄、堵塞情况。左额静脉窦旁中 1/3 处脑膜瘤，基底位于静脉窦及大脑镰，位于额上回，邻近中央前回。患者中年女性，肿瘤仍会缓慢生长，波及中央前回时再手术引起肢体活动障碍的概率增高。可建议患者择期住院手术切除病变。

依据其磁共振影像测量肿瘤大小，根据其矢状位上肿瘤离冠状缝或鼻根部的距离准确定位肿瘤。参照 MRV 或脑血管造影评估矢状窦阻塞情况，判断肿瘤周围引流静脉情况。各项化验及检查未见明显手术禁忌证，手术适应证明确，术前准备完善，择期行矢状窦旁脑膜瘤切除术。

（四）初步诊断

左额矢状窦旁脑膜瘤。

二、治疗经过

1. 术前管理

（1）适应证：①影像诊断为大脑矢状窦旁脑膜瘤。②占位性病变且有压迫脑组织者（或中线结构偏移、脑积水、颅内压增高等）。③复发的脑膜瘤且对神经功能造成影响者。④脑膜瘤病灶可能是致痫灶者（有相关性脑电生理表现者更好）。

（2）禁忌证：①术前检查的常规指标不符合手术条件者。②患者全身重要脏器功能不能耐受手术者。③多次复发的恶性脑膜瘤，再次手术但不能确定能够为患者带来手术效果者。④具有行为能力的患者及其家属拒绝手术治疗。⑤偶然发现的无症状脑膜瘤，影像学检查时瘤体体积比较小，无明显占位效应，患者年龄比较大，可动态复查影像学检查，可考虑为相对禁忌证。

2. 术前准备　①核对术前检查资料，检查患者头部皮肤有无感染、红肿或破损之处。女性患者应避开月经期。使患者及其家属放松心理并做好相应的思想准备，适应在病床上大小便。术前应尽量排空大便；有便秘习惯的患者，要特别预防大便干结。②颅内压增高、中线结构偏移、脑水肿明显、肿瘤体积较大的患者给予脱水剂和/或激素治疗。③向患者及其家属详细介绍脑膜瘤手术的目标、过程、术中和术后可能出现的风险及其应对方案，预后，手术和住院费用，后期治疗方案及其费用，可能的生存期等情况，由患者和其家属充分商量后提出其要求或者意见。同时对患者注意采取保护性医疗措施。④术前 2～3 d 恰当剂量的脱水剂（降颅内压药物）应用；如果有必要，术前 1 d 应用抗生素或者止血剂。⑤如果有并发症，术前应请相关专业会诊，进行评估和综合诊治。⑥麻醉前用药：术前请麻醉师会诊后，按照其建议使用术前用药。⑦术前特殊用药：有癫痫病史的患者术前与手术当天要做好口服抗癫痫药物与静脉抗癫痫药物的过渡。⑧影像学资料包括 MRI、磁共振血管造影、磁共振静脉造影、CT 血管造影甚至数字减影脑血管造影，了解肿瘤的血运、供血动脉来源，静脉窦是否通畅，以及引流静脉走向等。MRI 和 CT 可以确定肿瘤的具体位置（位于矢状窦的前、中、后 1/3）、肿瘤的大小、是矢状窦单侧亦或双侧肿瘤。CT 骨窗像还可以提供与肿瘤相邻颅骨受侵犯的情况。脑血管造影可以了解矢状窦的通畅情况、肿瘤血供来源和肿瘤的血运，以及肿瘤周围引流静脉的分布情况。

3. 术中管理

（1）麻醉方式：①麻醉前诱导，锁骨下或者颈静脉穿刺置管。②经口（或鼻）气管插管，接呼吸机以维持呼吸。③根据手术时间长短，恰当组合复合麻醉用药的种类和剂量。④严密观察呼吸和循环指标，保持呼吸和循环正常稳定。

（2）操作要点与注意事项：①头位和体位根据术前相关资料显示的肿瘤所在颅内幕上的不同解剖部位，结合病灶与脑功能部位的毗邻关系，选择手术切口入路，结合无影灯或者手术显微镜光束投射方向摆放体位和头位，再确定手术显微镜辅镜的侧别。安装和固定头架，必要时采用头高脚低位。②麻醉护士与麻醉师共同评估患者全身麻醉后的生命体征，检查气管插管的通畅与固定程度。向麻醉师介绍手术大致过程与时间，术中需要注意加深麻醉、控制性低血压、过度通气等。

（3）手术过程：①左额中线旁马蹄形切口。②中线处电钻钻 2 孔，铣刀开颅，形成骨瓣，悬吊硬脑膜。③弧形剪开硬脑膜，可见灰白色肿瘤，基底附着于上矢状窦及大脑镰硬膜，侵袭粘连明显，分离困难，边界清楚，有完整包膜，质地稍韧，血供一般。④沿肿瘤边界分开肿瘤与硬脑膜及正常脑组织的粘连，电灼其与硬膜间的血管，分块切除肿瘤减容，再进一步沿肿瘤周围蛛网膜界面分离与脑组织的粘连，切除肿瘤的主体部分。⑤剔除矢状窦壁及大脑镰处的肿瘤。最后充分电灼肿瘤基底，创面止血。⑥修补缝合硬脑膜，复位骨瓣。

（4）手术要点：①头皮切口设计，根据 CT 或 MRI 了解肿瘤位置，该肿瘤仅在单侧生长，切口可位于中线；若肿瘤向对侧生长，切口可过中线。②在中线上钻孔，下方为矢状窦应小心。矢状窦表面出血，压明胶海绵和棉片，数分钟可止血。③中央静脉的保留，位于中央区的中央静脉损伤，术后患者往往出现严重的对侧肢体瘫痪。中 1/3 的矢状窦旁脑膜瘤常可见到中央静脉，环绕肿瘤周边，极易被损伤。术中应耐心锐性分离，妥善保护。④矢状窦的处理，多数情况下切开硬脑膜翻向中线一侧，肿瘤自皮层小心分离，将肿瘤翻向中线，电灼与矢状窦的粘连。如肿瘤侵犯了矢状窦，位于矢状窦前 1/3（冠状缝前）一般可以连同矢状窦一起切除。肿瘤位于中后 1/3 者，如造影证实矢状窦已闭塞者，可连同肿瘤切除；如矢状窦尚通畅，切除是危险的，可以切除一侧矢状窦壁后修补，也可以切除这段矢状窦后进行重建。对于残存在矢状窦侧壁上的肿瘤充分电灼，注意电灼时应用生理盐水冲洗降温，避免电灼热引起窦内血栓形成。

4. 术后管理

（1）观察一般情况手术结束后，立即观察患者的意识、瞳孔、自主呼吸是否恢复，肢体自主活动情况，或者痛觉刺激后双侧肢体活动的对称性。本项观察贯穿于术后手术室内、麻醉恢复室和病房内；在患者清醒后，尽快检查视力、听力、皮肤感觉等。

（2）麻醉后监护在生命体征稳定的条件下，尽快护送患者到麻醉恢复室。继续观察呼吸、循环指标，必要时进行血气分析甚至颅内压的动态监测。

（3）并发症防治：①术后颅内血肿严密观察患者的意识、自发反应或者被动反应的动态变化。如果出现意识障碍而由清醒转变为昏迷，或者意识障碍程度逐渐加深，或者术后有长时间持续不清醒等表现，应立即行急诊头颅 CT 扫描。如果发现有少量颅内血肿而没有导致明显颅内压增高，则继续严密观察；如果出血量较大或者足以导致颅内压增高，则可能需要再次行血肿清除术。②术后脑水肿严密观察患者的意识、反应，尤其是术后数日头痛的动态演变具有重要的观察价值。头痛明显时甘露醇能够缓解，或者由甘露醇能够缓解头痛演变为不能缓解头痛，则需要随时急诊行头颅 CT 扫描。如果发现术后脑水肿明显，则需要再次手术行颅内减压，清除渗血、积液等，甚至进行硬脑膜开放和去骨瓣减压。如果脑膜瘤常规处理后有脑组织肿胀趋势者，可进行去硬膜扩大修补，严重者采取硬脑膜开放，去骨瓣减压。③癫痫术后控制癫痫或者预防性抗癫痫，由静脉滴注抗癫痫药物或者肌内注射抗癫痫药物 3～5d（或以上）过渡到口服抗癫痫药物。持续使用抗癫痫药物 3～6 个月；有癫痫病史的患者，可适当延长用药时间。④颅内感染和伤口感染须动态观察患者的体温、头皮肿胀、头痛等表现，早期发现颅内感染和伤口感染，行腰椎穿刺脑脊液常规和细菌检查与药物敏感试验。如果有切口皮瓣下感染，可取其积液（积脓）进行细菌培养和药物敏感试验，局部引流脓液或分泌物等，加强局部换药和全身抗生素的恰当应用。

（4）病理结果：脑膜瘤 WHO Ⅰ级。免疫组化结果：AE1/AE3（CK）（-），EMA（-），SSTR2（+），PR（+），E-cadherin（+），D2-40（+），S-100（-），SOX（-），SEAT6（-），CD34（-），GFAP（-），Ki-67（1%+）。

5. 随访复查　脑膜瘤全切除后前5年，每6～12个月复查MRI，5年后根据病情，可1～3年复查1次MRI。该患者术后第3个月、1年复查脑MRI均未见肿瘤复发。

三、思考与讨论

矢状窦旁脑膜瘤最多见，约占颅内脑膜瘤的20%，多为类圆形肿瘤，大小不一，多有完整包膜，包膜外常有薄层蛛网膜。矢状窦旁脑膜瘤发生于蛛网膜粒，一般不侵入脑组织，可引起上矢状窦部分或完全阻塞。巨大的矢状窦旁脑膜瘤可阻塞蛛网膜粒使脑脊液循环发生障碍。

肿瘤可仅向一侧生长，也可向两侧生长。其血供一般较丰富，多为颈内、颈外双重供血。按肿瘤与矢状窦附着部位，分为前、中、后1/3三种，它们的临床症状不同。当肿瘤位于矢状窦前1/3时，可有长时间的头痛、视力减退、颅内压增高等症状，可有强握反射及摸索动作，并有精神症状（如记忆力减退、懒散、易疲劳、诙谐等）和癫痫发作。部分患者可出现对侧中枢性面瘫或肢体运动障碍。位于中1/3者（图3-7），可出现对侧下肢、上肢的瘫痪，对侧上肢或下肢的局限性瘫痪，也可出现对侧肢体的感觉障碍。位于后1/3者除颅内压增高症状外，局限体征可不明显，有时可有对侧下肢的感觉异常。

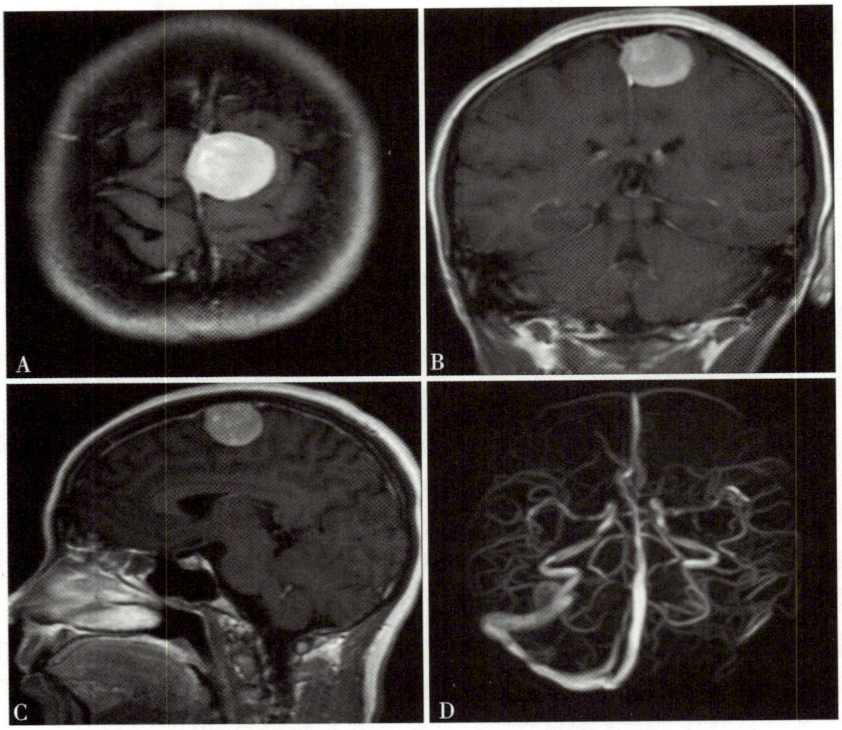

A. 轴位增强；B. 冠状位增强；C. 矢状位增强；D. MRV。

图3-7　矢状窦后1/3脑膜瘤MRI及MRV

四、练习题

1. 矢状窦旁脑膜瘤手术入路如何设计?
2. 术中如何对皮层引流静脉保护?

五、推荐阅读

[1]赵继宗,王硕,张建宁,等.神经外科学[M].4 版.北京:人民卫生出版社,2019.
[2]王忠诚,张玉琪.王忠诚神经外科学[M].2 版.武汉:湖北科学技术出版社,2015.
[3]贾建平,陈生弟.神经病学[M].8 版.北京:人民卫生出版社,2018.

(李天豪　魏新亭)

案例 16　听神经瘤

一、病历资料

(一)门诊就诊

1. 主诉　左侧耳鸣伴听力下降 8 月余。

2. 问诊重点　首先考虑耳部问题,其次是脑干及椎-基底动脉系统异常等,最常见的原因包括炎症、外伤、肿瘤、出血等,重点询问症状出现的先后、相关的伴随症状、有无明确诱因、症状的进展速度等;还需要询问患者之前的就诊情况,是否做相关的检查、治疗,效果如何。

3. 问诊内容

(1)病因:有无外伤、发热、出血、梗死等因素。

(2)主要症状:耳鸣起始时间、程度、间断/连续性、高调/低调等。听力下降的程度、起始时间、有无诱因、进展的速度等。

(3)伴随症状:有无其他脑神经相关症状,如面部感觉异常、面瘫、吞咽问题及声音嘶哑等。有无头痛、头晕、肢体功能障碍发作或持续存在。

(4)诊治经过:是否用药,用何种药,具体剂量、效果如何。

(5)既往史:有无基础疾病,如高血压、心脏病患者可能服用一些影响后期手术治疗的药物;糖尿病患者注意询问降糖药物种类及平素血糖控制情况。女性患者注意月经期。

(6)个人史:主要询问有无吸烟史,是否戒烟,以便了解患者肺部情况。

(7)家族史:直系亲属有无相关疾病病史等。

问诊结果

患者,男性,45 岁。8 月余前患者无明显诱因出现左侧耳鸣伴听力下降,耳鸣间断发作,时轻时重,以高调为主,无头晕、头痛,无发热及耳道流脓,无头面部及肢体感觉运动障碍,当时未在意。后听力下降逐渐加重,耳鸣变为持续存在,出现左侧接打电话困难,就诊于当地医院耳科,考虑“中耳炎”,给予口服药物治疗无效。听力下降进行性加重,行 MRI 检查示左侧桥小脑角占位,患者为求治疗今至医院神经外科门诊就诊。无家族相关病史。

4. 思维引导　患者病史已了解清楚，检查结果示左侧桥小脑角占位。接下来需要进行针对性体格检查来协助诊断及鉴别诊断：脑神经检查，四肢肌力、肌张力、生理反射、病理反射、深浅感觉（大脑半球、脑干、脊髓病变），共济运动（小脑病变）等检查。

（二）体格检查

1. 重点检查内容及目的　考虑患者是左侧听神经疾病，重点检查面听神经及邻近脑神经、脑干及小脑病变体征。

体格检查结果

面部感觉对称正常，双侧鼻唇沟、额纹对称，张口无偏斜，无鼓腮漏气。粗测左侧听力下降，右侧听力正常，韦伯（Weber）试验偏向右侧，林纳（Rinne）试验左侧气导大于骨导，右侧骨导大于气导，无声音嘶哑及饮水呛咳。指鼻试验及轮替试验：左侧笨拙，右侧正常。颈软，四肢肌力、肌张力正常，生理反射存在，病理反射未引出。

2. 思维引导　患者左侧耳鸣伴听力下降，慢性起病，进行性加重，颅脑影像学显示为左侧桥小脑角占位病变，病变较大有占位效应，伴有脑干受压，临床症状体征典型，须收治入院进一步检查治疗。与患者家属沟通病情及初步治疗方案，以"左侧桥小脑角占位病变"为诊断收入院。

（三）辅助检查

1. 主要内容及目的　①完善术前常规化验检查，如血常规、凝血功能、肝功能、肾功能、血糖、胸片、心电图，心脏彩超、肺功能等检查。②纯音听阈及言语测定、听觉诱发电位检查、声导抗测定、颅骨 CT 薄扫、头部平扫+增强 MRI。

辅助检查结果

（1）血常规、凝血功能、传染病四项、肝功能、肾功能、电解质、心电图、胸片：均未见明显异常。

（2）CT 显示左侧内听道扩大（图 3-8）。

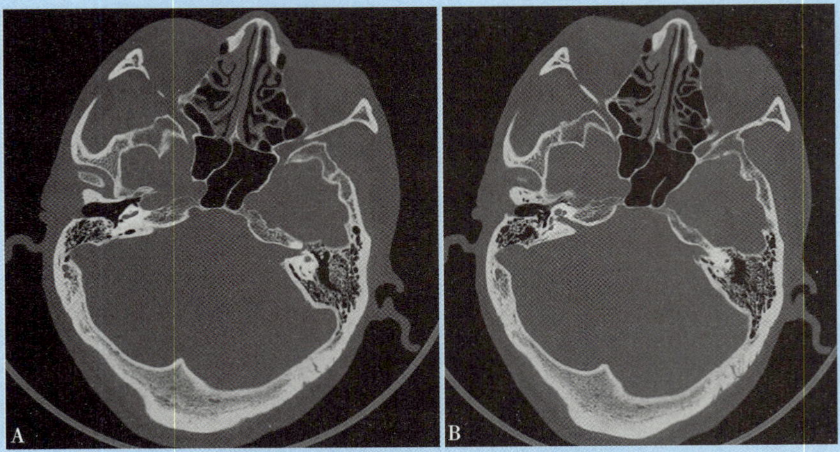

A. 左侧内听道层面；B. 右侧内听道层面。

图 3-8　术前颅骨薄扫 CT

（3）纯音测听：表现为感音神经性听力损失，高频下降明显，左耳中重度听力损失。

（4）听觉诱发电位：I 波后的波形缺失。

(5)MRI:左侧桥脑小脑角区占位,大小约 3.7 cm×3.0 cm×2.8 cm,考虑神经鞘瘤可能(图 3-9)。

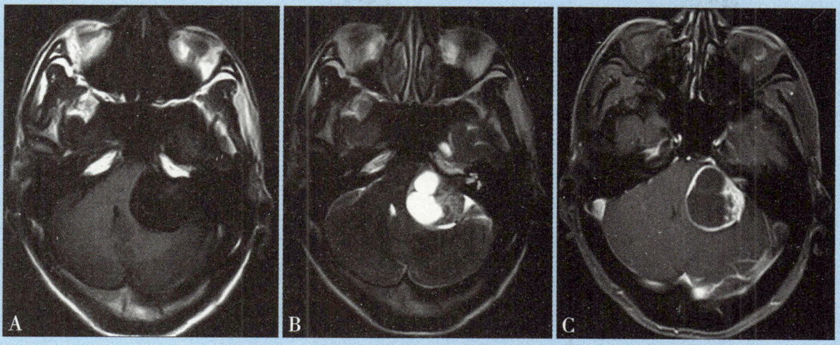

A. T_1WI;B. T_2WI;C. T_1WI 增强。

图 3-9　术前 MRI 平扫+增强

2. 思维引导　根据患者的病史、体格检查及现有辅助检查,桥小脑角占位病变定位诊断明确情况下,初步定性诊断是什么。影像学检查显示桥小脑角占位病变,临床症状表现为耳鸣伴渐进性听力下降,呈慢性进展,首先要考虑到的是听神经瘤。听神经瘤起源于第Ⅷ脑神经施万细胞,多源于前庭上、下神经,亦可源于蜗神经,临床表现较为复杂,与肿瘤的起始部位、大小、生长方向等诸多因素有关。其临床症状演变过程可归纳如下。①听力下降:为听神经瘤最常见的临床表现,约占 95%,为蜗神经受压损伤或耳蜗血供受累所致。其主要表现为单侧或非对称性渐进性听力下降,多先累及高频听力。②耳鸣:约占 70%,以高频音为主,顽固性耳鸣在听力完全丧失后仍可存在。③眩晕:可反复发作,大多为非真性旋转性眩晕,以步态不稳和平衡失调为主,多出现在听神经瘤生长的早期。④面部疼痛或感觉减退:为肿瘤生长压迫三叉神经所致,体检时可发现角膜反射减弱或消失,面部疼痛、感觉减退。⑤步态不稳、共济失调、辨距不良为中脑小脑脚及小脑半球受压所致,通常出现在瘤体较大的听神经瘤患者中。⑥颅内压增高表现:肿瘤生长推挤压迫中脑导水管和第四脑室,可导致脑脊液循环通路不畅,引起脑室系统扩张,从而产生头痛、恶心、呕吐、视盘水肿等颅内压增高症状。⑦面神经麻痹:少见特殊情况下因肿瘤推移、压迫面神经而出现不同程度的周围性面神经麻痹及同侧舌前 2/3 味觉减退或消失。⑧声音嘶哑、吞咽困难、饮水呛咳为后组脑神经受累所致,可出现在肿瘤生长晚期,体检可发现同侧舌后 1/3 味觉减退或消失、软腭麻痹、同侧咽反射消失及声带麻痹。⑨偏瘫、躯体感觉减退:不常见,若肿瘤增大向内侧直接挤压脑干,可引起脑干内传导束功能障碍,出现对侧肢体不同程度的偏瘫、浅感觉减退。

听神经瘤影像学特点为:①部位及形态,沿前庭蜗神经走行区均可发病,也可完全局限于内听道内。呈圆形、椭圆形、锥形冰激凌状,较小时呈条状,肿瘤位于脑实质外,边缘清楚,呈实性或囊实性,肿瘤与邻近脑实质之间可见裂隙状脑脊液间隙。②CT 平扫肿瘤实性部分为等密度或稍低密度,常伴内听道扩大及骨质吸收。增强扫描实性部分明显及均匀强化;③MRI 上肿瘤实性部分为 T_1 等或等-低信号。囊变区为 T_1 低信号及 T_2 高信号、FLAIR 低信号。增强扫描实性部分及囊壁明显强化,增强扫描可显示肿瘤进入内听道的范围。

(四)初步诊断

该患者有左侧耳鸣、听力下降及共济失调;颅脑 MRI 显示左侧桥小脑角区囊实性占位病变,病变长入内听道内,桥臂及小脑受压偏移,据以上病史、体检及影像学表现,初步诊断为左侧听神经瘤。

(五)鉴别诊断

1. 主要鉴别诊断　包括桥脑、小脑、脑膜瘤,桥小脑角表皮样/皮样囊肿,三叉神经鞘瘤,小脑或桥臂胶质瘤。

（1）桥脑、小脑、角脑膜瘤：听力、前庭功能损害不明显，除非肿瘤长入内听道内侵袭包绕前庭及耳蜗神经，颅脑 CT 及 MRI 显示病变多形态规则，质地均匀，强化明显，可见“脑膜尾征”，邻近骨质可见增生。

（2）桥小脑角表皮样/皮样囊肿：早期多无明显症状体征，若合并感染，可出现第Ⅲ～Ⅺ脑神经破坏症状。颅脑 CT 显示低密度占位，可有钙化灶。颅脑 MRI T_1 呈略高于脑脊液的低信号，T_2WI 呈高信号。DWI 表皮样囊肿呈高信号，是与其他囊性病变区别的重要依据。钻缝生长，包绕神经和血管。增强扫描内容物不强化。

（3）三叉神经鞘瘤：以青壮年多见，临床症状可无，巨大时可出现毗邻脑神经及脑干受压表现，如听力障碍、步态不稳等。影像学表现为偏一侧生长的鞍旁和/或桥小脑角占位性病变，Meckel 腔扩大、颞骨岩部骨质吸收或破坏、部分跨越中后颅窝呈骑跨式生长，典型者呈“哑铃状”。

（4）小脑或桥臂胶质瘤：肿瘤位于脑组织内或表面，影像学上可见瘤周水肿、局部桥小脑角池狭窄，出现小脑或脑干受压破坏表现，如偏侧肢体感觉、运动障碍，小脑性共济运动失调，而较少出现耳鸣、听力下降等前庭蜗神经受压刺激等症状。

2. 思维引导　患者目前诊断左侧：听神经瘤只有 MRI 平扫结果，需完善听力相关检查，用于评估有效残余听力并指导手术入路的选择，必要时耳科会诊；颅骨 CT 薄层平扫，观察内听道有无扩张，并评估建立手术通路所应去除的骨性解剖结构，明确颞骨气化程度、静脉解剖结构的位置，特别是高位颈静脉球或后置乙状窦；增强 MRI 检查，用以明确肿瘤的解剖结构及与毗邻神经血管结构的位置关系。

二、治疗经过

根据患者入院后检查结果，目前诊断左侧听神经瘤，制订下一步的治疗方案需考虑哪些因素呢?

1. 听神经瘤治疗方法　包括：①随访观察；②立体定向放射治疗；③手术治疗以及手术切除辅以立体定向放射治疗等。其选择取决于肿瘤分期、位置、生长速度、是否囊性变、患侧及对侧听力水平、患者年龄、全身状况和期望值等。

（1）随访观察：对于 Koos 分级（表 3-1）Ⅰ～Ⅱ级听神经瘤，少部分长期稳定，不生长或微生长，或年老体弱的患者，观察是一种明智的选择；而对于年轻患者存在争议，因其存在影响其有用听力的巨大风险。增大的肿瘤也使显微切除的危险增加。在观察期间须定期查 MRI，会产生一定的医疗费用。

表 3-1　Koos 分级

分级	肿瘤直径与位置特点
1	肿瘤局限于内听道
2	肿瘤侵犯小脑脑桥角，直径≤2 cm
3	肿瘤占据小脑脑桥角池，不伴有脑干移位，直径≤3 cm
4	巨大肿瘤，直径>3 cm，伴有脑干移位

（2）放疗：放疗的目的在于防止较小的肿瘤或次全切除术后的肿瘤增大。具体方法有普通放射治疗和立体定向放射治疗。其指征：肿瘤直径<2 cm；听力丧失（见表 3-2）或增大的肿瘤发生在唯一有听力的一侧耳部；老年患者或患有严重的全身疾病，不能耐受手术者；在次全切除术后肿瘤残留或有复发。

（3）手术治疗指征：①肿瘤直径>2 cm；②症状进行性加重；③观察中发现肿瘤增大；④放疗引起的肿胀反应消退后，肿瘤有扩展；⑤肿瘤直径<2 cm 甚至完全位于内听道内，有面瘫症状，或存在有效听力，希望挽救听力者。

表 3-2 2021 年 WHO 听力损失分级标准

分级	好耳的听力阈值(dB)	多数成年人在安静环境下的听力体验	多数成年人在噪声环境下的听力体验
正常听力	<20	听声音没有问题	听声音没有问题或几乎没有问题
轻度听力损失	20～35	谈话没有问题	可能听不清谈话声
中度听力损失	35～50	可能听不清谈话声	在谈话中有困难
中重度听力损失	50～65	在谈话中有困难，提高音量后可以正常交流	大部分谈话都很困难
重度听力损失	65～80	谈话大部分内容都听不到，即使提高音量也不能改善	参与谈话非常困难
极重度听力损失	80～95	听到声音极度困难	听不到谈话声
完全听力损失/全聋	≥95	听不到言语声和大部分环境声	听不到言语声和大部分环境声
单侧聋	好耳<20 差耳≥35	除非声音靠近差的耳朵，否则不会有问题。可能存在声源定位困难	可能在言语声、对话中和声源定位存在困难

2. 制订方案　该患者为青壮年，一般状况好，肿瘤直径>2 cm，临床症状明显，对侧听力正常，具备手术治疗指征。向患者家属交代入院后检查结果，诊断手术治疗及替代治疗方法(随诊、放疗)的利弊，家属选择手术治疗。

思维引导：听神经瘤手术入路有哪些，该如何选择，手术中要点有哪些？如何术中保护耳蜗神经、面神经甚至非肿瘤起源的前庭神经？听神经瘤的手术治疗通常有 3 种径路：①颞下入路；②枕下乙状窦后入路；③经迷路入路。前 2 种入路可以保存听力，而后一种入路则完全破坏患侧耳听力。

3. 枕下乙状窦后入路保护面听神经技术要点

(1)显露：患者取侧卧位或坐位。于耳后发际内，要求显露横窦下缘和乙状窦内侧缘。先部分剪开硬膜，释放枕大池或桥小脑角池脑脊液后再充分剪开硬膜，显露后组脑神经及桥小脑角区。

(2)磨开内听道：可以先行磨除内听道后外侧壁。磨除内听道后外侧壁尽量至底部，注意冲水以免热损伤面听神经。亦可以瘤内充分减压后再磨内听道，或切除内听道肿瘤后需要时再向外侧进一步磨除内听道。

(3)肿瘤切除：结合术中电生理监测先行最大程度的肿瘤内减压。听神经瘤膨胀性生长，肿瘤外常有一层薄膜，典型肿瘤组织常呈灰白色鱼肉状，或淡黄色较脆脂肪样，与薄膜之间有一界面，切开肿瘤时就要寻找界面，先行沿界面游离，包膜内分块切除，少用电凝止血。出血时，用小的明胶海绵轻柔压迫止血。

(4)神经及脑干保护：用电刺激器描记定位肿瘤包膜上及出脑干区的面神经。一般先显露两端面听神经，再向中央会聚，尽量无或低张力分离，有界面时轻柔钝性分离，粘连时锐性分离。注意保护脑干及神经表面软膜和血管，如强行切除会影响功能，必要时适当残留。彻底止血后可用地塞米松、罂粟碱生理盐水溶液冲洗浸泡术野。

(5)防止脑脊液漏：骨蜡或肌肉组织蛋白膜封闭磨开的内听道后壁乳突气房。水密性缝合硬膜，骨蜡充分封闭乳突气房。

4. 手术过程　该患者选用左侧乙状窦后入路行神经电生理监测下左侧听神经瘤切除术，技术要点同前，过程如下。右侧俯卧位，三钉头架固定，连接电生理监测电极。左侧耳后直切口，长约 7 cm，常规消毒铺巾。依次切开皮肤、皮下组织、韧带、肌肉，达骨膜层，充分暴露骨质。星点前

1 cm、枕骨下方钻骨孔2枚，铣刀形成一大小约4 cm×4 cm骨窗，上达横窦，外侧达乙状窦，内侧达枕骨鳞部，封闭开放气房。暴露硬膜，见硬膜张力稍高，脑搏动差，应用甘露醇。弧形剪开硬脑膜，翻向乙状窦侧，释放脑脊液，脑压板轻微牵拉左侧小脑，可见一黄色囊实性病变，囊液呈淡黄色，释放囊液减压后，首先切开内听道后壁硬膜，磨除内听道后壁后切除长入内听道内肿瘤组织，找到界面后分离，再行瘤内分块切除充分减压，最后分离与脑组织、血管、神经的粘连，术中可见肿瘤组织起源于前庭神经，面神经受压移位至肿瘤腹侧前下极，面神经保护良好，耳蜗神经位于后下方，解剖保留。肿瘤显微镜下全切。

5. 术后诊疗要点　听神经瘤术后应重点关注患者意识、面听神经功能（表3-3），有无脑脊液耳鼻漏，防治迟发性血肿和枕骨大孔疝。应严密观察，是否出现突发血压升高、神经功能恶化甚至通气困难等，如出现上述情况，须紧急复查头颅CT，排除术区、小脑实质内出血或小脑进行性水肿导致的症状性脑干受压。如面神经功能受损严重，眼睑闭合困难，眼部可应用人工泪液、抗生素软膏等，必要时缝合眼睑，将角膜溃疡的风险降到最低。

表3-3　House-Brackmann面神经功能分级

分级	损伤程度	定义
Ⅰ级	正常	各区面肌运动正常
Ⅱ级	轻度功能异常	大体观察：仔细检查时有轻度的面肌无力，可有非常轻的联带运动。静止状态：面部对称，肌张力正常。运动：皱额正常，稍用力闭眼完全，口角轻度不对称
Ⅲ级	中度功能异常	大体观察：明显的面肌无力，但无面部变形，可有联带运动，面肌挛缩或面肌痉挛。静止状态：面部对称，肌张力正常。运动：皱额减弱，用力后闭眼完全，口角用最大力后轻度不对称
Ⅳ级	中重度功能异常	大体观察：明显的面肌无力和/或面部变形。静止状态：面部对称，肌张力正常。运动：皱额不能，闭眼不完全，口角用最大力后不对称
Ⅴ级	重度功能异常	大体观察：仅有几乎不能察觉的面部运动。静止状态：面部不对称。运动：皱额不能，闭眼不完全，口角轻微运动
Ⅵ级	完全麻痹	无运动

术后该患者返回病房，神志清楚，言语正常，面部感觉正常，House-Brackmann面神经功能分级Ⅱ级，左侧听力较术前无改善，声音无嘶哑，四肢活动正常。后复查头颅CT（图3-10）见术区少量出血，予以继续观察。经治疗恢复良好，病理证实为神经鞘瘤。出院时伤口愈合良好，面神经功能House-Brackmann分级Ⅱ级。

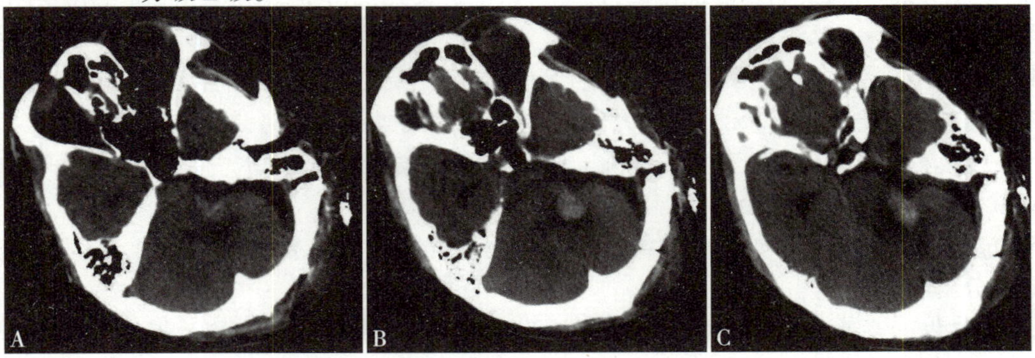

A、B、C. 分别为3个不同层面。

图3-10　术后头颅CT

6. 随访复查　术后一年复查头部 MRI（图 3-11），肿瘤未见复发，听力复查示左侧重度听力下降，建议患者可以佩戴助听器以重建患侧听力；面神经功能正常，House-Brackmann 分级 Ⅰ 级。

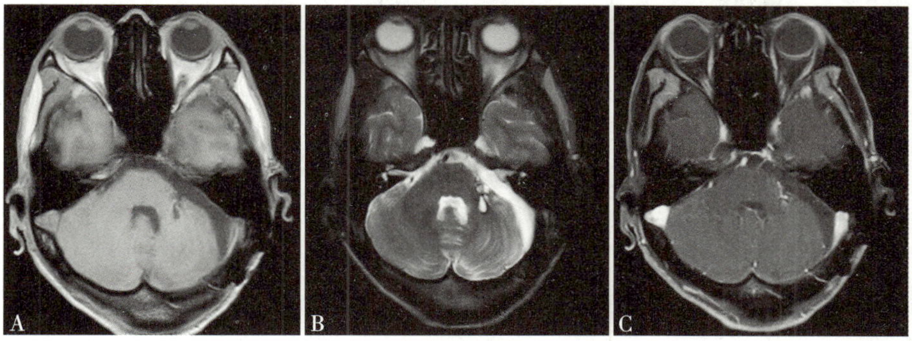

A. T_1WI；B. T_2WI；C. T_1WI 增强。

图 3-11　术后 1 年复查 MRI

对于肿瘤残留患者，建议半年至 1 年复查 1 次，若观察到肿瘤进行性生长，瘤体小于 1 cm 可以选择继续观察，也可以再次手术或进行立体定向放射治疗，如伽马刀。

三、思考与讨论

听神经瘤是桥小脑角区最常见的良性肿瘤，多起源于前庭神经鞘膜。临床表现为听力下降、耳鸣、头晕、头痛、走路不稳等。主要的治疗方式包括外科手术、随访观察和立体定向放射治疗。应根据肿瘤大小、位置、患者年龄、患耳和对侧耳的听力情况及其他症状体征，选择合理的治疗方法和手术路径，注重个体化治疗。手术治疗是目前最常用的方法，术中寻找肿瘤与包膜界面，瘤内充分减压，小心保护神经外膜和脑软膜，配合神经电生理监测，面神经解剖和功能常得以保留。但耳蜗神经和听力保护的问题，神经和脑干粘连残留肿瘤如何防止复发的问题，以及术后面瘫的康复和治疗方法等，还需要进一步的讨论和研究。

四、练习题

1. 听神经瘤的临床表现如何演变？
2. 听神经瘤手术治疗主要评估指标有哪些？
3. 听神经瘤术中面听神经保护要点是什么？

五、推荐阅读

[1] 中国颅底外科多学科协作组. 听神经瘤多学科协作诊疗中国专家共识[J]. 中华医学杂志，2016，96(9)：676-680.
[2] 吴皓，汪照炎. 听神经瘤临床研究新进展[J]. 中华耳科学杂志，2019，17(3)：334-338.

（张智峰　张保建）

案例 17　颅咽管瘤

一、病历资料

（一）门诊接诊

1. 主诉　头痛、视物不清 1 个月，加重 1 周。

2. 问诊重点 头痛为神经外科常见症状之一，问诊时要注意了解以下情况：诱因、部位和范围、性质、规律、程度、伴随症状，是否有视力障碍，如视力下降、视野缺失、复视等。

3. 问诊主要内容

（1）现病史：主要包括以下内容。①诱因：情绪紧张、激动或者劳累、熬夜等。②部位和范围：单侧或双侧，局部或弥漫，额部或枕部，颅外病变引起的头痛多局限而表浅，颅内病变引起的头痛多弥漫而深在。③性质：胀痛、跳痛、隐痛、炸裂样痛或搏动样痛，电击、针刺、火烧样痛或紧箍样痛。④规律：阵发性、持续性、波动性，发作时有无诱因，如时间、体位、特定动作等。⑤程度：偶有感觉，轻微，较轻或者剧烈难以忍受。⑥伴随症状：如恶心、呕吐，眩晕，肢体瘫痪、麻木，失语，抽搐，发热等。⑦视力障碍：应了解视力障碍的类型，发生时间，发展过程，伴随症状，如头痛、视物模糊、多饮多尿，面部麻木，抽搐等。⑧诊治经过：在何处就诊，做过何种检查，检查结果如何，进行了何种治疗，效果如何等。

（2）既往史：有眼部疾病的患者，如青光眼等疾病，也有可能出现头痛和视物障碍，需要重点询问。

（3）个人史：重点询问有无毒物或者药物接触史。

问诊结果

患者，男性，54岁，因“头痛、视物不清1个月，加重1周”入院。

1个月前患者出现头痛，位于额部，持续性钝痛，不伴恶心、呕吐。患者有视物不清，表现为看远处物体时较模糊，看近处物体时尚能分辨，无眶部疼痛和飞蚊症，无视物变形。患者有走路不稳，双侧摇晃，无起步缓慢、肢体无力表现，未进行治疗，1周前患者上述症状加重，遂至当地医院，查头颅MRI：①桥前池和鞍上池多发囊性占位，考虑良性病变，表皮样囊肿可能，不排除畸胎瘤等占位性病变，建议进一步检查；②梗阻性脑积水，脑萎缩；③双侧脑室旁白质脱髓鞘；④右侧上颌窦、左侧乳突轻度炎症；⑤右侧大脑前动脉交通段局限性狭窄。今患者为求进一步治疗来医院门诊，以“①鞍区占位；②梗阻性脑积水”收住院。

自发病来，患者食欲可，精神一般，睡眠正常，大小便正常，体重无减轻。既往史：无高血压、心脏病、糖尿病、脑血管病病史，无肝炎、结核病史，预防接种随社会进行，无外伤、输血史，4年前有右眼白内障手术史。无食物、药物过敏史。

4. 思维引导 患者头痛呈持续性，钝痛，伴有视物不清的表现，无眼科其他症状，首先考虑病变位于鞍区的可能性大。如果是突发剧烈头痛，有可能是出血；如果额部疼痛，局部压痛伴有鼻窦炎病史，可能是额窦炎。视物不清有可能是视力下降或者视野缺损，对于视力下降明显的患者，可能为视神经炎或者肿瘤压迫等；对于视野缺损的患者，则可能为视交叉受压迫，视束受侵犯或者枕叶病变所致。本例患者除上述症状外，还有走路不稳，需要考虑为肢体或者关节的原因还是神经系统病变所致，在这里需要特别强调，正常压力性脑积水的三大主要症状，认知功能逐渐下降、尿失禁、行走不稳并非同时出现，也需要与急性脑积水的主要症状进行鉴别。结合3个主要症状，头痛、视力下降、走路不稳，考虑患者可能有鞍区病变，同时伴有慢性脑积水的表现。

（二）体格检查

1. 重点检查内容和目的 通过病史，重点怀疑为鞍区病变伴脑积水，查体时要重点检查该病变可能导致的体征。检查双眼视力、视野、眼底，瞳孔，眼球活动，面部感觉，角膜反射，认知功能，步态。

体格检查结果

视力：右 0.4，左 0.1，双眼颞侧偏盲，眼底检查视乳头边界不清，左侧较右侧严重，双侧瞳孔等大等圆，3.0 mm，直接和间接光反应均敏感，眼球活动正常，面部感觉和角膜反射正常，无明显认知功能下降，磁铁步态，即患者双脚感觉被吸引在地面，表现为起步和转弯困难，步伐宽，小的拖行步态，转弯不稳。无肢体共济失调。

2. 思维引导　经检查患者符合鞍区病变所致的眼科体征及鞍区病变扩展压迫中脑导水管所致的慢性脑积水的体征。通过病史和体征基本确定为鞍区病变可能，需要进一步行影像学检查明确诊断。

（三）辅助检查

1. 主要内容　①一般入院常规检查：血常规、肝功能、肾功能、电解质、凝血功能、传染病、心电图等。②病变部位的特异性血液学检查：垂体激素全套、甲胎蛋白（AFP）、β-HCG 等。③针对病变部位的影像学检查及其他检查：鞍区 CT、鞍区 MRI 平扫+增强，脑脊液流动成像等。④视力、视野、眼底等。

辅助检查结果

（1）血常规、肝功能、肾功能、电解质、凝血功能、传染病、心电图：均正常。

（2）垂体激素：T_3 1.17 mmol/L，T_4 61.62 mmol/L，FT_3 3.72 mmol/L，FT_4 6.56 mmol/L，TSH 10.55 μIU/mL，PRL 21.4 ng/mL，糖皮质激素节律性正常。

（3）鞍区 CT：鞍区占位伴钙化，脑积水。鞍区 MRI：鞍区及鞍上占位性病变，考虑颅咽管瘤，幕上脑积水伴脑室周围间质水肿（图 3-12）。

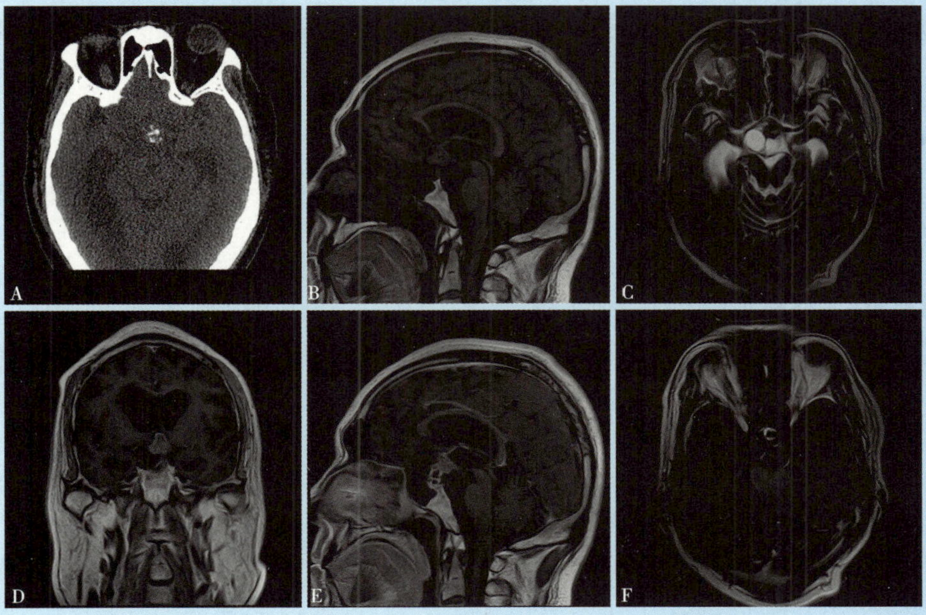

A ~ C. 鞍区 CT；D ~ F. 鞍区 MRI。

图 3-12　鞍区 CT 和 MRI 检查结果

CT 上可见鞍区肿瘤的钙化，MRI 可见肿瘤位于鞍区及鞍上，囊实性，病变与垂体分界不清，垂体柄显示不清，视交叉受压上抬。第三脑室及双侧侧脑室扩张。肿瘤实性部分及边缘强化明显。

2. 思维引导　外科入院患者均需要进行常规的血液学检查，明确有无因凝血功能异常或者血小板降低所致的手术禁忌证。鞍区病变一般会影响垂体激素和下丘脑功能，如果术前激素影响较大，需要缓慢补充激素，待激素水平基本恢复后方可考虑手术，同时需要排除生殖细胞瘤的可能，鞍区 CT 和 MRI 检查可以互相补充，有利于疾病的诊断，如颅咽管瘤常伴有钙化，而垂体瘤或者脑膜瘤钙化则非常少见。

（四）初步诊断

①颅咽管瘤；②脑积水；③垂体功能低下。

（五）鉴别诊断

（1）垂体瘤：成人多见，以内分泌异常和视神经压迫为主要起病症状，较大的垂体瘤可导致脑积水，病变位于鞍内或鞍内-鞍上，CT 为等或稍高密度，明显增强；MRI 信号与脑灰质相似，典型表现为“雪人征”；可有囊变、坏死、出血，钙化少见。

（2）垂体胶样（Rathke）囊肿（垂体胶样囊肿）：见于任何年龄患者，以头痛为起病症状，多在 30～40 岁，病变位于垂体前后叶之间，一般小于 1 cm，囊性，CT 可见高密度，MRI 见薄壁、光滑，无强化，囊液因蛋白含量不同而信号各异，一般为 T_2 高信号。

（3）颅咽管瘤：发病有两个高峰，5～14 岁和 50～70 岁，一般以压迫症状和内分泌症状起病，病变位于鞍上为主，部分为鞍内-鞍上，为囊性或囊实性，边缘光滑，CT 多伴有不同程度的钙化，MRI 上实性部分呈等 T_1、等 T_2 信号，增强明显。

（4）脑膜瘤：成人多见，女性为主，视神经压迫起病，可位于鞍结节、前床突等部位，影像表现为“脑膜尾征”明显，出血、坏死、囊变少见，增强明显。

（5）生殖细胞瘤：儿童和青少年多见，位于松果体区和鞍区，临床多以中枢性尿崩症起病，进而出现视力障碍，AFP 和 HCG 常增高。

（6）视交叉胶质瘤：起源于视交叉、视神经或下丘脑，青少年多见，多为实性病变，增强可不强化。

（7）错构瘤：儿童多见，癫痫起病，可出现性早熟，位于第三脑室底部，病变 MRI 信号和脑皮质相似，无强化。

二、治疗经过

1. 手术治疗是该病的首选治疗方法　手术基本原则：应在充分保护垂体柄、下丘脑、视路结构完整的前提下追求全切除。

2. 手术入路选择　采用何种手术入路，取决于颅咽管瘤的外科分型。不同的分型入路方式亦不同。一般是根据解剖位置、肿瘤与视交叉的关系、对第三脑室底推挤程度等进行分型。最常用的分型为 Yasargil 分型，包括鞍内、鞍内-鞍上、鞍上或视交叉-脑室外、脑室内外、脑室旁和脑室内 6 种类型（图 3-13）。不同的类型采用不同的手术入路。近些年来，随着内镜水平的普及和提高，颅咽管瘤采用经鼻内镜的手术方式在除脑室内型以外的其他类型颅咽管瘤中取得了良好的效果。内镜分型目前主要采用美国匹兹堡大学的 Kassam 分型，分为漏斗前型、穿漏斗型、漏斗后型、脑室型（图 3-14）。国内漆松涛教授基于起源位置和周边膜性结构关系提出了 QST 分型（图 3-15）。洪涛教授根据内镜下对肿瘤与垂体柄的关系及其起源点和生长方式的观察提出了新的分型，首先根据肿瘤与垂体柄的关系，颅咽管瘤可被分为中央型和偏侧型两种类型：中央型颅咽管瘤常在下丘脑-垂体柄轴内居中生长，无法观察到明确的起源点，而偏侧型颅咽管瘤常沿着下丘脑-垂体柄轴偏外侧生长，垂体柄被推向肿瘤一侧（前、后、左、右均可），在下丘脑-垂体柄轴上可明确观察到肿瘤的起源点。再根据肿瘤在下丘脑-垂体柄轴上的起源点不同，偏侧型颅咽管瘤又被分为下丘脑垂体柄型、鞍上垂体柄型及鞍内垂体柄型 3 种亚型（图 3-16）。具体选择何种手术入路，和术者个人对入路的熟悉程度也有很大的关系。表 3-4 根据肿瘤的位置选择何种入路。表 3-5 比较了各手术入路的优缺点。

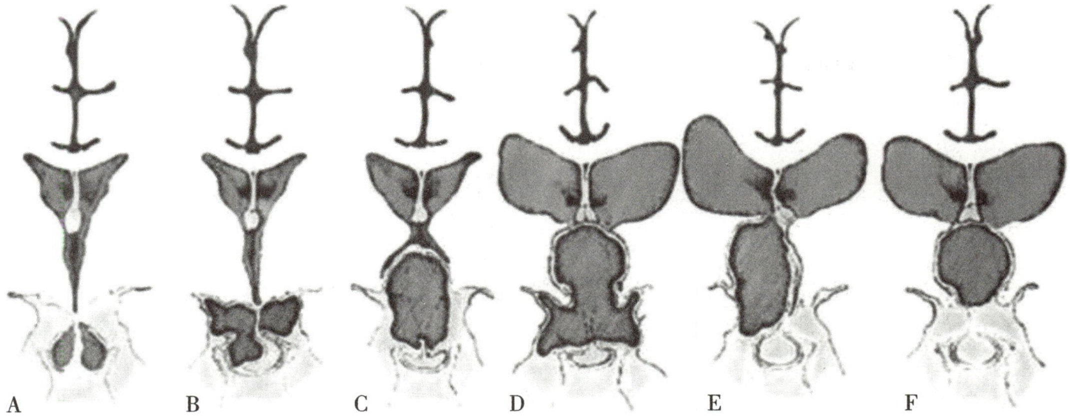

A. 鞍内；B. 鞍内-鞍上；C. 鞍上或视交叉-脑室外；D. 脑室内外；E. 脑室旁；F. 脑室内。

图 3-13　颅咽管瘤的 Yasargil 分型

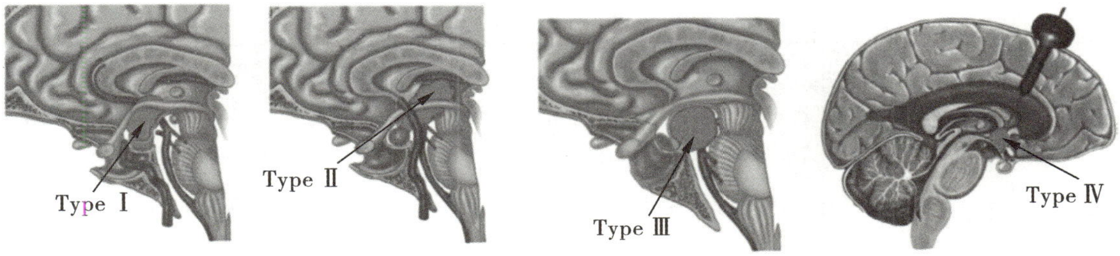

Type Ⅰ为漏斗前型；Type Ⅱ为穿漏斗型；Type Ⅲ为漏斗后型；Type Ⅳ为脑室型。

图 3-14　颅咽管瘤的 Kassam 分型

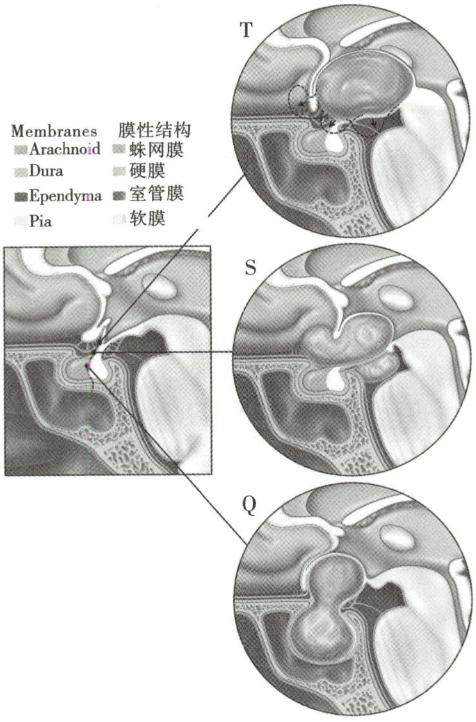

Type Q 为鞍隔下型；Type S 为鞍上三脑室外型；Type T 为结节漏斗型

图 3-15　漆松涛教授颅咽管分型

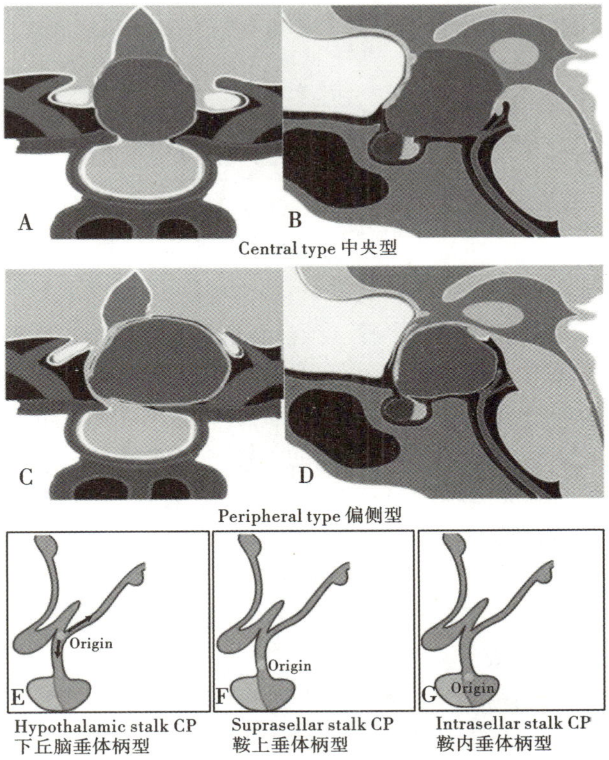

图 3-16　洪涛教授颅咽管瘤分型

表 3-4 根据肿瘤的位置选择手术入路

肿瘤位置	手术入路
第三脑室	经纵裂胼胝体入路
	额外侧/眶颧经终板入路
	额外侧-经胼胝体联合入路
鞍上/视交叉上	内镜经鼻经终板入路
	额外侧/眶颧入路
	翼点入路
视交叉下	内镜经鼻经鞍底入路
	额外侧/眶颧入路
	翼点

表 3-5 各手术入路的优缺点

入路		优点	缺点
中轴外入路	经额下	视神经、视交叉暴露清楚，同侧颈内动脉暴露清楚，主要暴露 Willis 环下方	第三脑室内部分显露不清，同侧视束、视交叉下暴露差，易损伤嗅神经
	经翼点	进入鞍旁区距离最短，主要暴露 Willis 环下方	单侧入路，对侧视神经显露差，对同侧颈内动脉、视神经干扰大
	经终板	鞍后区域、第三脑室前部显露清晰，允许将肿瘤从脉络丛、大脑内静脉上分离下来	侧方定位困难，下丘脑、视交叉后部损伤危险
经中轴入路	经蝶	避免开颅，直接暴露肿瘤，视交叉下方减压彻底	肿瘤扩展至前方、侧方及大脑脚之间时显露困难，垂体功能低下
	经胼胝体	双侧第三脑室壁显露清晰，允许到达第三脑室前方及侧方	分离胼胝体前部，双侧穹隆损伤风险，难以辨认垂体柄，脑室无菌性炎症
	经皮层造瘘	标志清晰，同侧室间孔清晰，第三脑室前壁和对侧显露好	要求脑室大，同侧第三脑室壁显露差，术后癫痫发生率高

3. 手术中关键步骤　须注意肿瘤与下丘脑-垂体柄及下丘脑组织之间关系的明确和辨识。肿瘤与颅内正常结构之间存在蛛网膜、软脑膜及胶质反应层界面。在这些界面分离肿瘤，不容易损伤正常神经组织及 Willis 环细小的分支血管。肿瘤的钙化需要经过仔细的锐性分离。尽量识别和保留垂体柄，是减少术后尿崩的关键。在保留垂体柄和肿瘤全切方面，可以以牺牲垂体柄来换取肿瘤全切的机会。本例患者采用额下经纵裂入路，全切肿瘤，术中垂体柄无法保留。术后病理示颅咽管瘤，成釉细胞型。术中图片如图 3-17。

思维引导：该患者从 MRI 上分型为 Yasargil 鞍上或视交叉-脑室外，Kassam 分型为穿漏斗型。根据肿瘤部位可选择额下经纵裂入路，或者内镜经鼻蝶入路。术中正常界面的辨认存在不同的层面，如蛛网膜界面存在，是最好辨认的，也是对周围结构损伤最小的；如肿瘤突破蛛网膜，但软脑膜存在，此时需要小心辨认，尽量减少脑组织的损伤；如软脑膜已受侵犯，仅存在胶质反应界面，这个是最难辨认的，需要手术经验十分丰富的医师才能辨认，同时该类也是周围损伤最大的，术后反应最重的。术中垂体柄呈鲜红色，被肿瘤侵犯程度不同，尽量在保留残存垂体柄的前提下全切肿瘤，

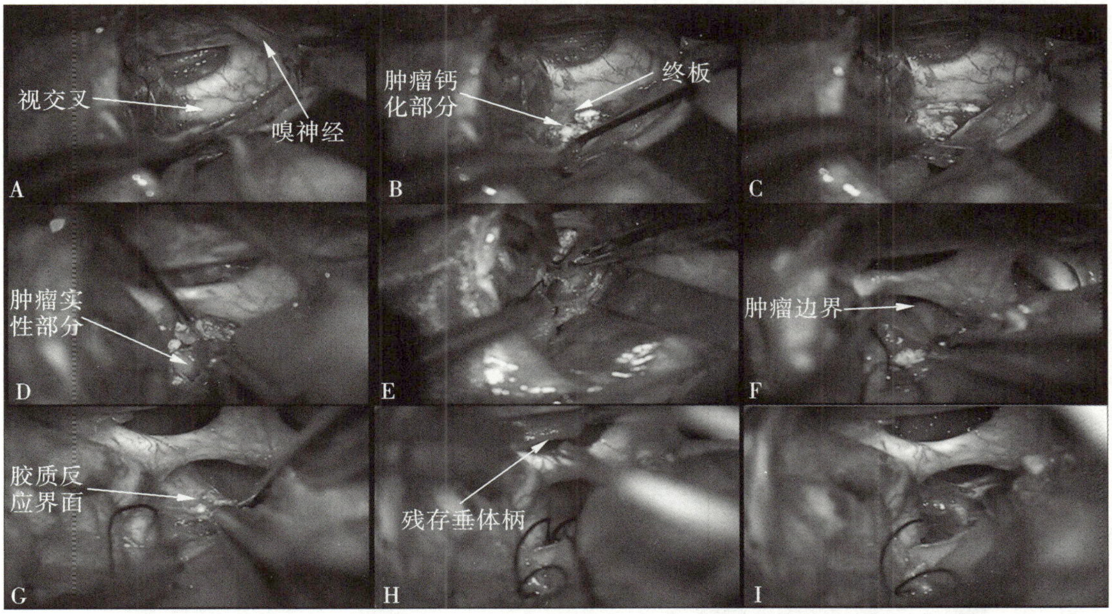

A. 额下前纵裂入路显示右侧嗅神经和视交叉；B. 视交叉被肿瘤挤压上抬，终板池扩大；C. 打开终板池后，见钙化的肿瘤部分；D. 行瘤内减压，锐行切除钙化部分；E. 进一步减压后见肿瘤实性部分；F. 待大部分切除减压后分离肿瘤边界，见右侧部分边界清楚；G. 左侧部分肿瘤突破软脑膜，与下丘脑之间有胶质反应界面，沿该界面锐性切除肿瘤；H. 术中垂体柄侵犯严重，无法保留，切除垂体柄；I. 肿瘤完全切除。

图 3-17 术中图片

但有些肿瘤垂体柄侵犯程度较重，在此种情况下，为了保证肿瘤切除，可以牺牲垂体柄。

4. 围手术期管理

（1）术前多饮多尿明显的患者：监测血浆渗透压，24 h 尿量、24 h 尿游离皮质醇、尿比重、尿渗透压及尿电解质等。

（2）水电解质紊乱的处理：该病术后发生尿崩的比例非常高，满足以下 2 个条件可诊断为尿崩症。①血浆渗透压>300 mOsm/（kg · H_2O），同时尿渗透压<300 mOsm/（kg · H_2O）；②连续 2 h 尿量>5 mL/（kg · h）。典型过程为 3 个阶段；术后尿崩（1 ~ 3 d），低钠血症（3 ~ 9 d），长期尿崩（7 ~ 9 d）。应在严密监测出入量和电解质的前提下，及时调整出入量和输入液体的电解质比例。尿崩时适量应用垂体后叶素、去氨加压素，间断或持续泵入，具体用量要依据出入量和电解质来动态调整。

（3）高钠血症：限制钠的摄入和输入，动态监测血钠水平，依据变化情况决定监测血钠的频率。如果持续高钠，可以间断口服或鼻饲白开水，同时注意糖皮质激素的补充，效果差的患者，可以行床旁透析。

（4）低钠血症：应缓慢补钠，轻度低钠者，可口服补钠，中重度低钠者，可缓慢输入 3% NaCl 溶液，并监测血钠水平变化，原则上第一个 24 h 血钠上升不应超过 10 mmol/L，以后每日不应超过 8 mmol/L。过快矫正低钠血症，可导致脑桥中央髓鞘溶解症。

（5）内分泌的替代治疗：糖皮质激素的应用关系到患者能否顺利度过术后的急性反应期。应根据术前糖皮质激素的监测水平决定何时开始替代治疗。首选短效的氢化可的松作为替代的药物。甲状腺激素如果在术前较低的话，应在术前开始小剂量补充至正常水平再安排手术治疗，术后根据激素检查结果，调整剂量。

（6）本例围术期患者管理：本例患者术前没有多饮多尿表现，但查激素有甲状腺功能低下，术前应用小剂量甲状腺素补充，术前没有明显的糖皮质激素低下，故术前没有应用氢化可的松的替代治疗，手术当天开始应用氢化可的松 200 mg，以后每日应用 100 mg 2 次/d，应用 3 d，术后患者清醒，可进食，术后即出现尿崩症，每日至少 1 次监测电解质，有高钠血症，应限钠，使用抗利尿激素及口服白开水治疗，患者血钠水平在波动中，整体处于正常状态，由于术中垂体柄离断，术后该患者长期处于尿崩状态，需要药物治疗，同时定期到内分泌科及神经外科门诊随访。术后 6 个月复查鞍区 MRI 示肿瘤全切，无复发(图 3-18)。

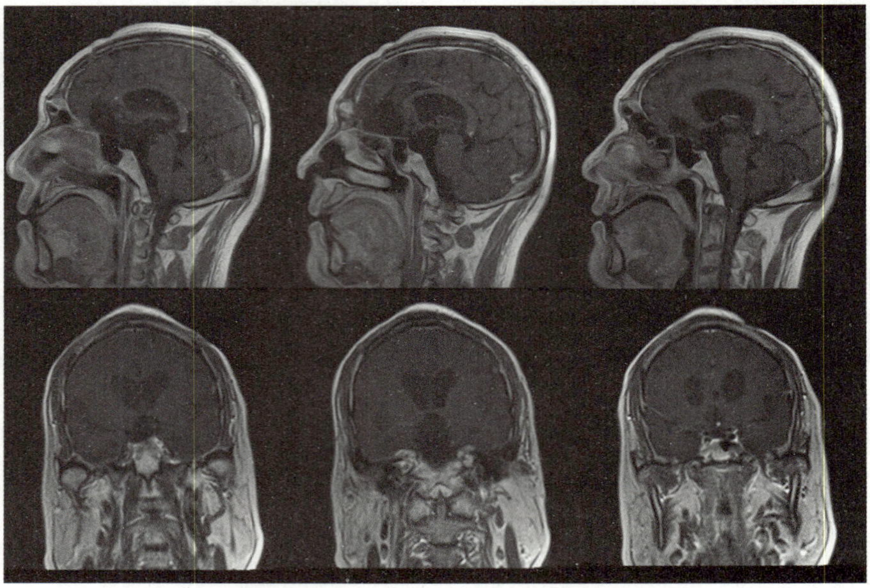

图 3-18 术后 6 个月复查鞍区 MRI

5. 其他治疗 颅咽管瘤周围结构非常重要，有时无法做到全切，部分肿瘤残留，该部分患者复发率较高，可>50%，因此，放疗可作为该类患者的补充治疗方案，可延缓复发，短期内控制肿瘤生长。对于囊性的颅咽管瘤，可在囊内置入 Ommaya 囊，注射博来霉素，延缓肿瘤的增长。

三、思考与讨论

该例患者以头痛、视物不清起病，从临床表现上可以考虑为多个系统的问题，如颅内压增高、鞍区肿瘤、眶内肿瘤等，通过查体发现存在双眼颞侧偏盲，眼底检查视乳头边界不清，结合症状和体征，考虑诊断为鞍区的病变，因为鞍区的病变常压迫视交叉，导致颞侧偏盲，如果病变较大，会引起梗阻性脑积水，从而导致颅内压增高，视乳头水肿。然后，需要进一步的影像学检查来验证临床的判断结果，鞍区 MRI 证实为鞍区及鞍上占位性病变，考虑颅咽管瘤的可能，幕上脑积水伴脑室周围间质水肿。鞍区是颅内常见的发病部位，垂体瘤和颅咽管瘤是常见的两类疾病，其他疾病也需要通过鉴别诊断来分析。当明确诊断之后，手术是首选的治疗方案。到达鞍区的手术径路有很多种，需要依据病变大小，病变向周边扩展情况、病变质地、术者特长等多方面因素选择术者本人认为最安全的手术径路。由于鞍区病变大部分和垂体、垂体柄关系密切，术中除了安全地切除病灶外，对垂体和垂体柄的保护至关重要，因为这两者出现损伤后会出现严重的内分泌功能紊乱，因此术后监测内分泌功能异常重要，甚至是决定治疗成败的关键一环。

四、练习题

1. 鞍区常见的疾病有哪些？影像上有哪些表现？

2. 垂体的功能有哪些?
3. 鞍区手术的手术径路有哪些?试述各个径路的优缺点?

五、推荐阅读

[1] YASARGIL M G, CURCIC M, KIS M, et al. Total removal of craniopharyngiomas: approaches and long-term results in 144 patients[J]. J Neurosurg, 1990, 73(1): 3-11.
[2] TANG B, XIE S H, XIAO, L M, et al. A novel endoscopic classification for craniopharyngioma based on its origin[J]. Sci Rep, 2018, 8(1): 10215.
[3] A B KASSAM, P A GARDER, C H SNYDERMAN, et al. Expanded endonasal approach, a fully endoscopic transnasal approach for the resection of midline suprasellarcraniopharyngiomas: a new classification based on the infundibulum[J]. J Neurosurg, 2008, 108(4): 715-728.
[4] 漆松涛. 颅咽管瘤[M]. 北京:人民卫生出版社,2018.
[5] 周良辅. 现代神经外科学[M]. 2 版. 上海:复旦大学出版社,2015.

(白亚辉　闫东明)

案例 18 胶质母细胞瘤

一、病历资料

(一)门诊接诊

1. 主诉　嘴角向右侧歪斜、左侧肢体无力伴反应迟钝 2 周。

2. 问诊重点　患者症状特点表现为局部神经功能障碍和反应迟钝(可伴有认知功能减退),据此可以初步判断病变可能位于右侧大脑半球。另外,颅内压增高(头痛、呕吐、视乳头水肿),局灶性神经功能障碍(如偏瘫、偏身感觉障碍、失语等),认知功能障碍,新发的癫痫等均为神经系统常见症状,需仔细询问。该患者病情进展迅速,须注意鉴别脑恶性肿瘤、颅内感染、炎性病变、脑血管病等疾病。问诊时应注意病程中主要症状及伴随症状特点、疾病演变过程、诊治经过、治疗效果等。

3. 问诊内容

(1)主要症状:颅内压增高是神经系统疾病常见症状和体征,对于病情发展迅速且怀疑严重颅内压增高患者,须警惕脑疝先兆症状并及时处理,避免患者病情突然加重。主要症状和体征有头痛、呕吐加重,血压增高,脉搏缓慢有力,肢体活动障碍加重,意识障碍等。局灶性神经功能障碍症状有助于初步判断患者病变部位和性质,以及病情严重程度,须注意患者神志、精神,四肢肌力、肌张力,有无感觉障碍、语言功能障碍、视力视野缺损等。

(2)诊治经过:患者做过何种检查,是否经过药物或手术治疗,具体药物名称、剂量、效果如何;若经过手术治疗,须询问具体手术方式、术后影像复查结果、手术效果等。

(3)既往史:当出现神经系统症状或体征时,有时是颅脑原发性病变(如原发性脑肿瘤),但有时是全身疾病的脑表现或急性发作(如脑转移瘤、高血压脑出血),因此需要仔细询问患者既往病史。

(4)个人史:胶质瘤的发病机制尚不明了,大多为散发病例。对环境危险因素与胶质瘤发病的研究中,仅发现中-高剂量的电离辐射(特别是对于儿童)是一个危险因素(如原子弹辐射幸存者)。

(5)家族史:一项病例对照研究发现成人胶质瘤患者原发性脑瘤家族史发生率是普通人群的 2.3 倍。胶质瘤的发生可能与一些家族性肿瘤综合征有关,如神经纤维瘤Ⅰ型、结节硬化症等。

问诊结果

患者，男性，52岁。2周前出现嘴角向右侧歪斜、左侧肢体无力，伴反应迟钝、精神差，可以正确回答简单提问，家属送至当地医院行头颅MRI平扫+增强提示右颞叶占位，当地医院给予手术活检病变，病理结果提示胶质母细胞瘤(glioblastoma，GBM)，手术后给予20%甘露醇(250 mL、每8 h 1次)降颅内压治疗，患者反应迟钝、肢体无力症状有所改善，为进一步治疗来医院。

4. 思维引导 根据病史、治疗经过，该患者曾接受过手术活检病变，术后病理结果提示右颞胶质母细胞瘤，诊断较为明确。此时应注意患者治疗过程及病情变化，尤其应注意患者高颅内压增高症状和神经功能状况。

(二)体格检查

1. 重点检查内容及目的 患者曾接受过手术治疗，右颞胶质母细胞瘤诊断明确。由于患者病情进展迅速，首先需要排除严重颅内压增高可能。应密切关注患者呼吸、体温、脉搏、血压等生命体征，神经系统查体主要包括：神志、精神状况，瞳孔大小、对光反射，面部表情，语言功能，视力及听力，四肢肌力、肌张力，全身感觉情况，排便功能，病理征等。另外，对于既往接受过手术的患者，还需要仔细检查患者刀口愈合情况、缝线是否拆除、是否需要及时干预等。

体格检查结果

T 36.5 ℃，R 16次/min，P 80次/min，BP 120/75 mmHg

神志尚清，精神差，反应迟钝，语言缓慢，但可以正确回答简单提问，双瞳等大等圆，直径约2.5 mm，对光反应均灵敏，示齿嘴角向右侧歪斜，左侧面纹变浅，左侧肢体肌力稍差，肌力4级，右侧肢体肌力正常，四肢肌张力正常，大小便正常。患者右颞枕可见马蹄形刀口，切口缝线全拆，愈合良好。

2. 思维引导 根据患者病史及检查结果支持右颞胶质母细胞瘤复发诊断，需要进一步实验室检查及影像学复查。

(三)辅助检查

1. 主要内容及目的

(1)术前常规化验检查(血常规、血型、肝功能、肾功能、血糖、电解质、凝血功能、感染性疾病筛查、胸部影像学、肺功能、心电图、心脏彩超等)。

(2)影像学检查：头颅MRI(平扫+增强)和/或CT。

(3)根据肿瘤部位和临床症状给予针对性检查：如双眼视野检查、眼底检查、听力检查、语言功能检查；为进一步进行术前评估，根据需要可行弥散加权成像(DWI)、弥散张量成像(DTI)、MRA、MRV、功能磁共振成像(fMRI)、磁共振波谱成像(MRS)、DSA、CTA、PET/CT等进一步检查。

辅助检查结果

(1)血常规：WBC 8.16×10^9/L，N% 75.5%，L% 18%，RBC 4.54×10^9/L，Hb 148 g/L，PLT 169×10^9/L。

(2)电解质：钾4.3 mmol/L，钠142 mmol/L，氯102 mmol/L。

(3)肝功能、肾功能:均正常。

(4)凝血功能:正常。

(5)传染病八项:正常。

(6)心电图:正常窦性心律。

(7)头颅 MRI 检查:右额颞开颅肿瘤切除术后改变,颅骨连续性中断,右颞可见肿瘤病变残留。T_1WI 提示右颞占位病变,病变主要呈低-中信号,内可见混杂信号(考虑术后改变),病变周围可见低信号水肿带。病变侧丘脑、尾状核及侧脑室受挤压向对侧移位、变形(图 3-19A)。B. T_2WI 提示右颞占位病变,病变主要呈中等信号,内含混杂信号,肿瘤内可见血管流空信号影,周边可见大片高信号水肿带(图 3-19B)。横断位、矢状位、冠状位 T_1WI 显示肿瘤强化明显,呈环状,厚薄不均,形态不规则,边界不清,瘤周水肿明显(图 3-19C、D)。

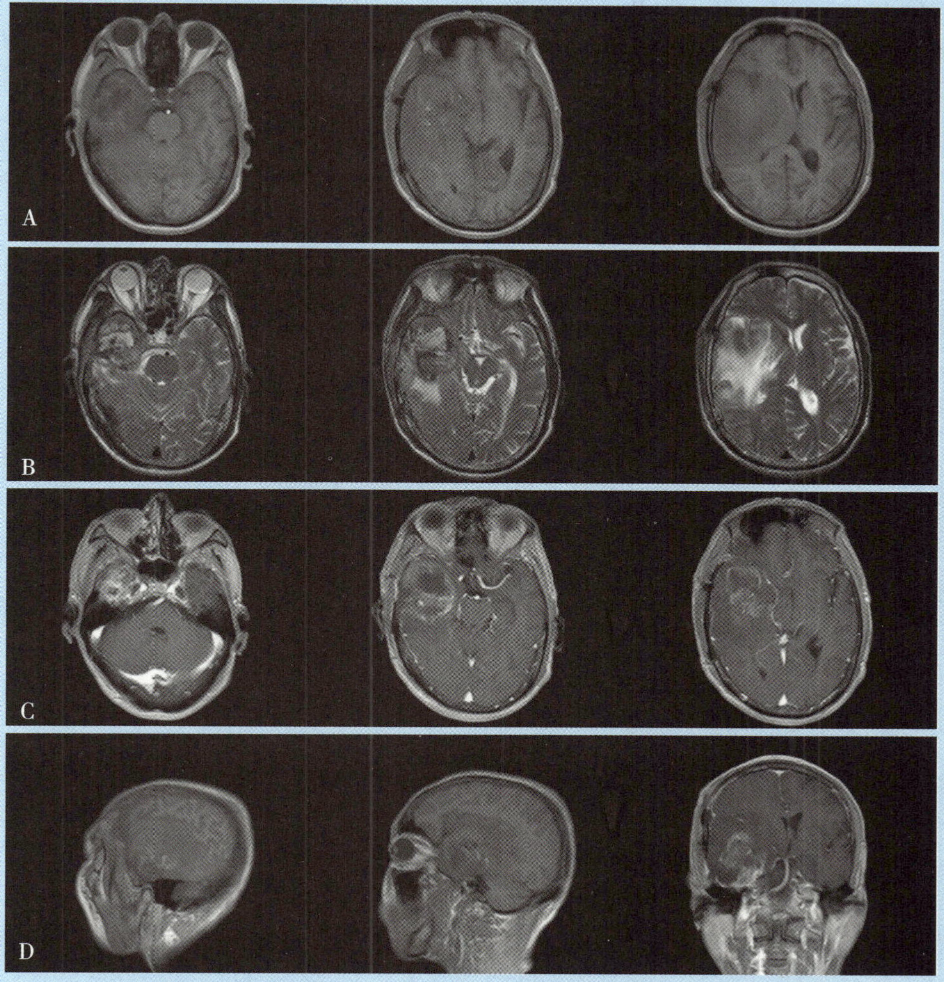

A. T_1WI 轴位;B. T_2WI 轴位;C. T_1WI 增强轴位;D. T_1WI 增强矢状位及冠状位。

图 3-19 术前头颅 MRI 检查

2. 思维引导 颅脑影像学检查(CT 和 MRI),对于脑肿瘤定位、定性诊断十分重要。

(1)头颅 CT:胶质母细胞瘤在 CT 中可以表现等、低、高混杂密度,等密度为肿瘤实质,内可见囊变、坏死的低密度区,高密度区常常和出血、钙化有关,肿瘤周边可见水肿带,增强 CT 常常可见不同程度强化。对于怀疑急性颅内压增高患者,急诊头颅 CT 常是首选检查。

(2)头颅 MRI:T_1WI 肿瘤实体部分可以表现低信号、等信号或混杂信号,囊变部分常常表现更低信号,肿瘤卒中可呈高信号;T_2WI 呈混杂信号,供血丰富的肿瘤有时可见病理血管(血管流空征象)。增强扫描肿瘤大多强化明显,呈环状或花环状,厚薄不均一,大多形态不规则,边界不清,多数瘤周水肿明显。

(四)初步诊断

右颞胶质母细胞瘤复发。

二、治疗经过

(一)初步治疗

(1)患者入院后尽快完善术前相关检查。

(2)给予 20% 甘露醇(125 mL、每 8 h 1 次)降颅内压治疗。

(3)液体支持治疗、保持水、电解质平衡。

(二)手术治疗

1. 手术方法　限期行开颅肿瘤切除术。气管插管全身麻醉成功后,取右颞枕原马蹄形切口并向前额延长,向前额部延长手术切口。围绕蝶骨嵴铣下一额颞骨瓣大小约 3 cm×4 cm,进一步切除蝶骨嵴及颞骨鳞部骨质至接近颅中窝底,沿侧裂下方电灼颞叶前部皮层,向深处探查可见灰红色肿瘤,质地软韧相间,血供丰富,边界不清,局部肿瘤侵犯中颅底硬膜并向颅外生长。分离肿瘤与周边脑组织之间胶质增生带,电灼并锐性离断侵犯中颅底肿瘤,最终镜下近全切除肿瘤,大小约 7 cm×6 cm×6 cm,术中侧脑室颞角开放,妥善保护,周边侧裂静脉及大脑中动脉分支予以保护。进一步电灼中颅底处硬膜及残余肿瘤。术野彻底止血,依次关颅。术后第 1 天复查头颅 CT 提示肿瘤切除满意,术区未见明显血肿形成(图 3-20)。

思维引导:外科手术的目的是在不损伤神经功能的前提下,尽可能安全、最大程度切除肿瘤。但需要注意的是,避免手术造成新的永久性神经功能障碍也十分重要。神经导航系统、术中 MRI、超声、电生理监测,以及 5-氨基乙酰丙酸荧光引导等技术均可辅助手术切除。另外,由于胶质母细胞瘤血供十分丰富,对于深部功能区的胶质母细胞瘤进行穿刺活检术,术后并发血肿的风险明显增高。因此,对于此类病变的穿刺活检术需要慎重考虑。胶质母细胞瘤术后一般还需要进行同步放、化疗和辅助化疗。

(三)术后病理结果及建议

术后病理:胶质母细胞瘤,IDH 野生型,WHO Ⅳ级。GFAP(+),S-100(+),Oligo-2(+),ATRX(+),P53(+),Ki-67(15%+)。建议患者病情平稳后转入放疗科接受全脑放疗+替莫唑胺化疗。

三、思考与讨论

1. 胶质母细胞瘤概述　胶质母细胞瘤占所有原发性中枢神经系统肿瘤的 14.5%,占所有恶性原发性中枢神经系统肿瘤的 48.6%,常用的综合治疗方法包括手术切除辅以化疗和放疗。胶质母细胞瘤预后十分不理想,总生存期中位数仅为 14~16 个月。

2. 胶质母细胞瘤影像学特点　结合适当的临床病史,影像学检查有助于术前准确诊断。MRI 仍然是诊断胶质母细胞瘤的"金标准"。典型表现为边界不清的浸润性肿块,在 T_1WI 上表现为混合信号,T_2/FLAIR-WI 显示不均匀的高信号,也可显示边缘模糊,与广泛的血管源性水肿融合,还可见囊肿、不同演化阶段的出血和"流动空洞"是常见。MRI 动态增强胶质母细胞瘤病灶常常呈不均匀显著强化,可为囊实性、结节状或花环样强化,时间-信号强度曲线类型表现为速升型。

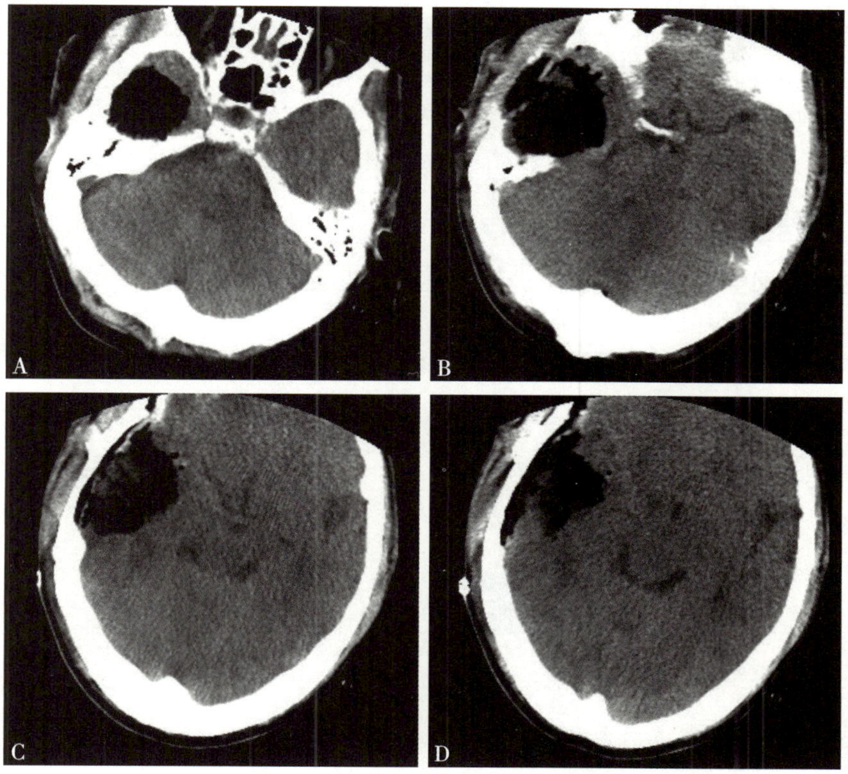

A、B、C、D. 为 4 个不同层面图像。

图 3-20　术后第 1 天头颅 CT

磁共振波谱成像可以检测到胶质母细胞瘤内的代谢改变。细胞增殖加速、神经元死亡和坏死都可以通过增高的胆碱峰、降低的 N-乙酰天门冬氨酸（NAA）/肌酸峰、增高的乳酸/脂酸峰反映出来。与低级别的胶质瘤相比，高级别胶质瘤表现出较低的 NAA 和肌酸水平，较高的脂质/乳酸水平，以及较高的胆碱/NAA 和胆碱/肌酸比值。

3. 胶质母细胞瘤的手术治疗相关问题　对于年龄<70 岁且卡氏功能状态评分（KPS）>70 的胶质母细胞瘤的患者首选手术切除病灶，术后行同步放疗+替莫唑胺化疗，以及 6 个周期的替莫唑胺维持化疗（stupp 方案）；对于具有不利预后因素的患者（如高龄、低 KPS 评分）可依据患者个体情况［如 O^6-甲基鸟嘌呤-DNA 甲基转移酶（MGMT）甲基化状态］制订治疗方案。

4. 胶质母细胞瘤的化疗、放疗相关问题　新诊断胶质母细胞瘤的治疗应最大限度通过安全手术切除，然后行放疗，并替莫唑胺同步化疗：放疗的整个疗程（42 d）需同步口服替莫唑胺化疗（75 mg/m^2）；同步放、化疗结束后 4 周，进行单独口服替莫唑胺化疗（150 mg/m^2），连续用药 5 d，28 d 为一个周期，如果患者耐受性良好，下次化疗可将替莫唑胺剂量增至 200 mg/m^2，一般推荐辅助替莫唑胺化疗 6 个疗程。

5. 胶质母细胞瘤的其他治疗　肿瘤电场治疗（TTF）：是一种可穿戴的头皮换能器，可提供局部低强度、中频（200 kHz）的交变电场，具有抗核分裂作用，可以与化疗进行协同作用。胶质母细胞瘤的靶向治疗：针对胶质母细胞瘤进行分子靶向治疗的一些靶向药物已完成了Ⅲ期临床试验，虽然一些临床试验结果提示靶向治疗可以使一些患者获益，但最终并未得出阳性临床试验结果。在这些靶向药物中，贝伐珠单抗被批准用于治疗复发胶质母细胞瘤。

6. 复发胶质母细胞瘤的治疗　复发胶质母细胞瘤尚无标准的治疗方案，具体方案的选择需基于既往治疗情况、年龄、KPS 评分、MGMT 启动子甲基化状态以及疾病的进展情况来确定。

四、练习题

1. 胶质母细胞瘤的重要分子病理标志物有哪些?

2. 神经外科手术要求止血彻底,胶质母细胞瘤术中止血应当注意哪些问题?

五、推荐阅读

[1]国家卫生健康委员会医政医管局,中国抗癌协会脑胶质瘤专业委员会,中国医师协会脑胶质瘤专业委员会. 脑胶质瘤诊疗指南(2022 版)[J]. 中华神经外科杂志,2022,38(8):757-777.

[2]中国抗癌协会脑胶质瘤专业委员会. 中国抗癌协会脑胶质瘤整合诊治指南(精简版)[J]. 中国肿瘤临床,2022,49(16):811-818.

(杜　伟　魏新亭)

案例 19 脑转移瘤

一、病历资料

(一)门诊接诊

1. 主诉　间断性头疼 2 月余。

2. 问诊重点　头晕、头疼均为神经系统常见症状,患者症状间断性发作,问诊时应注意疾病发生、发展的过程中,主要症状及伴随症状特点、疾病演变过程、诊治经过、治疗效果等。

3. 问诊内容

(1)诱发因素:有无过度劳累、睡眠缺乏、用力等诱发因素。

(2)主要症状:头痛部位是局部还是整个头部,如为局部头痛,幕上病灶常导致额、颞部疼痛,颅后窝病灶引起的疼痛多位于枕部和颈背部。

(3)伴随症状:如头疼伴有呕吐及视乳头水肿,提示颅内压增高;如伴脑膜刺激征则考虑有脑膜炎或者蛛网膜下腔出血;头痛伴视力障碍者可见于青光眼或者鞍区肿瘤;头痛伴眩晕者见于小脑肿瘤、椎-基底动脉供血不足;头痛伴发热者常见于感染性疾病,包括颅内或全身性感染;慢性进行性头痛,伴精神症状者应注意颅内肿瘤;慢性头痛突然加剧并有意识障碍者提示可能发生脑疝;头痛伴癫痫发作者可见于脑血管畸形、脑内寄生虫病或脑肿瘤;头痛伴神经功能紊乱症状者可能是神经功能性头痛。

(4)诊治经过:是否进行过头部影像学检查,是否进行过治疗、何种治疗方式、效果如何。

(5)既往史:既往病史及身体其他器官的手术史要高度关注,15% 的患者以脑转移瘤为首发症状;既往有痫性发作病史而主诉进行性加重的头痛提示颅内肿瘤的可能。

(6)个人史:职业特点,疫区、疫情、疫水接触史;头痛是脑囊虫病的常见症状之一。

(7)家族史:神经系统遗传病常常发生在有血缘关系的家庭成员中,神经纤维瘤病为常染色体显性遗传病,有家族遗传史的人群发病风险明显增加。

问诊结果

患者,中年男性,否认高血压、心脏病病史,否认糖尿病、脑血管疾病病史,否认肝炎、结核、疟疾病史,2 月余前无明显诱因出现头痛,为左额部胀痛,程度可忍受,呈间断性发作,每次持续约 1 ~ 2 min,自行缓解,无恶心、呕吐、发热,无视力下降、视物模糊,无明显加重因素,遂至医院就诊,行头颅 CT 检查示左侧额岛叶、右枕叶占位性病变,建议磁共振检查,未予特殊治疗而来就诊。

4. 思维引导 神经系统疾病的诊断应当确定病变部位、病变的性质及原因。该患者主诉头痛,初步定位为脑部病变,但须排除其他系统疾病引起神经系统症状可能,如急性感染、心血管疾病等,因此入院相关检查应全面并详细了解既往病史,但患者不伴有偏瘫、失语、视力障碍等定位体征,因此无法进一步确定病变损害的部位或病灶的具体分布。定性诊断是确定疾病的病理性质与病因,在已确定病变部位的基础上推测病变的性质。该患者非急性起病且不伴发热等症状,因此中枢系统感染性疾病诊断证据不充分,可行脑脊液检查以进一步明确诊断。

该患者头痛呈间断性发作,且疼痛程度可忍受,发作形式与三叉神经痛不太相符,因三叉神经痛发作较突然,且程度较剧烈,一般有洗脸、咀嚼及刷牙等诱发因素,多数患者有明确的扳机点,因此进行体格检查时可予以重点检查。偏头痛一般有暗点、闪光等视觉先兆,该患者现病史不具备此特点。患者头痛性质为胀痛,符合颅内肿瘤的特点,需要与蛛网膜下腔出血的爆裂痛、三叉神经痛,以及舌咽神经痛的闪电样刀割痛等相鉴别,行头颅 CT/MRI 等影像学检查可以确定有无颅内肿瘤。患者为中年男性,既往长期抽烟,为肺癌等恶性肿瘤的高危因素,因此应详细进行胸部的体格检查及影像学检查以明确是否为肺癌脑转移。

(二)体格检查

1. 重点检查内容及目的 根据患者主诉及现病史,初步诊断考虑脑部病变可能性大,除进行生命体征及意识、精神状态的一般检查以外,还应重点进行中枢神经系统的体格检查。主要包括脑神经、运动系统、感觉系统及神经反射等检查。首先进行 12 对脑神经的检查,如出现相应脑神经的功能障碍,则对定位诊断极为重要。如患者合并视觉障碍,可根据视觉所产生的视力障碍或不同类型的视野缺损而判断出病变的部位,具有很大的定位价值;如患者出现共济失调与平衡障碍等症状,则考虑小脑病变可能;如出现交叉性感觉障碍,则病变定位于脑干可能性大;如出现三偏综合征,则是内囊损害的有力证据;如发现病理反射则是锥体束损害的确切指征。

体格检查结果

T 36.5 ℃,R 16 次/min,P 75 次/min,BP 120/85 mmHg

神志清,精神可,双侧瞳孔等大等圆,直径约为 3.0 mm,光反射灵敏,左眼视力 1.0,右眼视力 0.8,无明显视野缺损,眼球活动正常,无复视;面部感觉正常,张口正常,咀嚼肌有力,角膜反射正常;睁眼、闭眼、皱眉、示齿、鼓腮、吹哨等动作均能正常完成且左右对称;听力及平衡功能检查正常;发音及咽反射正常,软腭及悬雍垂居中;耸肩有力,胸锁乳突肌无明显萎缩,舌在口中位置居中,伸舌居中,无舌肌萎缩及舌肌纤颤;四肢肌力、肌张力正常,生理反射存在,病理征未引出。

2. 思维引导 经上述体格检查，未发现明显神经功能障碍，考虑颅内病变早期或者病变处于功能哑区，患者临床体征一般不明显，因此需要进一步行影像学检查（头颅 CT 或 MRI）及实验室检查，以明确诊断。

（三）辅助检查

1. 主要内容及目的

（1）血常规、ESR、CRP：进一步证实感染性疾病。

（2）心电图、肺功能、胸部 CT：评估患者心肺功能，排除严重基础疾病，并明确是否为其他系统肿瘤伴颅内转移。

（3）头颅 DSA：观察脑血管的走行，有无移位、闭塞和有无异常血管等；明确是否有头颈部血管病变，如动脉瘤和血管畸形等。

（4）头颅 CT：常规 CT 主要用于颅内血肿、脑出血、蛛网膜下腔出血、脑肿瘤、脑积水、脑炎症性疾病及脑寄生虫病（如脑囊虫）等的诊断；CTA 可以三维显示颅内血管系统，可对闭塞性血管病变提供重要的诊断依据；CT 灌注成像可以早期诊断缺血性脑血管病。

（5）头颅 MRI：能提供多方位和多层面的解剖学信息，可清楚地显示冠状位、矢状位和横断位三位像，观察颅内病变的形态、位置、大小及其与周围组织结构的关系。

（6）PET：评估病变代谢情况，鉴别病变良恶性质，明确有无身体其他器官恶性肿瘤颅内转移。

辅助检查结果

（1）血常规：WBC 6.7×10^9/L，N% 32.5%，L% 20%，RBC 4.6×10^9/L，Hb 140 g/L，PLT 156×10^9/L，ESR 12 mm/h，CRP 15 mg/L。

（2）心电图、肺功能、胸部 CT：心电图示窦性心律，正常心电图；肺功能示肺通气功能正常；胸部 CT 示右肺近肺门处占位性病变。

（3）头颅 DSA：脑血管走行正常、无移位、闭塞和异常血管等；未见动脉瘤和血管畸形等。

（4）头颅 CT：左额颞叶、右枕叶大面积低密度改变，考虑水肿表现。

（5）头颅 MRI：左额颞叶、右枕叶多发占位性病变，T_1 等信号，T_2 高信号，明显不均匀强化，伴周围明显水肿。

（6）全身 PET：①右肺上叶肿块，代谢增高，远端轻度代谢斑片状高密度影；②左额颞叶及右枕叶结节伴周围水肿，代谢增高，多考虑脑转移瘤。

2. 思维引导 根据患者症状、体征及相关影像学检查，血常规及脑脊液检查未见明显异常，因此基本排除中枢神经系统感染性疾病；头颅 CT 示左额颞叶、右枕叶低密度改变，不考虑脑出血、蛛网膜下腔出血等出血性脑血管病。头颅 MRA 示轻度血管硬化，因此不考虑颅内动脉瘤及血管畸形等，因此无须进一步行头颅 DSA 检查。头颅 MRI 示左额颞叶、右枕叶多发占位性病变，T_1 等信号，T_2 高信号（图 3-21），明显不均匀强化，伴周围明显水肿（图 3-22），结合患者胸部 CT 示右肺近肺门处占位性病变（图 3-23），全身 PET 检查：①右肺上叶肿块，代谢增高，远端轻度代谢斑片状高密度影，多考虑肺原发恶性病变伴远端阻塞性肺炎；②左额颞叶及右枕叶结节伴周围水肿，代谢增高，多考虑脑转移瘤，其余代谢未见明显增高。综合上述检查结果，首先考虑肺癌伴颅内多发转移的可能。

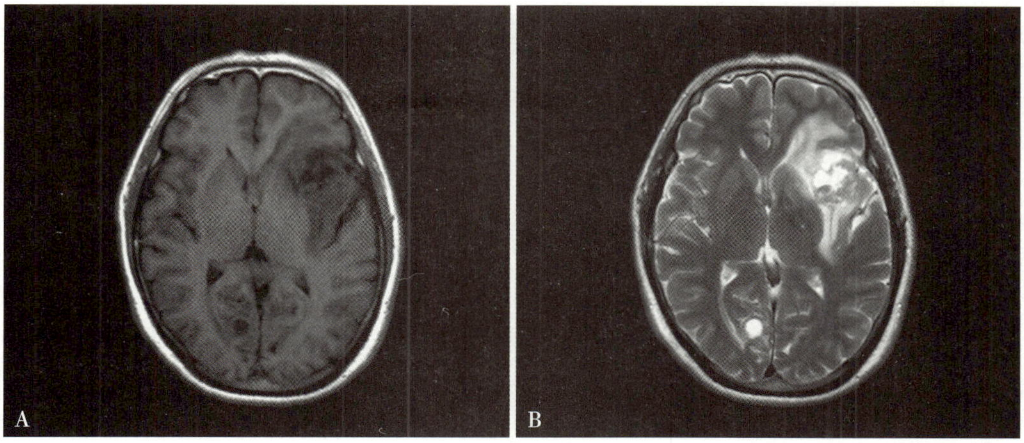

A. T_1WI；B. T_2WI。

图 3-21　术前头颅 MRI

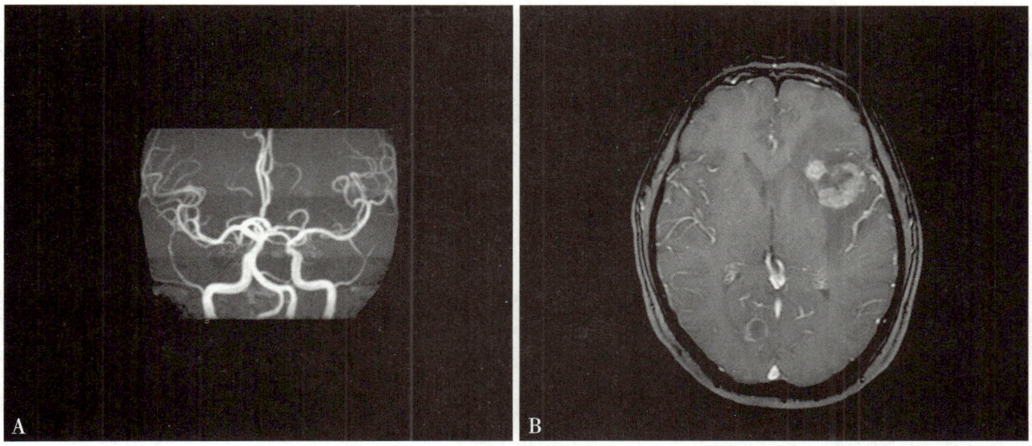

A. MRA；B. T_1WI 增强。

图 3-22　术前头颅 MRI

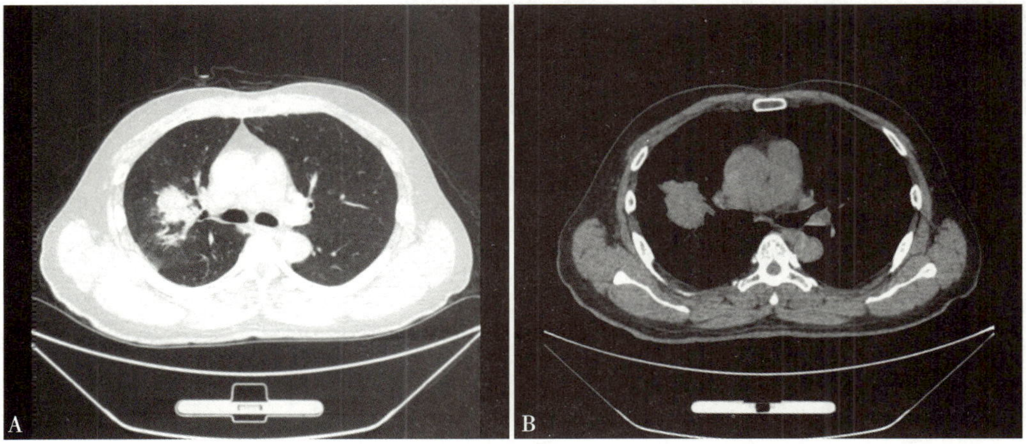

A. 肺窗；B. 纵隔窗。

图 3-23　术前胸部 CT

(四)初步诊断

分析上述病史、体格检查、实验室及影像学检查结果，支持以下诊断：①左额岛叶、右枕叶多发占位性病变（考虑肺癌脑转移可能）；②右肺病变（考虑原发性肺癌可能）。

二、治疗经过

给予一般性治疗，并积极进行术前准备。①防止剧烈运动、屏气、情绪激动等，避免使颅内压增高而诱发脑疝。②使用抗癫痫药物积极预防并降低术后癫痫发生率。③适当使用脱水降颅内压药物。④酌情使用镇痛药以降低机体应激反应。

患者颅内压增高，瘤周水肿范围广泛，中线结构明显移位，有手术指征，为防止脑疝，应采取积极措施手术切除肿瘤，必要时去骨瓣减压。术前经胸外科等学科会诊后，认为有手术指征，根据患者术后病理结果辅助术后化疗或放疗。完成其他相关辅助检查后，全身麻醉下行左侧额、岛叶占位性病变切除术，术后继续采取各种方法降低颅内压，如激素、脱水药物。手术准确定位，采用翼点经侧裂入路切除病灶，病变位于左侧优势半球，经侧裂入路可以避免额下回后部等皮层损伤，尽量减少失语等神经功能障碍；术中应注重侧裂静脉及大脑中动脉 M2、M3 段的保护，避免术后脑梗死、静脉回流障碍及脑水肿等并发症；肿瘤深部毗邻基底节区及内囊，术中应仔细辨认肿瘤边界，避免引起偏瘫等神经功能障碍，严格按照肿瘤相对边界进行切除以减少术后残留及复发等可能（图 3-24）。

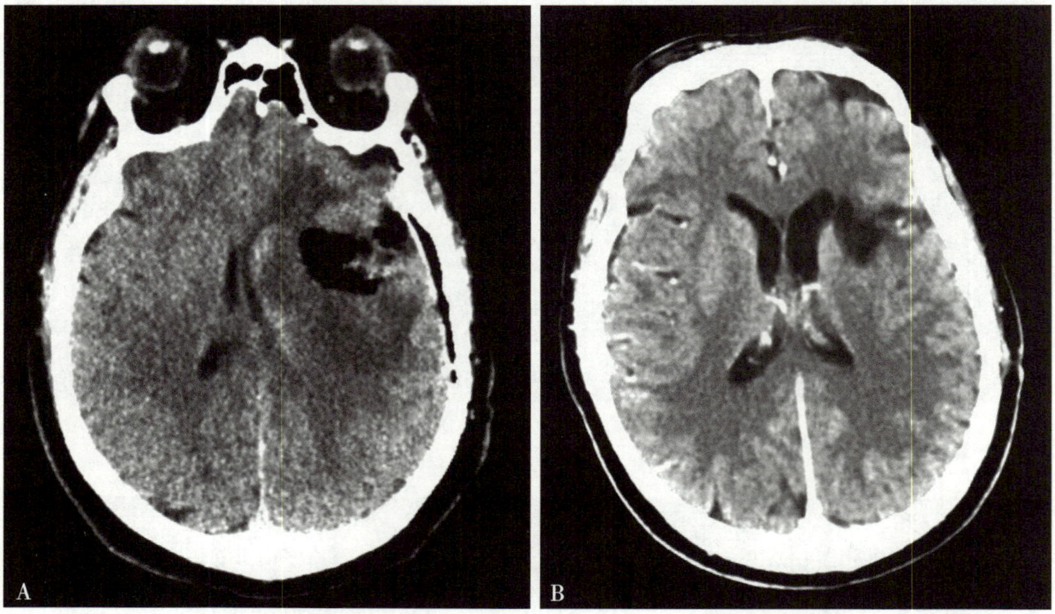

A. 平扫；B. 增强。

图 3-24 术后头颅 CT（平扫+增强）

手术经过：患者全身麻醉插管麻醉满意后，仰卧位，上头架，常规消毒后铺巾，取左额颞弧形切口，皮瓣翻向额颞侧，筋膜间入路，颞肌翻向颞侧，颅骨钻 3 孔，用铣刀将骨瓣铣下保留，约 6 cm×7 cm 大小，见硬膜张力饱满，20% 甘露醇 250 mL 静脉滴注后有所下降，硬脑膜四周悬吊，“X”字形剪开硬脑膜，分开侧裂血管，见肿瘤，呈灰红色，质地中等，血运丰富，同周边脑组织有粘连，边界不清，沿相对边界切除肿瘤，逐渐离断肿瘤供血，肿瘤与大脑中动脉粘连，小心分离并加以保护，最终全切除肿瘤组织约 3 cm×3 cm×4 cm。切除肿瘤后，可见大脑中动脉及侧裂静脉保护良好。瘤腔止血满意，生理盐水反复冲洗清亮，同护士清点棉条、器械及敷料等无误。因颅内压饱满，硬脑膜减张缝合，缺损处用人工硬脑膜覆盖，骨瓣复位 5 枚可吸收连接片、10 枚钛钉固定，逐层缝合伤口，手术顺利，出血约 200 mL，未输血，术毕，包扎伤口。

治疗效果

手术顺利，术后患者清醒，生命体征平稳，不伴失语、偏瘫等神经功能障碍。术后病理：见腺癌组织，符合转移性肺腺癌（图3-25）。基因检测示*EGFR*（NM_005228.3）基因的19外显子检测到缺失突变（有益突变），*EGFR*基因有益突变的非小细胞肺癌患者对酪氨酸激酶抑制剂（TKI）类靶向药物敏感，能够从该类靶向药物的治疗中获益；为后续进行全身靶向药物治疗提供病理学依据。

病理大体所见：

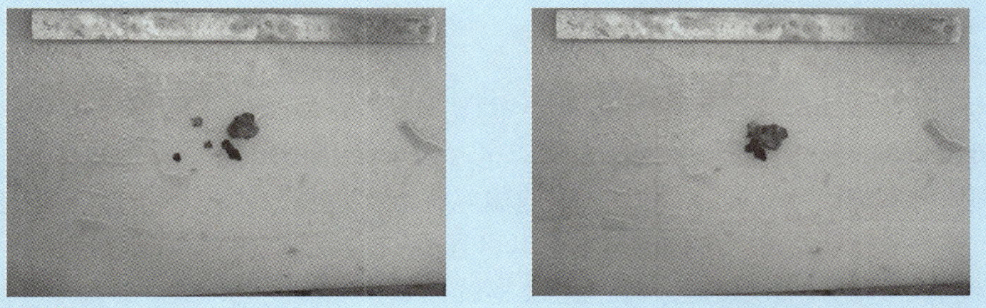

显微摄影图像：

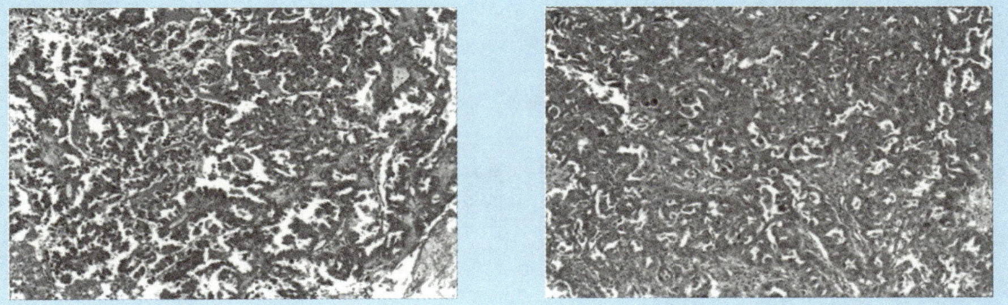

病理诊断：

【左侧颅内占位】见腺癌组织，结合病史及免疫组化，符合转移性肺腺癌。
免疫组化（靶细胞）结果显示：[22-019162.A.3]：CDX-2(-)，CK19(+)，CK20(-)，CK7(+)，PSA(-)，Tg(-)，Ki67(55%)，Napsin A(+)，TTF-1(+)，Pax-8(-)，GATA-3(-)，Villin(—)。

图3-25　术后病理

思维引导：肺癌脑转移患者的治疗应该在全身治疗的基础上，进行针对脑转移的治疗，包括手术、全脑放射治疗（whole brain radiotherapy，WBRT）、立体定向放射治疗（SRT）、化疗和分子靶向治疗在内的多学科综合治疗，其目的是治疗转移病灶、改善患者症状、提高生活质量，最大程度地延长患者生存时间。治疗原则：①非小细胞肺癌脑转移的治疗，对于无症状脑转移患者，可先行全身治疗；对于有症状脑转移而颅外病灶稳定的患者，应积极行局部治疗。如脑转移瘤数目不超过3个，可采用以下治疗方案：手术切除脑转移瘤、SRT、SRT联合WBRT。如脑转移瘤数目多于3个，可行WBRT或SRT。②小细胞肺癌脑转移的治疗，对于初治无症状的小细胞肺癌脑转移患者，可先行全身化疗后再行WBRT；对于有症状的小细胞肺癌脑转移患者，应积极行WBRT。

三、思考与讨论

典型的转移瘤结合病史诊断容易，表现为灰白质交界处多发性瘤灶，呈圆形或卵圆形，实性或环形强化，灶周明显水肿是转移瘤的一个显著特征，呈低密度区。由于水肿为血管性，常累及白质，而较少累及灰质，影像上呈指状分布。但当病史不典型时，常需要和其他病变鉴别。多发性脑转移瘤需要与下述疾病进行鉴别：①脑脓肿，多呈薄壁环形强化，常有感染病史，抗生素治疗有效。②多发性硬化,病灶好发于侧脑室周围,两侧对称,可自行消失。③多发脑梗死,周围水肿和占位效应轻或无,强化不明显。④多发脑膜瘤,多居脑外,具有脑外肿瘤的共性,且强化均匀,少见坏死、囊变。⑤原发淋巴瘤,多呈等、高密度,病灶分布于基底节、额颞叶、胼胝体及脑室周围白质,强化多较均匀。孤立性转移瘤主要与胶质瘤、脑膜瘤等鉴别,诊断较为困难,易误诊。

四、练习题

1. 脑转移瘤影像学鉴别诊断要点包括哪些方面?
2. 脑转移瘤外科治疗适应证是什么?

五、推荐阅读

[1]VOGELBAUM M A,BROWN P D,MESSERSMITH H,et al. Treatment for Brain Metastases:ASCO-SNO-ASTRO guideline[J]. J Clin Oncol,2022,40(5):492-516.
[2]中国医师协会肿瘤医师分会,中国医疗保健国际交流促进会肿瘤内科分会. 肺癌脑转移中国治疗指南(2021 年版)[J]. 中华肿瘤杂志,2021,43(3):269-281.
[3]吴江. 神经病学[M]. 3 版. 北京:人民卫生出版社,2018.
[4]王忠诚,张玉琪. 王忠诚神经科学[M]. 2 版. 武汉:湖北科学技术出版社,2015.

(陈玉升　魏新亭)

案例 20 髓母细胞瘤

一、病历资料

(一)门诊接诊

1. 主诉　头痛伴恶心、呕吐 4 d。

2. 问诊重点　头痛、恶心、呕吐为非特异神经系统症状,但诊断神经系统疾病时应高度怀疑为颅内压增高表现,患者急性发病,问诊时应注意发病病程中主要症状及伴随症状特点、疾病演变过程、诊治经过、治疗效果等。

3. 问诊内容

(1)诱发因素:有无着凉、感冒、劳累、食用生冷不洁食物等诱发因素。

(2)主要症状:头痛、恶心、呕吐常见于颅内压增高性疾病,主要包括颅内占位性病变、颅内感染、急性脑积水、脑卒中等。因此,应首先询问头痛的性质有何特点,是慢性钝痛、搏动性疼痛还是爆炸样疼痛;疼痛首次发作的时间,疼痛发作是否存在规律性,青年女性还应注意头痛是否与月经期相关,还应询问头痛持续的时间,以及症状是否为持续性加重。同时应询问疾病的演变进程,是否为急性起病,并呈持续性加重表现。

(3)伴随症状:是否有癫痫发作、意识状态改变、意识障碍等,有无肢体活动障碍、神经感觉变化、行走不稳、复视、共济失调、视力减退等。

(4)诊治经过:是否到当地医院就诊,若就诊,是否用药,用何种药、具体剂量、效果如何,以利于迅速选择药物。在当地做过何种检查,检查结果如何,以利于给予患者初步诊断。同时需询问患者自发病以来,神志状况、精神状况、饮食情况、睡眠情况、大小便情况,以及体重变化。

(5)既往史:儿童及青年患者大多无基础性疾病,但仍需要询问有无糖尿病、先天性疾病、精神性疾病、传染性疾病病史，是否有外伤、输血史，是否经历过大手术等。是否对特定食物及药物过敏，以及预防接种情况。

（6）个人史：患者生活环境中否接触过放射性物质、化学性物质等有毒、有害物质，青年女性患者仍需要询问婚姻史及月经、生育史等。

（7）家族史：重点询问家族中是否有类似疾病患者。

问诊结果

患者，青少年女性，17 岁，学生，4 d 前无明显诱因出现头痛、头晕，伴恶心、呕吐，无意识障碍、癫痫发作等，不伴视力减退，肢体感觉障碍及活动障碍，患者本次发病呈急性起病，症状呈持续性加重，至当地中医院口服中药治疗，症状无明显好转，遂至当地上级医院行颅脑 CT 检查示小脑占位。进一步检查头颅 MRI：①第四脑室占位；②幕上脑室轻度脑积水。当地医院给予甘露醇等脱水治疗后，患者症状稍缓解。患者为进一步治疗来院就诊。继续询问既往史，患者无肝病、糖尿病、先天性心脑血管性疾病、遗传性疾病、精神性疾病，月经正常，无规律性头痛病史，未婚未育。

4. 思维引导　患者青少年女性，急性起病，且头痛症状呈进行性加重，伴恶心、呕吐。青年女性，首先要排除妊娠、偏头痛、血管源性头痛等，其次，患者至当地医院行头颅 CT 及 MRI 检查均提示小脑占位性病变，并伴脑积水。因此，可以明确，患者存在颅内占位情况，且患者甘露醇脱水有效，证明颅内压增高。青少年第四脑室占位，可能出现髓母细胞瘤、脑干胶质瘤、毛细胞型星形细胞瘤、血管网状细胞瘤、室管膜瘤等。

（二）体格检查

1. 重点检查内容及目的　患者查体时应注意有无后组脑神经症状，如吞咽呛咳，咽反射下降等，同时注意有无小脑症状，是否存在共济运动失调、行走不稳等。注意有无脑积水、颅内压增高症状，是否存在眼底视乳头水肿、视物模糊。

体格检查结果

T 36.7℃，R 21 次/min，P 84 次/min，BP 107/66 mmHg

神志清，精神差，自主体位，正常面容，表情自如，查体合作，头颅无畸形，双侧瞳孔等大等圆，直径 3 mm，对光反射灵敏，调节反射正常。角膜反射正常，咽反射正常。眼底检查示视盘边缘模糊，中心凹显示不清。颈部稍硬，颈抵抗不明显。正常生理反射存在，病理征未引出。其余系统查体正常。

2. 思维引导　经上述检查发现患者有脑膜刺激征（颈部稍硬），结合患者影像学检查资料，考虑原因为幕上脑积水所致颅内压增高表现。而且，患者眼底检查提示眼底视乳头水肿，结合患者病史，头痛、呕吐合并视乳头水肿，符合颅内压增高的三主征。

（三）辅助检查

1. 主要内容及目的

（1）急查血常规、凝血功能、传染病四项、肝功能、肾功能、电解质、心电图；积极术前准备，以备急诊手术（脑室钻孔外引流/脑室腹腔分流术）解除颅内压增高危象。

（2）影像学检查：通常神经外科患者的辅助检查主要为中枢神经系统的影像学检查，包括并不限于 CT 及 MRI 检查，具体患者选择何种检查方式，需要根据患者病情及当地医疗条件决定。①CT：诊断颅内占位性病变的首选辅助检查，快速、无创、检查费用相对低廉，易于被患者接受。但

CT 检查存在电离辐射的缺点，不适合短时间内多次进行该项检查，而且不适合孕妇等特定人群。②MRI：相对于 CT，MRI 能够在横断面、矢状面、冠状面上成像，对于脑内肿瘤病变有更好的分辨力，且对人体不存在电离辐射损伤。但是 MRI 检查费用较高，用时相对较长，且幼儿患者往往不能配合检查，需要额外镇静后方能检查。

辅助检查结果

(1)血常规、凝血功能、传染病四项、肝功能、肾功能、电解质、心电图、胸部 CT：均未见明显异常。

(2)患者头颅 MRI 平扫及增强：第四脑室可见不规则团片状长 T_1、稍长 T_2 信号，其内可见条线状长 T_1、短 T_2 信号，黑水像呈稍高信号，DWI 高 b 值弥散受限高信号，邻近组织受压，脑桥及延髓受压前移；脑室系统稍增宽。静脉注射对比剂后增强扫描示：第四脑室明显强化，大小约 28 mm×31 mm×37 mm(前后径×左右径×上下径)。影像学诊断：①第四脑室占位性病变，髓母细胞瘤；②幕上梗阻性脑积水(图 3-26)。

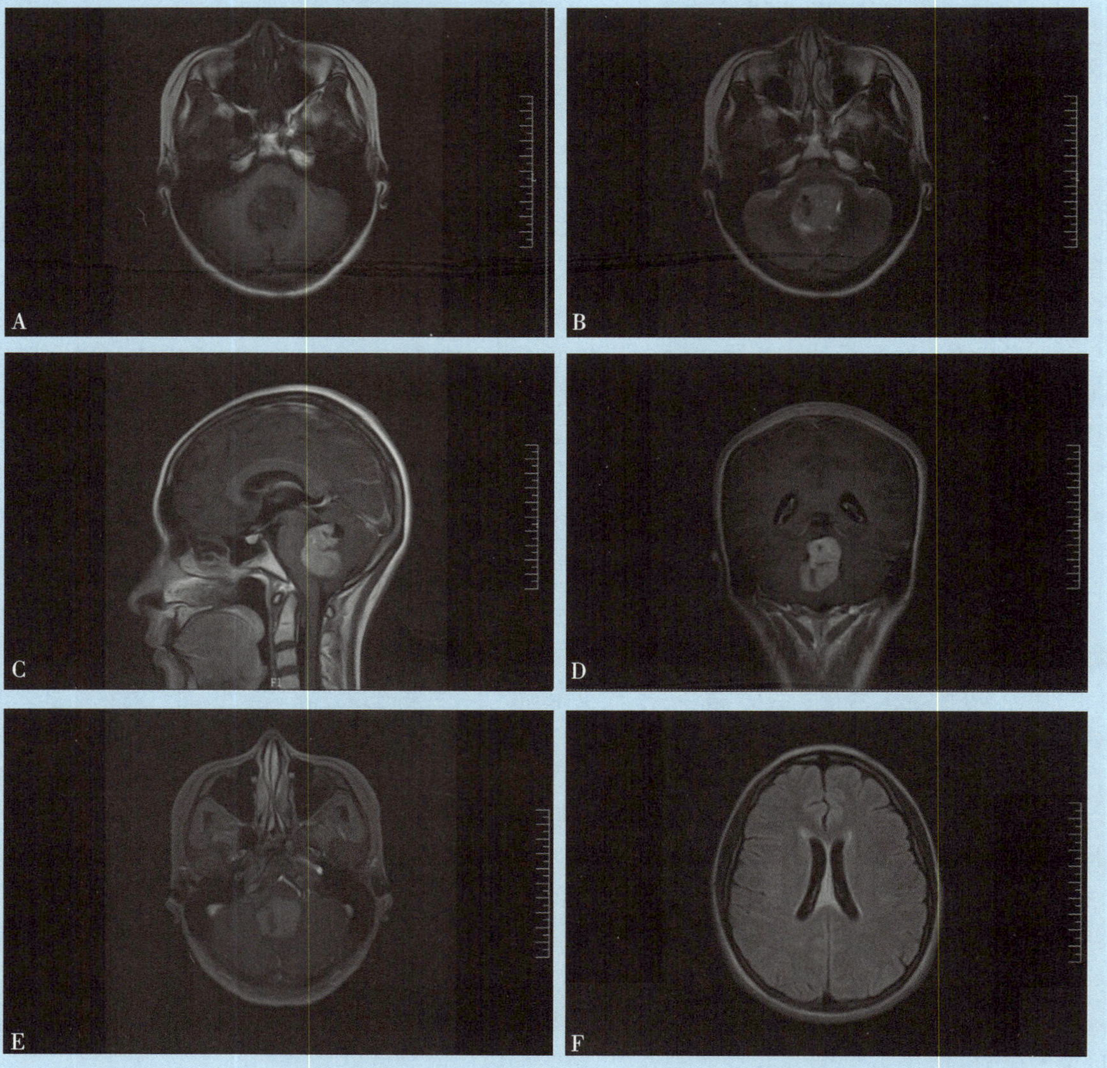

A. 横断位 T_1 加权像；B. 横断位 T_2 加权像；C. 矢状位增强；D. 冠状位增强；E. 横断位增强；F. 侧脑室轻微扩张，侧脑室额角周围少量渗出。

图 3-26 术前 MRI 检查影像

2. 思维引导 患者存在颅内压增高三主征：头痛、呕吐、视乳头水肿（眼底镜下可发现视盘边缘模糊，中心凹显示不清）。当地头颅 MRI 检查提示第四脑室占位，T_1WI 为低信号，T_2WI 为高信号，伴有明显周围水肿，注入造影剂后出现肿瘤均匀强化，颅内肿瘤性病变基本可以确定。且双侧侧脑室增宽，脑室周围伴间质性渗出，第四脑室未见明显增宽，可以判断为幕上梗阻性脑积水。

作为首诊医师，首先考虑"患者为第四脑室占位性病变，堵塞脑脊液循环通路，造成梗阻性脑积水，随时可能出现颅内压增高危象，危及生命"。应急诊收治入院，并根据患者病史、体格检查结果以及初步诊断，应及时完善有效的辅助检查，来协助定位、定性诊断和治疗。

但在本病例中，患者在当地医院已经行头颅 MRI 检查，基本可以明确为第四脑室占位性病变，因此，不必再做过多的影像学检查。

（四）初步诊断

①第四脑室占位，考虑髓母细胞瘤可能；②颅内压增高综合征；③梗阻性脑积水。

（五）鉴别诊断

1. 髓母细胞瘤 好发于儿童的颅内恶性肿瘤，多发于小脑蚓部或后髓帆，是一种神经母细胞瘤，其位于颅后窝者专称为髓母细胞瘤。影像学表现头颅 CT 多表现为均匀一致的高密度影，少数可伴钙化及低密度囊变。

2. 室管膜瘤 以儿童、青少年居多，男女发病无差别。肿瘤囊变多见，且囊腔可大小不一，壁光滑，常突破脑室前后壁浸润脑干及小脑蚓部，也可侧孔和/或中央孔向桥小脑角区、小脑延髓池方向生长，甚至经枕骨大孔突入椎管内，这种"浇注"形生长是第四脑室室管膜瘤的特征性改变，室管膜瘤容易沿第四脑室侧孔向两侧桥小脑角池生长。

3. 毛细胞型星形细胞瘤 毛细胞型星形细胞瘤一般病程较长。小脑型肿瘤为走路不稳等共济失调表现。本病例主要表现为颅内压增高及共济运动失调，且伴有后组脑神经受压的后组脑神经症状。

4. 脑干胶质瘤 主要发生于儿童，主要包括弥漫性脑干胶质瘤（最常见于脑桥）和局灶性脑干胶质瘤（大多位于中脑和延髓）。

二、治疗经过

（一）诊疗计划

（1）神经外科护理常规，一级护理，心电监护，禁食水。

（2）急查血常规、凝血功能、传染病四项、肝功能、肾功能、电解质、心电图等，完善胸部 DR/CT 等。

（3）给予甘露醇等脱水药物应用，适当补充糖水、电解质液体。

（4）进行术前准备，包括禁饮食、剃头、术中备血、请麻醉科会诊等，并进行术前评估，若无手术禁忌证，限期行"第四脑室占位切除术"；若患者脑积水较重，随时可能出现颅内压增高危象，诱发脑疝。可先急诊行"脑室钻孔外引流术/脑室腹腔分流术"，缓解梗阻性脑积水及颅内压增高问题，为后续治疗提供时间；若患者梗阻性脑积水症状不重，可先给予甘露醇或呋塞米等加强脱水治疗，并且需要给患者应用通便润肠的药物，防止患者突然颅内压明显升高，诱发脑疝。

（5）与患者及家属沟通病情，让其了解初步治疗方案、疾病的发展与转归、在围手术期相关风险及注意事项、签署手术风险知情同意书，解答患者及家属面对该疾病及诊疗过程中存在的疑惑。

思维引导：本例患者虽存在幕上梗阻性脑积水，但影像学表现脑室周围间质性渗出并不明显，且患者经脱水治疗后颅内压增高症状较入院时明显好转，因此，可先不行脑室钻孔外引流术，继续给予加强脱水，密切观察患者生命体征等，限期行第四脑室占位切除术。

（二）手术治疗

完善术前检查后，患者行第四脑室占位切除术。

（1）气管插管全身麻醉妥善后，头架头钉俯卧位，常规后正中直切口长约 12 cm。

（2）常规消毒铺巾，依次切开皮肤、皮下组织，严密止血，用浅颈椎撑开器撑开切口。显露枕骨鳞部，寰椎后弓，铣刀游离中线双侧旁开 2.5 cm 枕骨骨瓣大小约 5 cm×6 cm，硬膜完整，张力稍高，“Y”形剪开硬膜并结扎枕窦。

（3）小脑下蚓部增大饱满，两旁轻轻牵拉小脑扁桃体，见肿瘤位于菱形窝上方，小脑蚓部深处，切开小脑蚓部约 0.5 cm 并向两侧牵开显露肿瘤，灰白色，质软，血供丰富，与脑组织之间无明显界限，分块切除肿瘤至正常脑组织和第四脑室底部，切除过程中瘤体左下和第四脑室底部粘连紧密，予以锐性分离，术毕镜下全切肿瘤组织，延髓、第四脑室底部、中脑导水管保护良好，中脑导水管结构完整、通畅，术区彻底止血，查无异物，反复冲洗盐水清亮。

（4）间断缝合修补硬膜，外敷免缝合硬膜预防脑脊液漏，复位骨瓣并用连接片及盖孔板固定牢固，分层缝合切口，消毒后包扎。

术后肿瘤标本常规送病理化验，复查头颅 MRI 及 CT（图 3-27），可见第四脑室占位切除彻底。患者术后查体，生命体征平稳，诉头晕、恶心、视物重影。查体：T 36.5 ℃，P 76 次/min，R 20 次/min，BP 137/91 mmHg，神志清，精神可，生命体征平稳，左眼外展神经功能不全，左侧轻微面瘫，复视。切口敷料清洁干燥无渗出，双侧瞳孔等大等圆，直径 3.0 mm，对光反射灵敏，言语正常，四肢自主活动，肌张力正常，肌力 4 级，双侧病理征阴性。

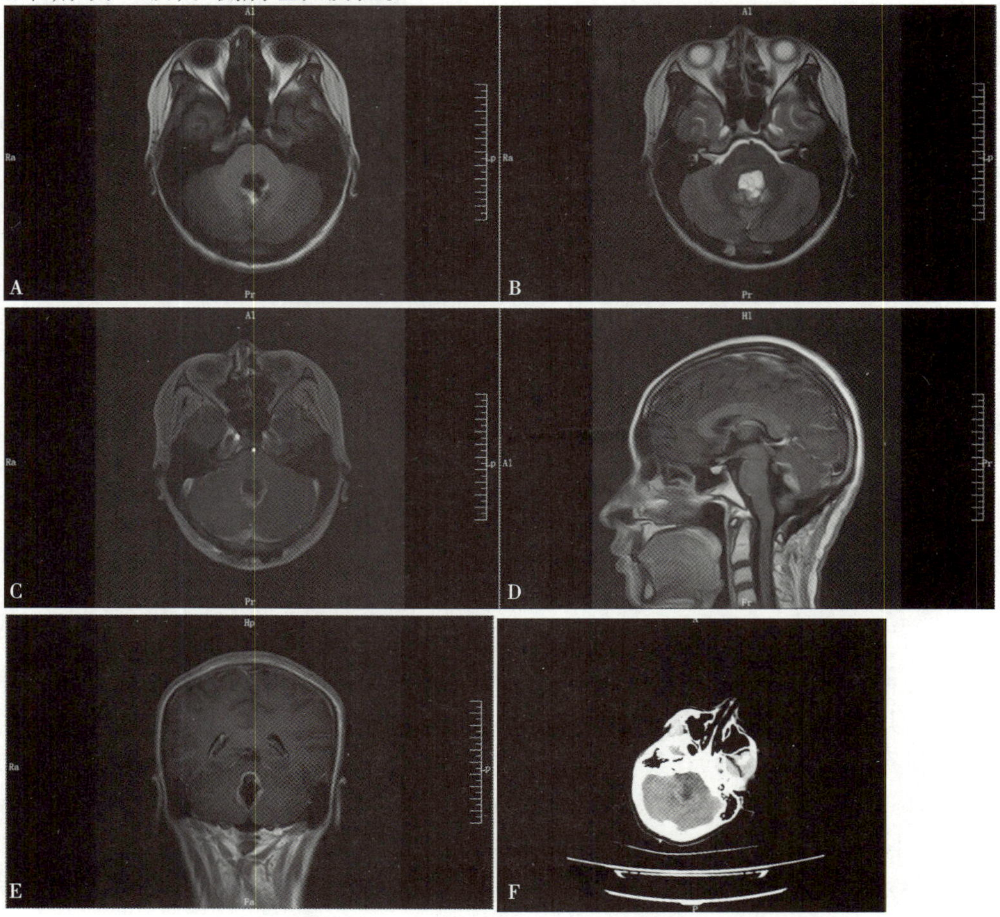

A. 横断位 T_1 加权像；B. 横断位 T_2 加权像；C. 横断位增强；D. 矢状位增强；E. 冠状位增强；F. 术后头部 CT。

图 3-27 术后复查 MRI 及 CT 图像

思维引导：手术治疗要点，髓母细胞瘤最主要的治疗方法为手术切除，在切除肿瘤时严格从肿瘤表面蛛网膜界面分离，多采用膜髓帆入路，尽量减少小脑蚓部损伤。术中严格保护小脑后下动脉供应脑干的分支。处理肿瘤上极，需要打通中脑导水管出口，解决幕上脑积水。若肿瘤为大部切除，中脑导水管未能打通，应术中留置脑室外引流，待日后做脑室-腹腔分流术。研究者根据肿瘤术中所见，可将髓母细胞瘤进行临床分期（表3-6）。

表3-6 髓母细胞瘤 Chang 分期

T_1 肿瘤直径3 cm以内，局限于小脑蚓部或小脑半球
T_2 肿瘤直径超过3 cm，侵犯1个邻近结构或部分占据第四脑室
T_{3a} 肿瘤侵犯2个邻近结构或充满第四脑室
T_{3b} 肿瘤侵犯第四脑室底或充满第四脑室
T_4 肿瘤长入中脑导水管侵犯中脑或向下长入枕骨大孔影响上颈髓
M_0 无转移
M_1 镜下见脑脊液中有肿瘤细胞
M_2 肿瘤在颅内蛛网膜下腔播散肉眼可见
M_3 肿瘤在脊髓蛛网膜下腔播散
M_4 肿瘤有神经系统以外转移

（三）病理结果

肉眼所见：第四脑室占位，灰黄色碎组织一堆，大小约2.0 cm×1.0 cm×0.4 cm（图3-28）。

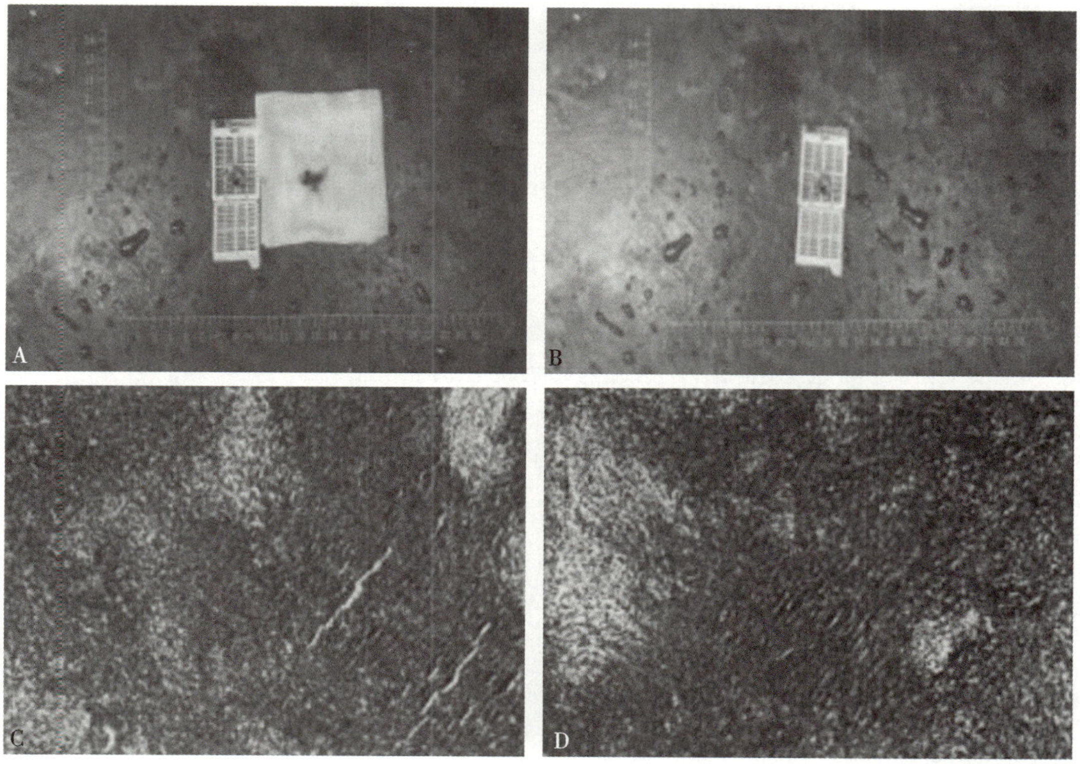

A、B. 肿瘤大体标本；C、D. HE染色肿瘤标本切片。

图3-28 术后病理照片

病理诊断：第四脑室占位髓母细胞瘤，WHO Ⅳ级，符合经典型。

免疫组化：GFAP(－)，Oligo-2(－)，S-100(部分+)，EMA(－)，SOX-10(－)，NSE(+)，Syn(+)，CD56(+)，CgA(+)，BRG-1(+)，INI-1(+)，LCA(－)，CD99(－)，P53(部分+)，β-actin(膜+)，Ki-67(约70%)。

(四)辅助治疗

《儿童髓母细胞瘤诊疗规范(2021版)》指出，患者应根据复发的危险度(一般风险组和高风险组)分别治疗。全脑全脊髓照射(CSI)+颅后窝推量一般风险组：CSI剂量30～36 Gy，颅后窝推量至55.8 Gy；或CSI剂量23.4 Gy，颅后窝推量至55.8 Gy，长春新碱(VCR)同步化疗并放疗后联合化疗。高风险组：CSI剂量36 Gy，颅后窝推量至55.8 Gy，放疗后联合化疗。对小于3岁的低龄患儿，化疗通常是主要的辅助治疗，不建议常规放疗。

对于一般风险儿童，推荐术后及放疗后进行化疗(但不能替代放疗)，长春新碱+顺铂+洛莫司汀或长春新碱+顺铂+环磷酰胺或长春新碱+依托泊苷+环磷酰胺联合化疗方案。

对于评估为高风险儿童推荐手术及放疗后化疗，可选择的化疗方案：长春新碱+顺铂+洛莫司汀联合化疗。小于3岁患儿推荐术后单独化疗，大剂量冲击化疗可延缓或避免婴幼儿术后的放疗所带来的近期和远期并发症。对于成人患者，在手术和放疗后，常用化疗方案为洛莫司汀、长春新碱及泼尼松。儿童肿瘤协作组(POG9031)最新研究成果显示：对于高危髓母细胞瘤先化疗再放疗和先放疗再化疗并无区别。

(五)随访复查

术后复查头颅MRI："第四脑室占位术后"改变，枕部局部骨质欠连续，周围结构和信号稍紊乱。第四脑室内可见片状混杂长短T_1、稍长T_2信号，黑水像混杂高信号，DWI高b值边缘可见弥散受限稍高信号，邻近组织受压，脑桥及延髓稍受压。脑室系统未见明显增宽。脑中线结构居中。静脉注射造影剂后增强扫描示第四脑室内病变可见边缘轻度强化。其余脑实质内未见明显异常强化影。术后头部CT提示第四脑室占位切除较充分。

术后1个月进行放、化疗同步治疗(全脑24 Gy，瘤床40 Gy)并选择长春新碱+顺铂+洛莫司汀联合化疗方案，术后第3个月复查脑MRI，均未见肿瘤复发，脑室大小及形态正常。

三、思考与讨论

大多数髓母细胞瘤预后欠佳。近年来随着手术技巧的提高，肿瘤全切除或次全切除的比例增高，由于术后常规脑脊髓放射治疗的实施，患者的生存率有明显提高。目前，髓母细胞瘤的5年生存率为50%～60%，10年生存率为28%～33%。在某些报道中，5年生存率甚至达到80%～100%。患者的发病年龄、肿瘤的临床分期和治疗措施与患者的预后有关。年龄越小、预后越差。儿童患者5年生存率明显低于成人患者，分别为34%与79%，而10年生存率则较为接近，为25%～28%，无显著差别。髓母细胞瘤对放疗较为敏感，尤其是对于次全切除肿瘤的患者，一个疗程后复查MRI或CT可发现残余肿瘤消失。髓母细胞瘤的复发多见于术后第2～4年。对于复发髓母细胞瘤，手术及放疗效果均不如首发肿瘤。复发后除个别患者可生存5年以上外，一般不超过2年。

四、练习题

1. 哪些症状体征提示患者颅内压增高危象？
2. 如果患者术前出现频繁呕吐、意识不清等，应做何种应急处理？

五、推荐阅读

[1]王忠诚，张玉琪. 王忠诚神经科学[M]. 2版. 武汉：湖北科学技术出版社，2015.

[2]赵继宗. 神经外科学[M]. 北京:人民卫生出版社,2012.
[3]周良辅. 现代神经外科学[M]. 2 版. 上海:复旦大学出版社,2001.
[4]RichardWinn. 尤曼斯神经外科学[M]. 北京:人民卫生出版社,2009.

(李 远 翟 广)

案例 21 生殖细胞肿瘤

一、病历资料

(一)门诊接诊

1. 主诉 间断头痛 1 个月,加重伴呕吐 2 d。

2. 问诊重点 了解患者年龄、性别等基本特征。快速抓住患者症状的主要特点,患者主诉症状为“头痛”,要进一步询问,头痛的性质、部位、是否存在加重或缓解的方法或行为,伴随症状,诊疗经过和治疗效果等。

3. 问诊内容

(1)诱发因素:当咳嗽、搬重物、用力排便等情况下头痛症状是否加重。

(2)主要症状:头痛性质(隐痛、胀痛、撕裂样疼痛)、头痛部位(额部、颞部、顶部、枕部、全头部、偏侧)、持续性/阵发性。

(3)伴随症状:是否伴发热、流涕、鼻塞、恶心、呕吐等症状。

(4)诊疗经过:是否用药,何种药物及剂量,治疗效果如何,是否行相关辅助检查及结果。

(5)既往史:既往有无心脏病、脑血管疾病、鼻炎、鼻窦炎等病史,有无手术史、外伤史、过敏史等。

(6)个人史:出生地及久居地,有无疫区、疫情、疫水接触史。

(7)家族史:家族成员健康状况及有无类似疾病史。

问诊结果

患者为 11 岁男性。1 个月前患者劳累后出现头痛,呈阵发性胀痛,部位主要为枕部、额部,无发热、流涕、恶心、呕吐等症状,当时未予重视及治疗。2 d 前头痛较前加重,持续时间延长,并伴头晕、恶心、呕吐等症状,咳嗽时症状加重,自行口服止痛药物(具体不详),症状缓解不佳,今至医院神经外科门诊就诊。既往史、个人史、家族史均无特殊。

4. 思维引导 患者病史已了解清楚,在门诊有限时间内,需要做哪些重点体格检查来协助诊断呢? 比如双侧额窦、上颌窦区域有无叩击痛,协助诊断/鉴别诊断鼻窦炎引起的头痛;神经系统查体,主要包括脑神经(中脑、脑桥、延髓病变),肌力、肌张力、生理反射、病理反射、深浅感觉(大脑半球、脑干、脊髓病变),共济运动(小脑病变),脑膜刺激征(蛛网膜下腔出血、脑膜炎)等检查,根据神经系统查体协助定位诊断。

(二)体格检查

1. 重点检查内容及目的 检查患者双侧额窦、上颌窦区域有无叩击痛,鼻窦炎引起的头痛患者额窦或/和上颌窦区域常存在叩击痛。使用检眼镜检查患者双侧视乳头情况，颅内压增高患者常伴随视盘边界不清、视杯变浅或消失等视乳头水肿表现。神经系统体格检查，协助诊断。

体格检查结果

阳性体征：双侧瞳孔对光反射迟钝，双眼向上凝视麻痹，双侧视乳头水肿。其他神经系统体格检查均正常。双侧额窦、上颌窦区域无叩击痛。

2. 思维引导　作为神经外科医生，我们首先要考虑到是否为颅内压增高引起的头痛。颅内压增高引起的头痛常表现在枕部、双颞部、额部，常伴随恶心、呕吐、视乳头水肿等症状和体征，在用力排便或负重时，头痛症状常常加重。而偏头痛常表现为发作性、单侧、搏动样头痛，伴有畏光畏声；丛集性头痛表现为一侧眼眶周围发作性剧烈疼痛，伴有同侧结膜充血、流泪、流涕等症状；紧张性头痛表现为全头持续性、紧缩性疼痛。若患者伴有脓涕、鼻塞等症状，就要考虑是否为鼻窦炎引起的头痛。若患者神志不清、精神差，脑膜刺激征阳性，就要高度怀疑蛛网膜下腔出血或脑膜炎等诊断。

体格检查发现患者双眼向上凝视麻痹，而眼球垂直共轭运动的维持主要靠位于 Cajal 间质核（interstitial nudeus of Cajal，INC）的神经整合器来调控，INC 投射纤维通过后连合至脑干对侧动眼神经核及滑车神经亚核的垂直运动神经元来支配眼球的垂直共轭运动。当该神经通路上发生病变时，患者常表现为眼球垂直共轭运动障碍。根据患者体格检查结果及颅内压增高症状，病变初步定位在中脑导水管或后连合及其周边结构。

3. 初步诊断　颅内压增高综合征。诊断依据：患者存在颅内压增高三主征：头痛、呕吐、视乳头水肿。

思维引导：引起颅内压增高的常见病因如下。①颅内肿瘤，若肿瘤生长在脑脊液循环通路上或其周边，容易继发形成梗阻性脑积水，短期内便可形成颅内压增高。脑恶性肿瘤，尤其是脑转移瘤，瘤周常伴有大面积水肿，短期内亦可出现颅内压增高症状，主要发生在老年人群。位于颅底、凸面、大脑半球的良性肿瘤，颅内压增高症状常出现较晚。该患者颅内压增高症状在较短时间内加重，符合脑脊液循环通路上或其周边结构上的肿瘤或脑转移瘤特点。但该患者为 11 岁儿童，年龄较小，脑转移瘤可能性不大。②颅内感染，儿童因脑膜炎引起的颅内压增高，常伴随高热、恶心、呕吐、抽搐等症状，脑膜刺激征阳性。该患者无高热、抽搐等病史，脑膜刺激征阴性。③脑血管疾病，常因颅内动脉瘤、脑血管畸形导致颅内出血、蛛网膜下腔出血，引起颅内压增高，发病常在数分钟、数小时内加重，甚至危及生命。

根据患者病史、体格检查结果，以及初步诊断，应及时完善有效的辅助检查，来协助定位、定性诊断和治疗。①CT：诊断颅内占位性病变首选辅助检查，快速、无创、检查费用相对低廉，易于被患者接受。但 CT 检查存在电离辐射缺点，不适合短时间多次进行该项检查，而且孕妇等特定人群不适宜。②MRI：相对于 CT，MRI 能够在横断面、矢状面、冠状面上成像，对于颅内肿瘤病变有更好的分辨力，且对人体不存在电离辐射损伤。但是 MRI 检查费用较高，用时相对较长。

（三）辅助检查

1. 主要内容及目的　与患者家属沟通病情及下一步诊疗计划后，根据患儿病史及体格检查结果（上视麻痹），主要考虑颅内肿瘤引起颅内压增高，选择脑 MRI 检查协助诊断。

辅助检查结果

脑 MRI 检查:松果体区占位性病变,梗阻性脑积水。可见松果体区不规则混杂长/短 T_1,混杂长/短 T_2 信号,邻近脑组织受压明显,幕上脑室系统扩张,静脉注入钆剂后,病变呈不均匀强化(图 3-29)。

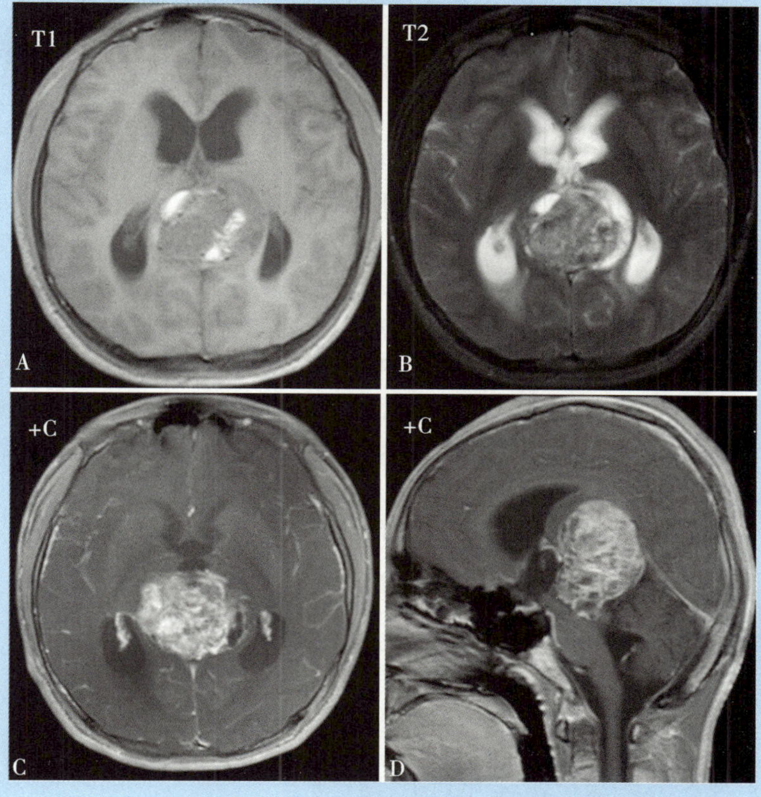

A. T_1 WI;B. T_2 WI;C. T_1 WI 增强轴位;D. T_1 WI 增强矢状位。

图 3-29 脑 MRI 检查

2. 思维引导 根据患者症状、体格查体结果,以及影像学检查,可进一步作出定位诊断和定性诊断。根据患者颅内压增高症状在较短时间内加重,符合脑脊液循环通路上或其周边结构上的肿瘤特点。并且对该患者进行体格检查发现双眼向上凝视麻痹,该体征最常见于松果体区占位性病变。松果体区占位性病变压迫后连合和/或 Cajal 间质核,导致眼球的垂直共轭运动神经调节通路受损,引起向上凝视维持功能丧失,而出现帕里诺(Parinaud)综合征(背侧中脑综合征),该综合征主要包括以下全部或部分体征:①共轭性向上凝视麻痹,偶尔向下凝视麻痹;②瞳孔异常(通常增大);③向上凝视时出现辐辏-回缩性眼球震颤;④病理性睑退缩;⑤睑后退;⑥在水平性再定视时,外展的眼球可能较内收的眼球移动缓慢(假性外展麻痹)。通过脑 MRI 检查也证实了松果体区占位性病变的定位诊断。此外,部分松果体区占位的患儿表现为性早熟。松果体腺分泌褪黑激素,该激素能够抑制垂体前叶的功能。青春期前儿童松果体腺功能活跃,抑制性征发育。儿童松果体区肿瘤破坏了松果体腺的正常功能,褪黑激素分泌减少,垂体前叶功能不再受抑制,而出现性早熟。定性诊断为肿瘤性病变,以及梗阻性脑积水。

(四)初步诊断

①松果体区占位性病变;②梗阻性脑积水。

(五)鉴别诊断

鉴别诊断主要包括:①生殖细胞肿瘤;②松果体实质肿瘤;③松果体区胶质瘤;④松果体区脑膜瘤;⑤松果体囊肿。

松果体区肿瘤在儿童脑肿瘤当中占3%~11%,而在成人脑肿瘤中不到1%。主要包括三大类:生殖细胞肿瘤、松果体实质肿瘤、来源于松果体邻近解剖结构的肿瘤。生殖细胞肿瘤又可分为:生殖细胞瘤(纯生殖细胞瘤)和非生殖细胞瘤性生殖细胞肿瘤[成熟畸胎瘤、未成熟畸胎瘤、畸胎瘤恶变、内胚窦瘤(卵黄囊瘤)、胚胎癌、绒毛膜上皮癌、混合性生殖细胞肿瘤]。非生殖细胞瘤性生殖细胞肿瘤常伴有血液、脑脊液中肿瘤标志物(AFP、β-HCG)的异常增高,所以在手术、放疗、化疗前一定要完善血液和/或脑脊液肿瘤标志物(AFP、β-HCG)的检查,以协助与松果体区其他肿瘤相鉴别,但对于存在梗阻性脑积水、颅内压增高患者,行腰椎穿刺一定要慎重(不建议行腰椎穿刺),避免诱发脑疝。松果体区生殖细胞肿瘤、松果体细胞瘤单从影像学上很难鉴别,需要借助肿瘤标志物(AFP、β-HCG),甚至病理结果进行鉴别。松果体区胶质瘤多为星形细胞瘤,起源于第三脑室后壁或四叠体,MRI 可见病变与周边结构融为一体,静脉注射钆剂后,病变不强化或轻度强化。松果体区脑膜瘤多发生于成年人,常起源于小脑幕切迹游离缘,在增强 MRI 表现为均匀强化,并有脑膜尾征。松果体细胞瘤、松果体区胶质瘤、松果体区脑膜瘤等亦可挤压中脑导水管,堵塞脑脊液循环通路,造成梗阻性脑积水,引起颅内压增高,需要手术治疗。而松果体囊肿,为良性病变,通常体积较小,绝大多数无须治疗。进一步完善肿瘤标志物、胸部 DR/CT、全脊柱 MRI(生殖细胞瘤可随脑脊液种植转移)等检查协助诊断及治疗。

最后,与患者家属沟通病情及初步诊疗计划,以及患者在围手术期面临的相关风险和注意事项。

二、治疗经过

(一)术前治疗

1. 诊疗计划

(1)神经外科护理常规,一级护理,心电监护,禁食水。

(2)查血常规、凝血功能、传染病四项、肝功能、肾功能、电解质、心电图等,完善血液和/或脑脊液肿瘤标志物(AFP、β-HCG)、胸部 DR/CT、全脊柱 MRI 等。

(3)给予甘露醇等脱水药物应用,适当补充葡萄糖溶液、电解质液体。

(4)进行术前准备,包括禁饮食、剃头、术中备血、请麻醉科会诊等,并进行术前评估,若无手术禁忌证,限期行"侧脑室-腹腔分流术"。

(5)与患者及家属沟通病情,让其了解初步治疗方案、该疾病的发展与转归、在围手术期相关风险及注意事项、签署手术风险知情同意书,解答患者及家属面对该疾病及诊疗过程中存在的疑惑。

2. 检验及检查结果

(1)查血常规、凝血功能、传染病四项、肝功能、肾功能、电解质、心电图均未见明显异常。

(2)AFP:1 539 ng/mL(参考值0~10 ng/mL),β-HCG:3 004 mIU/mL(参考值0~5 mIU/mL)。

(3)全脊柱 MRI 检查未见明确占位性病变。

思维引导:在手术切除肿瘤或活检风险大的情况下,可采用临床诊断。生殖细胞瘤的临床诊断标准:典型临床表现、松果体区或鞍区原发性肿瘤影像学特点,血清和脑脊液标记物 AFP 正常,β-HCG≤50 mIU/mL。非生殖细胞瘤性生殖细胞肿瘤的临床诊断标准:典型临床表现、肿瘤影像学特点,血清和/或脑脊液 AFP 大于正常值和/或血清和脑脊液 β-HCG>50 mIU/mL。

3. 临床诊断 ①松果体区非生殖细胞瘤性生殖细胞肿瘤(胚胎癌/混合性生殖细胞肿瘤);②梗

阻性脑积水。

思维引导：该病变位于松果体区，位置较深，且肿瘤较大（5.0 cm×5.6 cm×3.9 cm），与周边脑深部引流静脉（大脑内静脉、大脑大静脉）、重要脑组织结构（丘脑、中脑）关系密切，直接手术切除肿瘤风险较高。临床诊断为“非生殖细胞瘤性生殖细胞肿瘤（胚胎癌/混合性生殖细胞肿瘤）”，参考《儿童原发中枢神经系统生殖细胞肿瘤多学科诊疗专家共识》，可以先进行化疗，根据疗效，再制订下一步治疗方案（放疗、手术）。但该患者已形成梗阻性脑积水，随时可能出现颅内压增高危象，危及生命。脑室-腹腔分流手术能够快速有效的解除因梗阻性脑积水造成的颅内压增高，为化疗、放疗及后期肿瘤切除做准备，但可能引起肿瘤向腹腔内种植转移，应与患者及家属沟通清楚。各项化验及检查未见明显手术禁忌证，手术适应证明确，该患者进行了“右侧侧脑室-腹腔分流术”。脑室穿刺点常选择额角穿刺（中线旁开 2～3 cm，冠状缝前 1 cm 处），术前一定要考虑到后期切除肿瘤时的手术入路，来选择分流手术的侧别和穿刺点。

4. 脑室-腹腔分流术

（1）气管插管全身麻醉成功后，取仰卧头偏左约 60°，右肩下垫枕，使头、颈、胸、腹处在近同一平面。

（2）头颈胸腹区常规消毒，铺无菌巾。取右额冠状缝前 1 cm，中线旁开 2.5 cm 为穿刺中心，做一长约 3 cm 直切口，头皮切口一次切开直达骨膜，乳突牵开器牵开头皮，暴露额骨。

（3）颅骨钻一孔，双极电灼硬脑膜后切开，脑穿针进约 4 cm 有明显落空感后拔出针芯，有清亮的脑脊液喷出，压力较高，将成人亲水涂层可调压分流管（压力预设为 2.5）脑室端经此置入脑室内约 5.5 cm。

（4）于右上腹部旁正中经腹直肌做 4 cm 直切口，依次切开腹壁各层达腹腔。

（5）将分流管腹腔段通过颈胸腹皮下隧道，两段于额部经单向分流阀连接，见腹腔段有清亮的脑脊液流出顺利，将其置入腹腔约 25 cm。

（6）切口充分止血可靠，查无活动出血，逐层缝合头皮及腹壁各层，敷料包扎固定良好。

术后复查头颅 CT，可见脑室明显缩小（图 3-30）。患者头痛、恶心、呕吐症状较前明显改善。

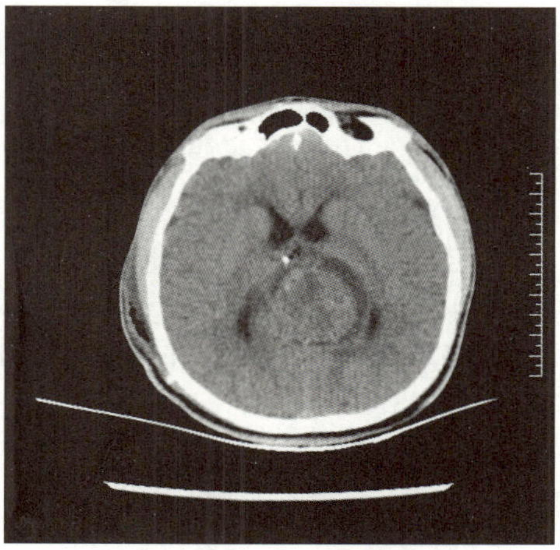

图 3-30　术后头颅 CT

思维引导：根据临床诊断，松果体区非生殖细胞瘤性生殖细胞肿瘤（胚胎癌/混合性生殖细胞肿瘤），参考《儿童原发中枢神经系统生殖细胞肿瘤多学科诊疗专家共识》，给予选择应用化疗方案：EP 方案［顺铂 20 mg/m² · d）+依托泊苷 100 mg/（m² · d），第 1～5 天］和 IE 方案［异环磷酰胺 1 800 mg/（m² · d）+依托泊苷 100 mg/（m² · d），第 1～5 天）交替，3 周重复，每 2 个疗程评估疗效。

5. 化疗　EP 方案和 IE 方案交替，化疗进行 3 个疗程。化疗 2 个疗程后复查脑 MRI 可见病变实性成分较前缩小，强化程度较前减低，囊性变程度较前增大（图 3-31）。复查血液肿瘤标志物 AFP、β-HCG 已恢复正常水平。拟行第 4 次化疗，患者来院就诊，双眼向上凝视功能仍未恢复，复查脑 MRI 可见肿瘤囊变程度较前增大，占位效应较前略加重。复查血液肿瘤标志物 AFP、β-HCG，亦在正常范围内。

思维引导：根据患者目前情况，患者 2 次复查血液肿瘤标志物 AFP、β-HCG，均恢复正常范围，但是复查脑 MRI 提示肿瘤囊变程度较前增大，占位效应并未减轻。下一步治疗是否按照《儿童原发中枢神经系统生殖细胞肿瘤多学科诊疗专家共识》继续进行化疗，还是需要进行放疗或手术，需要

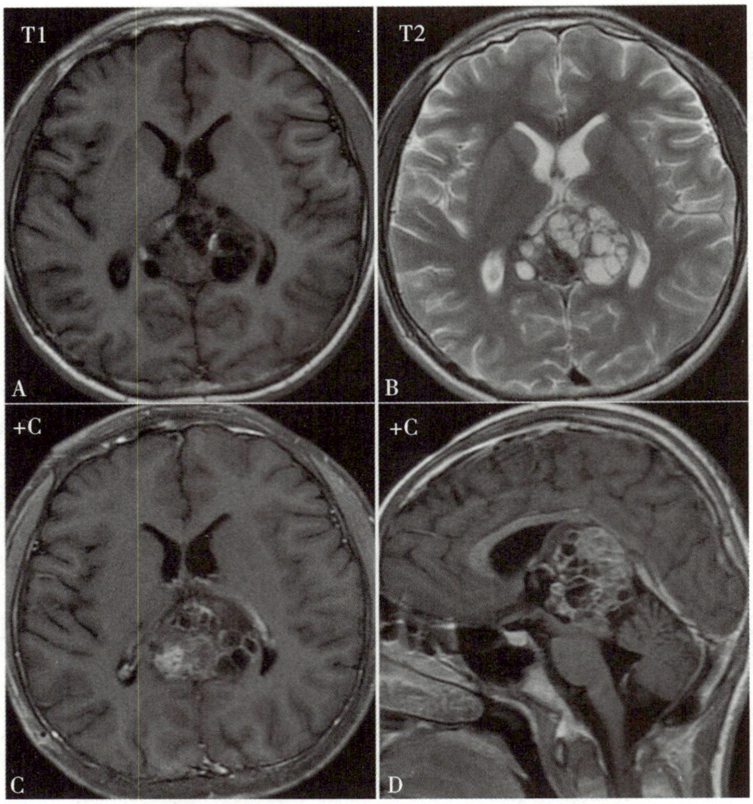

A. T_1 WI；B. T_2 WI；C. T_1 WI 增强轴位；D. T_1 WI 增强矢状位。

图 3-31 化疗 2 个疗程后复查脑 MRI

进一步讨论。所以申请进行多学科会诊，为患者制订最优治疗方案。

6. 多学科会诊结果 经神经外科、肿瘤科、影像科、放疗科、病理科多学科会诊后，建议行手术切除肿瘤。与患者及家属沟通病情告知其多学科会诊结果、下一步治疗方案及手术相关风险，并签署手术风险知情同意书。

思维引导：松果体区肿瘤切除术常用手术入路包括以下 7 种。①额部经侧脑室入路（Egolov 入路）；②顶枕部经胼胝体入路（Dandy 入路）；③侧脑室三角区入路（Van Wagenen 入路）；④幕下小脑上入路（Krause 入路）；⑤枕部经小脑幕入路（Poppen 入路）；⑥经胼胝体-透明隔-穹隆间入路；⑦经侧脑室脉络膜下入路（Subchoroida 入路）。手术入路应根据肿瘤的大小、生长方向，以及主刀医生手术习惯来选择。

（二）手术治疗

1. 手术方式 经左额-侧脑室-脉络膜裂入路松果体区占位性病变切除术。

（1）气管插管全身麻醉成功后，取仰卧位，设计左额部发际内弧形切口，长约 10 cm。

（2）常规消毒铺巾，依次切开头皮各层，形成皮瓣翻向额部，暴露颅骨。钻 2 孔，铣刀铣开颅骨，形成大小约 4 cm×6 cm 骨窗，骨窗缘打悬吊孔，依次悬吊硬脑膜。

（3）剪开硬脑膜后，暴露左侧额叶，于额中回穿刺左侧脑室额角，置入脑室外引流管。显微镜下沿引流管皮层造瘘进入左侧脑室，可见脑室内脉络丛、室间孔、丘纹静脉、隔静脉，于脉络丛内侧缘锐性分离，通过脉络膜裂进入第三脑室。

（4）可见肿瘤位于第三脑室中后部，呈灰白色，质韧，血供一般。肿瘤呈多囊性，囊内为淡黄色囊液,偶可见奶油样物质,夹杂少量毛发。先瘤内分块切除肿瘤,进行减压,再沿肿瘤周边小心分离与周边组织结构(脑组织、双侧大脑内静脉、大脑大静脉)的粘连。显微镜下肿瘤全切,留取肿瘤组织送病理检查。术中对于脑内深部引流静脉保护良好。

(5)术野严密止血,缝合硬脑膜,回纳骨瓣,并使用钛钉、钛连接片妥善固定。留置皮下引流管1根,皮下潜行后出皮肤固定。

(6)依次缝合头皮各层,敷料包扎固定良好。全身麻醉清醒后,拔除气管插管,安返病房。

2. 手术并发症　松果体区肿瘤因位于脑组织结构深部,与深部引流静脉关系密切,手术风险较高。死亡率与致残率达5%~10%,主要与术后再出血和深部引流静脉损伤有关。因生殖细胞瘤对化疗、放疗高度敏感,手术全切与诊断性活检相比无更多获益,所以对于术前怀疑生殖细胞瘤的患者,术中冰冻提示生殖细胞瘤,便可停止手术,以减少术后并发症的发生。

3. 病理结果　成熟性囊性畸胎瘤。

(三)随访复查

术后1个月进行放疗(全脑24 Gy,瘤床40 Gy),术后第3个月及以后每半年复查脑MRI(图3-32),均未见肿瘤复发,脑室大小及形态正常。在复查脑MRI同时进行肿瘤标志物AFP、β-HCG测定,若存在肿瘤复发迹象,则再进行化疗。

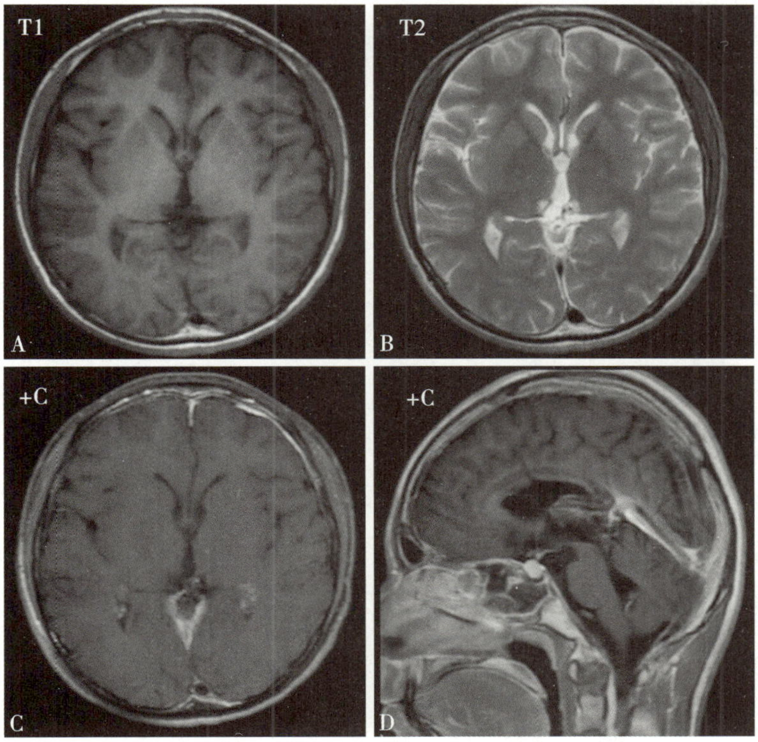

A. T_1 WI;B. T_2 WI;C. T_1 WI 增强轴位;D. T_1 WI 增强矢状位。

图3-32　术后1年半复查脑MRI

三、思考与讨论

该患者病理诊断与临床诊断不一致的可能原因是什么?对于生殖细胞瘤,由于其对化疗和放疗高度敏感,通过"诊断性放疗"明确性质后,无须手术,继续完成化疗、放疗就可达到治愈。而非生殖细胞瘤性生殖细胞肿瘤对化疗和放疗相对不敏感,因此,化疗或放疗后的残余肿瘤需要通过手术切除的方式来控制该疾病。对于本例患者,临床诊断为:松果体区非生殖细胞瘤性生殖细胞肿瘤

(胚胎癌/混合性生殖细胞肿瘤),经过4个疗程化疗,恶性成分的肿瘤细胞死亡,肿瘤呈现出囊性改变,残余肿瘤常常为成熟畸胎瘤成分。

四、练习题

1. 中枢神经系统生殖细胞肿瘤的分类及临床诊断标准是什么?
2. 中枢生殖细胞瘤的治疗策略是什么?

五、推荐阅读

[1] MURRAY M J, BARTELS U, NISHIKAWA R, et al. Consensus on the management of intracranial germ-cell tumours[J]. Lancet Oncol, 2015, 16(9): e470-e477.
[2] FAVERO GAIA, BONOMINI FRANCESCA, REZZANI RITA. Pineal gland tumors: a review[J]. Cancers (Basel), 2021, 13(7): 1547.
[3] 中国抗癌协会小儿肿瘤专业委员会. 儿童原发中枢神经系统生殖细胞肿瘤多学科诊疗专家共识[J]. 中国小儿血液与肿瘤杂志, 2018, 23(6): 281-286.
[4] PAUL W BRAZIS, JOSEPH C MASDEU, JOSE BILLER. 临床神经病学定位[M]. 王维治, 王化冰, 译. 7版. 北京: 人民卫生出版社, 2018.
[5] 贾建平, 陈生弟. 神经病学[M]. 8版. 北京: 人民卫生出版社, 2018.
[6] 赵继宗, 王硕, 张建宁, 等. 神经外科学[M]. 4版. 北京: 人民卫生出版社, 2019.
[7] 王忠诚, 张玉琪. 王忠诚神经外科学[M]. 武汉: 湖北科学技术出版社, 2015.

(刘学友　王俊宽)

案例22 中枢神经细胞瘤

一、病历资料

(一)门诊接诊

1. 主诉　间断头痛伴呕吐2周。

2. 问诊重点　了解头痛的性质、部位、是否存在加重或缓解的方法或行为,伴随症状(如有无一过性意识丧失、肢体活动障碍、记忆力减退等症状),诊疗经过和治疗效果等。

3. 问诊内容

(1)诱发因素:有无高血压、劳累、情绪紧张、发热、头部外伤、饮酒及药物等诱发因素。

(2)主要症状:头痛为常见的中枢神经系统症状,若伴呕吐多为颅内压增高引起,颅内肿瘤、脑血管疾病、颅内感染及脑积水等为常见的病因。

(3)伴随症状:有无视力减退、肢体活动障碍、记忆力减退、听力障碍、癫痫等症状。

(4)诊治经过:是否已完善头部CT、头部MRI等相关检查。是否用药,何时开始用药、用何种药物、具体剂量、效果如何。

(5)既往史:有无高血压、糖尿病、心脏疾病、结核等病史,预防接种情况,有无手术、外伤史,有无输血、献血史,有无药物和食物过敏史。

(6)个人史:生于何地,在何地久居,有无疫区、疫情、疫水接触史,有无职业相关有害物质接触史，有无吸烟、饮酒、冶游史。

（7）家族史：有无高血压、脑血管病等疾病家族史，家族成员健康状况，有无家族遗传病史。

问诊结果

患者，48岁，中年男性，2周前无明显诱因出现间断头痛，呈弥漫性胀痛，伴非喷射性呕吐，呕吐物为胃内容物。无感冒、发热、发作性意识丧失、肢体活动障碍及言语障碍等症状。于当地医院就诊，给予药物对症治疗后效果不佳。无高血压、心脏病、糖尿病、脑血管疾病病史，无肝炎、结核病史。无吸烟、饮酒病史。根据患者所描述症状，考虑颅内压增高引起的头痛可能性较大。

4. 思维引导 根据患者所描述症状，考虑颅内压增高引起的头痛可能性较大。患者主要症状为头痛，头痛的伴随症状及神经系统查体对疾病的诊断及鉴别诊断有重要意义：①伴呕吐和/或视乳头水肿，见于各种原因（如颅内肿瘤）引起的颅内压增高；若同时伴颈强直，为脑膜刺激征，见于蛛网膜下腔出血、脑膜炎等；②伴发热，见于各种感染引起的炎症（如脑脓肿、脑炎）等；③伴眩晕，见于小脑病变、内耳病变、后循环缺血和椎-基底动脉性偏头痛等；④伴脑神经麻痹，见于脑干肿瘤。

（二）体格检查

1. 重点检查内容及目的 进一步的神经系统体格检查对于疾病的定位、定性诊断至关重要。神经系统体格检查包括意识水平检查、语言检查、精神检查、脑神经检查、运动系统检查、感觉系统检查、生理/病理反射检查及自主神经系统检查。

体格检查结果

神志清、精神可，双瞳孔等大等圆，直径约2.5 mm，对光反射灵敏，双眼底视乳头水肿。四肢肌力、肌张力正常，生理反射存在，病理反射阴性，深浅感觉正常，共济运动正常，颈部有抵抗，脑膜刺激征阳性。

2. 思维引导 根据患者头痛的性质（胀痛）、伴随症状（呕吐）及体格检查（双眼底视乳头水肿、颈部有抵抗、脑膜刺激征阳性），考虑有下列可能诊断：①颅内感染性疾病，患者体格检查提示颈部有抵抗，脑膜刺激征阳性，但无发热症状，所以颅内感染可能性较小；②蛛网膜下腔出血，各种原因造成的蛛网膜下腔出血也会导致患者出现颅内压增高及脑膜刺激征阳性，颅内动脉瘤为蛛网膜下腔出血的最常见病因；③颅内占位性病变是导致颅内压增高的常见病因，颅内压增高也会导致患者出现眼底视乳头水肿、颈部抵抗、脑膜刺激征阳性等体征。因此，进一步的影像学检查十分必要，MRI是诊断颅内占位性病变及脑血管的重要手段，可清楚显示病变的位置、大小、血供情况及与周围重要结构的关系，需行头部磁共振平扫+增强+血管成像辅助诊断。

（三）辅助检查

1. 主要检查内容及目的

（1）血、尿、大便常规检查：血常规有助于了解患者有无贫血、血小板减少，以及白细胞升高的情况。尿常规有助于判断有无泌尿系统疾病。大便常规有助于判断有无大便潜血。

（2）肝功能、肾功能、电解质及血糖：了解患者有无肝肾功能不全，低蛋白血症的情况。血糖检查有助于评估患者血糖水平，外科手术术前对于患者血糖的控制标准，要依据手术的大小和日常患者血糖水平而定。

（3）凝血功能检查：有助评估患者是否有凝血功能障碍等手术禁忌。

(4)传染病检查:一般包括针对乙型肝炎病毒(HBV)、丙型肝炎病毒(HCV)等肝炎病毒,以及人类免疫缺陷病毒(HIV)、梅毒螺旋体(TP)等病原体及其抗体的检测。

(5)血型检测:明确患者血型,为术前备血提供参考。

(6)心电图、心脏彩超检查:有助于评估心脏功能,了解患者有无心房颤动、室性期前收缩、心脏瓣膜病变的情况。

(7)胸片、胸部CT及肺功能检查:有助于了解有无肺部感染、肺部肿瘤,以及肺功能可否耐受手术。

(8)头部MRI平扫+增强:有助于判断肿瘤的大小、位置及性质等,为手术方式及手术入路提供重要参考。

辅助检查结果

头部MRI平扫+增强:左侧侧脑室占位性病变合并幕上脑积水,病变呈混杂短T_1、混杂长T_2信号。静脉注射钆剂后,左侧侧脑室内可见轻度不均匀强化病灶,囊性异常信号未见强化,大小约为43 mm×53 mm×44 mm(左右径×前后径×上下径)(图3-33)。

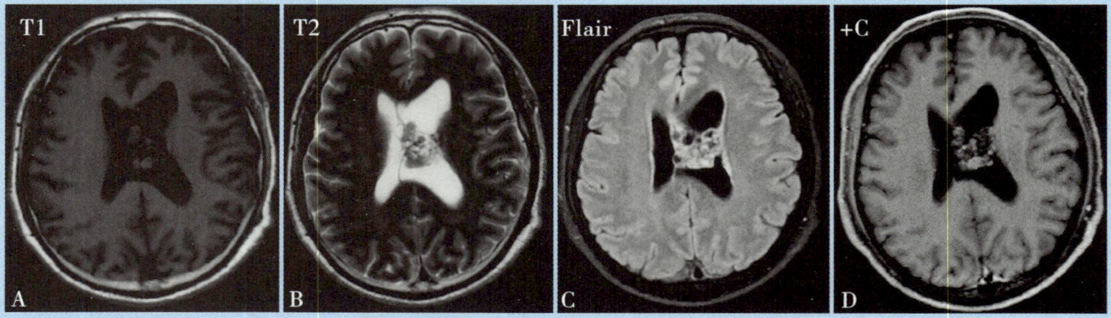

A. T_1WI;B. T_2WI;C. T_2FLAIR;D. T_1WI增强。

图3-33 脑MRI平扫+增强

2. 思维引导 根据患者症状、体格检查结果,以及影像学检查,可进一步作出定位诊断和定性诊断。脑室系统是位于大脑、间脑和脑干内的腔隙,包括侧脑室、第三脑室和第四脑室。脑室肿瘤导致的临床症状可分为2类:肿瘤造成脑脊液循环梗阻引起的症状和肿瘤压迫周围组织结构引起的症状。脑室肿瘤较常见的临床症状包括头痛、头晕、视力障碍、认知障碍、运动障碍及癫痫发作等。肿瘤造成脑脊液循环障碍导致急性梗阻性脑积水时可使患者出现剧烈头痛、频繁呕吐及意识障碍等颅内压增高症状,严重者甚至引发脑疝危及生命。

(四)初步诊断

分析上述病史、查体及辅助检查结果,支持以下诊断:①左侧脑室占位病变;②梗阻性脑积水。

(五)鉴别诊断

脑室系统占位病变的的鉴别诊断主要包括:①中枢神经细胞瘤,主要位于大脑深部中线透明隔区及侧脑室内的一种中枢神经系统罕见肿瘤,邻近室间孔区,因易堵塞室间孔使脑脊液循环受阻而发生脑积水。故临床表现以进行性颅内压增高为主要症状,如头痛、恶心、呕吐、视力下降及视乳头水肿。中枢神经细胞瘤在CT平扫上以稍高密度及等密度病变为主,常合并钙化及低密度坏死或者囊变区。MRI可清晰显示肿瘤与侧脑室壁及透明隔的关系,大多数中枢神经细胞瘤的T_1WI呈不均匀等或稍低信号,T_2WI呈不均匀等、稍高或混杂信号,增强扫描有轻至中度强化。瘤内信号不均匀,囊变很少发生于肿瘤的中心而好发于肿瘤的周边，因而常表现"皂泡样"征象。囊变的分隔常常为等信号条索样结构并与脑室壁、透明隔及胼胝体粘连，形成宽基底征。②室管膜瘤，以青少年多见，可起源于脑室系统的任何部位，幕下占60%，幕上占40%。CT平扫可见肿瘤多呈"菜花状"的混杂密度区，偶见高密度钙化影，脑室形态依肿瘤的位置而有所不同。MRI检查见室管膜瘤多呈圆形等T_1或稍长T_1，以及长T_2信号影。增强扫描肿瘤多为非均匀性中度强化。肿瘤一般为实性，常伴有囊变。③脑膜瘤，成人侧脑室内最常见肿瘤，起源于侧脑室内脉络丛组织内的蛛网膜颗粒内帽状上皮细胞。CT平扫显示为均匀一致等或稍高于脑组织密度的肿块，约50%出现钙化，可见囊变，罕见出血。MRI平扫T_1WI呈等或稍低信号，T_2WI一般呈等信号，有钙化时表现为低信号。增强扫描为中等度强化或明显强化，可强化不均；边缘光整，境界清楚。不向脑组织内侵袭，较小的肿瘤多无周围脑水肿。④脉络丛乳头状瘤，是缓慢生长的良性肿瘤，起源于脑室的脉络丛上皮细胞。脉络丛乳头状瘤因刺激脉络丛分泌过多脑脊液引起脑积水。CT上呈等或稍高密度。MRI上T_1WI多呈等或稍低信号，T_2WI多呈高信号，其内颗粒状、乳头状混杂信号为特征性表现，肿瘤内可见囊变，出血或钙化，钙化为散在局灶性针状，也可累及整个肿块，有血管蒂附于脉络丛，脉络膜动脉增粗，富血供，平扫可见血管流空。由于脉络丛含有较多穿支血管且无血脑屏障，增强扫描实性部分及囊壁均明显强化。⑤脉络丛癌，极为罕见，多见于侧脑室三角区，可发生蛛网膜下腔种植。⑥其他，如室管膜下巨细胞型星形细胞瘤、脑室内囊虫等罕见。

二、治疗经过

（一）术前治疗

1. 诊疗计划　①神经外科护理常规，一级护理；②尽快完善血、尿、大便常规检查，血型，凝血功能，生化，心电图，胸片；③给予甘露醇等脱水药物应用；④进行术前准备，包括禁饮食、剃头、备血、请麻醉科会诊等，并进行术前评估；⑤与患者及家属沟通病情，让其了解初步治疗方案、该疾病的发展与转归、围手术期相关风险及注意事项，签署手术风险知情同意书，解答患者及家属面对该疾病及诊疗过程中存在的疑惑。

2. 检验及检查结果　血、尿、大便常规检查，血型，凝血功能，生化，心电图，胸片均未见异常。

（二）手术治疗

1. 手术过程　经左侧额叶皮质入路切除左侧脑室占位病变。①气管插管全身麻醉成功后，取仰卧位，设计左额部发际内弧形切口，长约10 cm。②常规消毒铺巾，依次切开头皮各层，形成皮瓣翻向额部，暴露颅骨。颅骨钻2孔，铣刀铣开颅骨，形成大小约4 cm×6 cm骨窗，骨窗缘打悬吊孔，依次悬吊硬脑膜。③"十"字形剪开硬脑膜后，暴露左侧额叶，于额中回穿刺左侧脑室额角，置入脑室外引流管。显微镜下沿引流管皮层造瘘进入左侧脑室，可见肿瘤位于左侧脑室，与周围脑组织有大致边界，呈灰红色，血供丰富，供血动脉主要来自透明隔，沿肿瘤周边逐步分离，分块全切除肿瘤，留取肿瘤组织送病理检查。双侧丘纹静脉及大脑内静脉均保护良好。④术野严密止血，侧脑室冲水清亮，脑搏动良好，右侧脑室内置入引流管1根，于切口外头皮潜行引出固定，外接引流监测系统。缝合硬脑膜，回纳骨瓣，并使用钛钉、钛连接片妥善固定。⑤依次缝合头皮各层，敷料包扎固定良好。全身麻醉清醒后，拔除气管插管，安返病房。

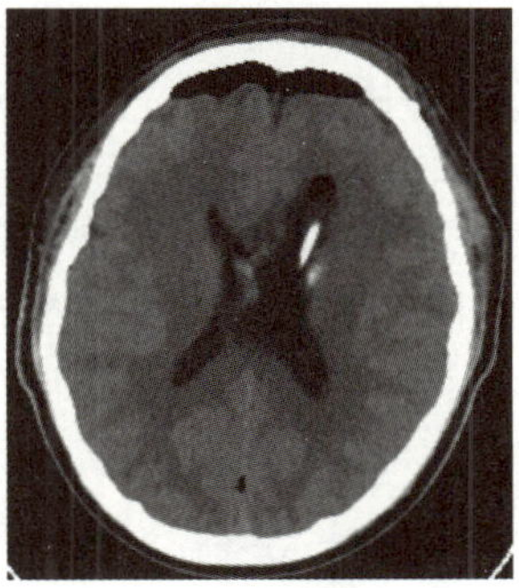
图3-34　术后1 d复查CT

2. 术后情况　术后1 d复查头颅CT，见肿瘤切除理想，手术区域无出血、水肿，脑积水较术前明显减轻（图3-34）。

3. 病理结果　中枢神经细胞瘤，WHO Ⅱ级。

（三）随访

术后 1 个月复查脑 MRI 平扫+增强（图 3-35），见肿瘤完全切除无残留，可继续动态随访。

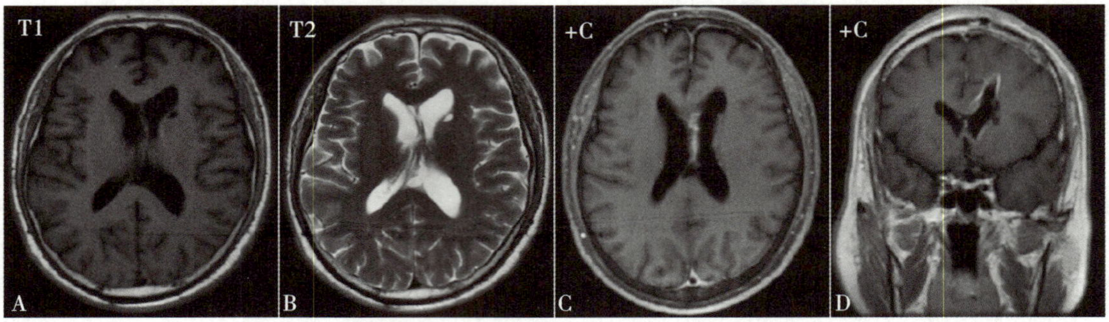

A. T_1 WI；B. T_2 WI；C. T_1 WI 增强轴位；D. T_1 WI 增强冠状位。

图 3-35 术后 1 个月复查脑 MRI 平扫+增强

思维引导：放射治疗尤其是立体定向放射治疗在中枢神经细胞瘤的辅助治疗中发挥重要作用，尤其是对于有肿瘤残余及复发的患者。对于肿瘤手术全切的患者，术后全脑放疗在控制肿瘤生长和改善生存率方面并没有明显获益，反而可能增加记忆力障碍及放射性脑病等并发症发生的风险。对于次全切或者部分切除的患者，立体定向放射治疗有助于控制残余肿瘤的局部生长。化疗只在少数病例研究报道中作为手术或者放疗之后的辅助治疗方法。

三、思考与讨论

脑室肿瘤的手术需结合脑室的解剖学特点，个体化选择合适的手术入路。手术入路应满足下列要求：创伤小、路径短、充分暴露肿瘤及尽可能避开重要脑功能区。侧脑室肿瘤切除常用的手术入路包括：①经额叶皮质入路（经由额中回），适用于位于侧脑室前角的病变。该入路会损伤部分联合纤维与投射纤维，对皮质的损伤要大于经胼胝体入路。②经前纵裂胼胝体入路，该入路适用于处理位于脑室体部前 2/3 区域，病变主体局限于中线，向侧方延伸较少的病变。③经顶叶皮质入路（经由旁中央小叶/顶上小叶），该入路可较好地显露侧脑室房部内侧与外侧病变，但在优势半球采取该入路有导致运动障碍和计算力缺失的风险。④同侧经后纵裂扣带回楔前叶入路，该入路可避开沿房部与枕角脑室壁走行的视放射后部，将术后视力障碍风险降到最低。⑤对侧经纵裂大脑镰楔前叶入路，该入路可提供大脑半球间较充裕的手术操作空间，同时最大限度减少皮质切开。该入路通过直接暴露脉络丛组织的供血动脉，可以在早期离断侧脑室房部肿瘤的血液供应。⑥经顶叶皮质、脑沟入路（经由顶下沟），该入路适用于位于非优势半球侧、体积较大且偏中线生长于侧脑室后部/三角区的病变。⑦经颞叶皮质入路（经由颞中回），优势半球颞中回切开可能导致患者出现功能障碍，非优势半球入路可以避免这个风险。⑧经颞叶脑沟入路（经由颞枕沟），该入路适用于侧脑室下角中部的病变，但有导致术后视野缺损的风险，最常表现为上半四分之一象限的视野缺损。⑨经侧裂入路，该入路适用于优势半球杏仁核、海马前部和海马周围肿瘤长入侧脑室下角的病变。经侧裂入路可避免优势半球颞叶上、中、下回皮质切除，但术中需要游离大脑中动脉分支，有损伤血管的风险。⑩经顶叶皮质入路（经由顶下小叶），该入路适用于非优势半球侧脑室体积巨大的病变。优势半球侧病变采用该入路可能损伤角回，导致失语、失写、计算力缺失、视野缺损和手指失认症。该病例影像学检查提示肿瘤位于左侧侧脑室额角及体部，可采用左侧经额叶皮质入路（经由额中回）。

四、练习题

1. 脑室占位病变的鉴别诊断是什么？

2. 脑室肿瘤如何选择合适的手术入路?

五、推荐阅读

[1]PATEL D M,SCHMIDT R F,LIU J K. Update on the diagnosis,pathogenesis,and treatment strategies for central neurocytoma [J]. J Clin Neurosci,2013,20(9):1193-1199.

[2]YANG I,UNG N,CHUNG L K,et al. Clinical manifestations of central neurocytoma [J]. Neurosurg Clin N Am,2015,26(1):5-10.

[3]WANG M,ZHOU P,ZHANG S,et al. Clinical features,treatment,and long-term outcomes of central neurocytoma:a 20-year experience at a single center[J]. World Neurosurg,2018,109(109):E59-E66.

[4]刘翔浩,牛小东,刘艳辉,等. 中枢神经细胞瘤相关研究进展 [J]. 临床神经外科杂志,2020,17(1):109-112.

[5]周良辅. 现代神经外科学[M]. 2 版. 上海:复旦大学出版社,2015.

(王　蒙　王俊宽)

案例 23　中枢神经系统淋巴瘤

一、病历资料

(一)住院接诊

1. 主诉　头痛 2 月余。

2. 问诊重点　问诊重点了解头痛特点,如胀痛、钝痛、跳痛、针刺样痛等,发作时为持续性、间断性或偶发性,有无好转或加重因素,是否加重等。了解有无伴随症状,如恶心、呕吐、精神不振、乏力、肢体无力等。中枢神经系统淋巴瘤常伴随较大水肿而引起颅内压增高性头痛,同时伴有颅内压增高的其他症状,肿瘤部位的不同常引起相应的局灶神经功能障碍表现。

3. 问诊内容

(1)主要症状及伴随症状:头痛的部位、特点、持续时间;有无恶心呕吐、乏力、发热、肢体活动障碍、肢体抽搐等。

(2)院外诊疗经过:曾到何医院就诊,所做检查、检验结果,以及何种治疗。

问诊结果

(1)主要症状及伴随症状:老年女性,2 个月前无明显诱因出现双额部头痛,开始呈发作性钝痛,每次持续数分钟,后症状逐渐加重呈持续性,休息后无明显缓解,无头晕、恶心、呕吐、乏力、发热、肢体无力、肢体活动障碍、肢体感觉异常、肢体抽搐等。

(2)院外诊疗经过:至当地医院就诊,行头 MRI 平扫示右岛叶占位,考虑肿瘤性病变,周围水肿明显,中线左偏。未予治疗即来医院就诊。

思维引导:脑实质内肿瘤以胶质瘤最常见,但老年患者是癌症高发人群,肺癌、胃肠道癌症、乳腺癌等可造成脑转移,所以须完善检查进一步排除转移瘤可能。该患者年龄较大且占位效应及瘤周水肿较重,因此亦不能排除淋巴瘤可能。

(3)既往史及个人史:既往体健,无其他疾病病史。无吸烟、饮酒史。无化学物质及有害物质接触史。长居本地,无疫情疫区接触史。

(4)家族史:无恶性肿瘤家族病史。

4. 思维引导 ①若既往有癌症病史则考虑转移瘤可能性较大;②长期吸烟是肺癌的高危因素;③长期化学物质及有害物质接触病史是血液系统肿瘤的高危因素;④家族内多代多人患癌可能考虑基因突变导致恶性肿瘤的遗传因素。

(二)体格检查

1. 重点检查内容及目的 患者为颅脑内占位病变,应重点行神经系统体格检查,查看有无颅内压增高、局灶神经功能障碍等表现。肿瘤须与转移癌相鉴别,遂应行易发生脑转移肿瘤的相关器官检查。

体格检查结果

神志清,精神欠佳,反应稍迟钝,远期、近期记忆力尚可,双侧瞳孔等大等圆,直径 3 mm,光反射灵敏,眼球各方向运动正常,双侧视乳头边缘模糊,生理凹陷消失,A∶V<2∶3。无面瘫,言语正常,伸舌居中,悬雍垂居中,咽反射存在。颈软。甲状腺未见增大、触诊未及包块。乳腺形态未见明显异常、触诊未及明显包块。双肺叩诊清音、听诊无异常呼吸音。肝未触及,腹部未触及明显包块。颈部、锁骨上、腋窝及腹股沟未触及明显肿大淋巴结。右利手,四肢肌力5 级,四肢肌张力正常,四肢浅深感觉正常,生理反射存在,病理反射未引出。

2. 思维引导 ①颅内压增高可引起视乳头边缘模糊、隆起及充血等视乳头水肿体征。②脑肿瘤性疾病常可引起偏侧肢体无力、偏侧肢体感觉异常、失语、视力视野障碍等局灶神经功能障碍体征,能初步定位病变。位于哑区的脑肿瘤常无定位体征。③肺癌、胃肠道癌症、乳腺癌、甲状腺癌等均可发生颅内转移,也可转移至周围浅表淋巴结导致淋巴结肿大。甲状腺及乳腺较表浅,发生癌症时可通过体格检查发现包块、肿大等异常;肿块型肺癌或肺癌导致肺炎时可出现叩诊实音、异常呼吸音等;胃肠道癌症可能通过触诊扪及包块。④系统性淋巴瘤亦可导致浅表淋巴结肿大。

(三)辅助检查

1. 主要内容及目的 完善血常规、血生化、凝血功能、传染病筛查、脑脊液常规生化检查、脑脊液流式细胞学检查、头 MRI 平扫+增强+MRS、超声、CT 平扫等检查检验。

辅助检查结果

(1)血常规检查:淋巴细胞计数增高。

(2)脑脊液检查:蛋白含量增高,细胞计数、糖、氯含量正常。流式细胞学检查未见异常细胞。

(3)传染病筛查:未见 HIV、HBV、HCV 感染。

(4)MRI 检查:检查结果如下(图 3-36)。

(5)眼科检查:眼底检查可见视乳头水肿表现(视乳头边缘模糊)。

(6)超声:甲状腺、乳腺超声未见特殊异常。

(7)CT:胸部、全腹部 CT 未见特殊异常。

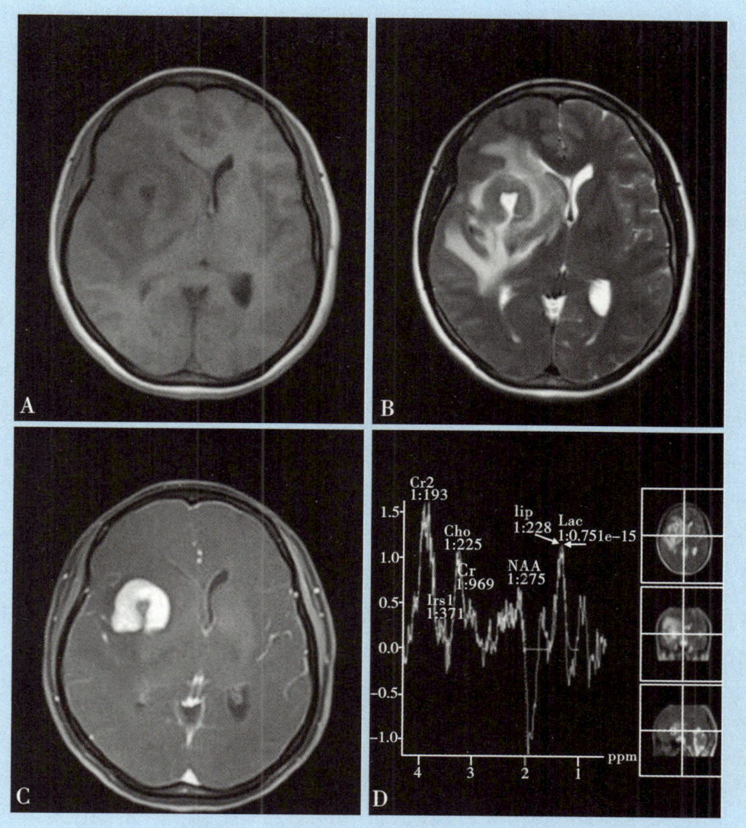

A ~ C. 分别为 MRI T_1WI、T_2WI 及增强像，可见右侧额岛叶不规则肿块，肿块 T_1WI 像呈稍低信号，T_2WI 呈稍高信号，增强像可见均匀显著强化，可见“握拳征”，肿块周围可见 T_1WI 低信号、T_2WI 高信号的水肿带，右侧脑室明显受压，中线稍偏移。D. 为 MRS，可见明显 Lip 波。

图 3-36 MRI 及 MRS 检查

2. 思维引导　该老年女性患者可见单一团块状病灶，呈典型“握拳征”，显著均匀强化，并可见明显 Lip 波，CT 及超声未见明确转移瘤病灶及异常肿大淋巴结，因此考虑原发中枢神经系统淋巴瘤（primary central nervous system lymphoma，PCNSL）可能性较大。鉴别此病特点如下。①PCNSL 患者的中位年龄为 60 岁，男性稍多，往往在数周及数月内起病。②血常规检查淋巴细胞计数增高虽无特异性，可见于少部分淋巴瘤患者，但可作为诊断此病的重要参考。③PCNSL 患者脑脊液蛋白含量常可见增高，而脑炎患者细胞计数及蛋白含量可见明显增高，感染性脑炎患者可见糖、氯含量降低。部分 PCNSL 患者脑脊液可见淋巴细胞计数增高及异常淋巴细胞。④部分患者合并 HIV、HBV、HCV、EB 病毒（EBV）感染。⑤因肿瘤细胞排列紧密，细胞间质水分较少，CT 平扫肿瘤多呈稍高密度或等密度，也可呈低密度。一般无钙化，少见肿瘤出血。增强常可见显著均质强化。⑥PCNSL 在 MRI 上的表现变化多，肿瘤多位于幕上，多发生于靠近中线深部脑组织内，也可靠近脑表面，好发于额叶、颞叶、基底节、胼胝体及脑室周围，累及胼胝体时常侵犯对侧半球；单发或多发；边缘锐利，形态多变，多呈结节状、团块状或不规则形状。因肿瘤细胞排列紧密，细胞间质水分少，T_1WI 常呈等或稍低信号、T_2WI 常呈低于周围水肿信号的等或稍高信号，DWI 呈高信号、表观弥散系数（ADC）呈稍低信号。肿瘤周围水肿及占位效应一般与肿瘤大小不成比例，尤其呈弥漫浸润性生长者，病变较为广泛而占位效应相对较轻，部分则表现为“小病灶大水肿”。因肿瘤细胞常以血管为中心呈“袖套样”生长，血管壁容易受侵蚀而导致血脑屏障受损，可致造影剂漏出，因此增强可见显著均匀强化，免疫缺陷患者可呈环形强化，弥漫浸润性生长者可呈不均匀或部分强化，部分累及脑膜者可见脑膜强化，可表现为典型的“豁口征”“握拳征”“尖角征”等。部分 PCNSL 患者 MRS 可见明显 Lip 波，是诊断淋巴瘤的重要依据。⑦PCNSL 是一种乏血管肿瘤，血供不丰富，因此脑灌注成像常呈低灌注，脑血管造影可显示乏血管特征。⑧15%～25% 患者存在眼部受累，因此考虑 PCNSL 的患者应行眼底照相或裂隙灯检查。⑨彩超及全身 CT 可排除转移瘤及系统性淋巴瘤累及中枢。

（四）初步诊断

分析上述病史、体格检查、检查检验结果，支持以下诊断：①考虑右侧额岛叶占位性病变淋巴瘤可能；②脑水肿；③颅内压增高。

（五）鉴别诊断

1. 累及大脑半球及胼胝体者须与胶质瘤相鉴别　PCNSL 常呈均质显著强化，低级别胶质瘤常无明显强化，高级别胶质瘤通常呈不均质、不规则环形强化，MRS 可作为鉴别淋巴瘤及胶质瘤的重要手段，明显 Lip 峰的出现提示淋巴瘤可能性较大。

2. 多发病灶者须与脑转移瘤相鉴别　转移瘤患者瘤周水肿通常较为显著，占位效应较为明显，而淋巴瘤水肿和占位效应较轻；转移瘤常呈环形强化，淋巴瘤常呈显著均匀强化；转移瘤好发于大脑中动脉供血范围的皮髓质交界处，淋巴瘤好发于近中线脑室旁或靠近大脑表面。但“小病灶大水肿”者有时鉴别较为困难，彩超、CT 或 PET/CT 等是寻找转移瘤原发灶的重要手段。

3. 弥漫浸润性生长者须与病毒性脑炎相鉴别　病毒性脑炎呈弥漫性分布时常可见灰质明显受累或以脑回受累为主，T_2WI 可见脑回样高信号表现，病毒性脑炎一般不强化或呈线样强化。

4. 位于大脑表面的淋巴瘤须与脑膜瘤相鉴别　脑膜瘤为脑外肿瘤，MRI 可见邻近脑沟回受压、移位、变形，其内可见钙化，增强可见脑膜“鼠尾征”，MRS 无 NAA 波，Cho 波呈显著升高。

5. 均质强化的淋巴瘤需与结核瘤相鉴别　MRS 均可见明显 Lip 波，淋巴瘤可见 Cho 波升高，结核瘤可见 NAA 波、Cho 波及 Cr 波降低或缺失。

二、治疗经过

1. 手术治疗　术前 MRI 及 DTI 可见基底节及神经纤维束被压向中线，排除手术禁忌证后行根治性肿瘤切除术。手术重点如下：①术中联合电生理监测。②取右侧额颞部马蹄形切口。③显微镜下沿额侧分离外侧裂蛛网膜从而显露岛叶，因病变位于非优势半球，若分离困难可于颞上回造瘘。④于岛叶可见灰白色肿瘤组织，无包膜，质地较硬，血供一般，边界稍清，严格沿肿瘤边界分块全切肿瘤，肿瘤内侧及后方切忌过多切除。⑤肿瘤内侧及后方切忌过多使用双极电凝止血。

思维引导：①高度怀疑 PCNSL 者推荐进行立体定向活检明确病理。但近年来的研究显示手术可延长中位生存期，因此对于能接受根治性手术的患者可考虑手术治疗，但需要评估手术风险及获益。而对于颅内占位效应特别明显或已有脑疝的急症患者可行手术迅速降低颅内压。②该患者肿瘤虽靠近基底节区，术后有偏瘫风险，但患者耐受较好，肿瘤单发且未侵入基底节区，联合电生理监测，根治性切除肿瘤可能性较大且偏瘫风险降低，遂行根治性肿瘤切除术。③患者脑脊液未见异常淋巴细胞，彩超及 CT 可基本排除系统性淋巴瘤累及中枢，因此根治性切除术后也可避免因使用大剂量甲氨蝶呤（HD-MTX）造成的不良反应。

2. 术后病理　弥漫大 B 细胞淋巴瘤（DLBCL），免疫学标记提示生发中心细胞起源。

免疫组化：CD3（+），CD20（+），CD79a（+），CD10（+），Bcl-6（60%+），MUM-1（40%+），Bcl-2（30%+），CD30（-），C-myc（30%+），CD5（背景+），CyclinD1（-），GFAP（-），S-100（-），Oligo-2

(-),CK(-),EMA(-),Syn(-),Ki-67(80%+)。原位杂交:EBER(-)。

肿瘤基因检测:未见 *Bcl*-2、*Bcl*-6 及 *C*-*myc* 基因断裂。

思维引导:PCNSL 是少见的非霍奇金淋巴瘤,95% 以上病理类型为弥漫大 B 细胞淋巴瘤,PCNSL 依靠组织病理学及免疫组化明确诊断,CD20(+)、CD30(-)是典型的免疫表型,CD10 通常为阴性,若为阳性,应排除系统性淋巴瘤累及中枢神经系统可能。*Bcl*-6 易位常见,*Bcl*-2 及 *C*-*myc* 易位少见。

3. 骨髓穿刺流式细胞检查　未见明显数量优势及表型异常淋巴细胞。

4. 骨髓穿刺活检　骨及骨髓三系均可见,未见明确肿瘤累及。

5. 化疗方案　给予利妥昔单抗+福莫司汀+替莫唑胺+地塞米松化疗 6 周期及甲氨蝶呤+地塞米松+阿糖胞苷鞘内注射 4 个周期。

6. 预后　化疗 2、4、6 个周期疗效评价为完全缓解,其间合并骨髓抑制肺部感染,给予对症治疗后好转。2 年内随访未见肿瘤复发,后失访。

思维引导:①综合全腹部 CT 结果、病理结果、骨髓穿刺流式细胞检查及骨髓穿刺活检结果,可排除系统性淋巴瘤。②糖皮质激素可快速缓解病情,但因其对 PCNSL 的诊断影响较大,因此在取得病理组织前应避免使用。③已行根治手术的 PCNSL 患者可给予联合化疗方案和/或全颅脑放疗巩固治疗,可以联合的药物有利妥昔单抗、阿糖胞苷、替莫唑胺等。④未行根治手术的 PCNSL 患者明确诊断后应立即全面评估,尽早给予整体治疗。对身体状态良好能耐受全身化疗的患者应给予 HD-MTX 的联合化疗方案,可以联合的药物有利妥昔单抗、阿糖胞苷、替莫唑胺、长春新碱等,相比较 HD-MTX,联合用药的缓解率、无进展生存期及总生存期均有所提高。对于身体状态较差无法耐受全身化疗的患者可进行全颅脑放疗。诱导治疗后获得完全缓解、不确定完全缓解(CRu)等患者均可以通过自体干细胞移植、全颅脑放疗等进行巩固治疗,因全颅脑放疗神经毒性发生率较高,且与年龄正相关,因此对于>60 岁老年患者在选择全颅脑放疗作为巩固治疗时应充分权衡利弊。巩固治疗后可给予替莫唑胺或低剂量来那度胺维持治疗,但疗效不确切。⑤复发难治性 PCNSL 患者可根据复发时间及初始治疗方案决定后续治疗方案,但尚无最佳治疗方案推荐。一线使用 HD-MTX 方案者且疗效维持一年以上者可再次使用 HD-MTX;若为早期复发应转换为全颅脑放疗或其他二线治疗方案。嵌合抗原受体 T 细胞免疫疗法(CAR-T)、PD-1 等新兴治疗方案在复发难治性 PCNSL 患者中显示出部分疗效。⑥化疗期间常会出现骨髓抑制及肺部感染等并发症,须给予重视及对症治疗。

三、思考与讨论

此病例根据患者 MRI 的特征性表现及超声、CT 等检查,诊断为淋巴瘤较为容易,中枢神经系统淋巴瘤患者大多预后不良,应根据患者年龄、身体条件、合并症、肿瘤部位、肿瘤大小、肿瘤数量、术者手术经验,以及患者及家属意愿等因素综合考虑,制订较为安全的治疗方案,在保证生活质量的前提下延长生存期。此例患者综合各因素考虑后行肿瘤根治性切除手术,且术后未发生严重神经功能障碍等并发症,经术后化疗,愈后良好,生存期明显延长。如若手术经验不丰富,无术中电生理检测以保证神经功能保护良好前提下肿瘤得以全切,建议行穿刺活检术,明确病理性质后再行后续化疗以提高患者生存质量。

四、练习题

1. 中枢神经系统淋巴瘤的 MRI 特点是什么?
2. 中枢神经系统淋巴瘤的鉴别诊断及鉴别诊断要点有哪些?
3. 如何权衡手术风险及获益以决定是否行根治性手术?

五、推荐阅读

[1]中国临床肿瘤学会指南工作委员会. 淋巴瘤诊疗指南 2021[M]. 北京:人民卫生出版社,2021.
[2]鱼博浪. 中枢神经系统 CT 和 MR 鉴别诊断[M]. 2 版. 西安:陕西科学技术出版社,2005.
[3]王忠诚,张玉琪. 王忠诚神经外科学[M]. 2 版. 武汉:湖北科学技术出版社,2015.
[4]周良辅,陈衔诚. 现代神经外科学[M]. 上海:复旦大学出版社,2013.

(冯亚文　孙红卫)

案例 24　脑脓肿

一、病历资料

(一)门诊接诊

1. 主诉　间断头痛 35 d,加重 1 周。

2. 问诊重点　了解患者的基本信息,另外着重关注根据患者的症状进行临床思考和问诊。患者的主要治疗诉求是头痛,门诊要进一步询问患者头痛的性质、部位、是否存在减轻或者缓解的方法,效果如何。须询问有无其他伴随症状,既往就诊情况,做出的检查及治疗经过等。

3. 问诊内容

(1)主要症状:头痛的原因有很多,应询问头痛的特点和头痛经常发生的时间,以及有无诱发的因素等。

(2)伴随症状:比如恶心、呕吐,发热,肢体的肌力情况,有无运动障碍,有无神经功能局部的缺失等。

(3)了解患者的诊断和治疗经过:比如服用了何种药物,或者进行何种治疗可以让病情缓解等。

(4)既往史:中老年人大多有一种或多种基础疾病,如患者既往有高血压、心脏病时可能服用利血平和阿司匹林,糖尿病患者可能服用二甲双胍,这些情况均会影响麻醉、手术、介入治疗。糖尿病患者术后手术切口容易感染。有无肝炎,肝炎患者常常凝血功能不全,术中备血要足。

(5)个人史:有无吸烟史,吸烟多少年,每天多少支,开始抽烟年龄,嗜好抽烟者术后肺部易于发生感染且不容易控制。是否嗜酒,受伤之前是否醉酒。

(6)家族史:有无血友病家族史,有无先天性心脏病等。

问诊结果

患者,男性,41 岁,消瘦,有右侧中耳炎反复发作病史,本次右侧外耳道间断流脓约一个半月,诊所间断治疗,治疗后略有好转,约 35 d 前出现了头痛,呈持续性胀痛,分布于右侧耳面部,自诉疼痛难忍,服用止痛药物效果欠佳,伴随疼痛加重,患者偶有恶心不适,无呕吐和肢体抽搐,1 周前患者出现头痛症状加重,口服药物效果差,症状持续一周,逐渐加重,遂至医院就诊。无明显其他疾病病史。

4. 思维引导　结合头痛 35 d,加上右侧中耳炎病史,右侧外耳道间断流脓,这时我们需要考虑的情况是,头痛可能和外耳道感染疾病相关,需要做哪些重点体格检查来协助诊断。

（二）体格检查

1. 重点检查内容及目的　在神经外科医生的治疗中，神经系统查体是一项基本的检查，主要包括脑神经检查，肌力、肌张力、生理反射、病理反射、深浅感觉检查，小脑体征的检查，以及脑膜刺激征的检查，根据神经系统体格检查对疾病在神经系统的定位可以有一个大致的判断。本例患者需要着重关注的是，患者是否为颅内感染性疾病，有无脑膜刺激征，有无局部神经功能的缺失。

体格检查结果

生命体征平稳，神志清，精神差，头部疼痛分布于右侧耳面部，存在明显的痛觉过敏，右侧外耳道可见脓性分泌物，右侧耳后有明显的压痛，右侧听力明显下降，记忆力下降，反应略迟钝，可以准确遵嘱动作，颈部略有抵抗，低头下颌距离胸前2指，深、浅感觉正常。

2. 思维引导　根据患者的病史及体格检查，需要作出怎样的初步诊断和鉴别诊断呢？作为神经外科医生，首先要考虑到是否为颅内压增高引起的头痛。颅内压增高引起的头痛常表现在枕部、双颞部、额部，常伴随恶心、呕吐、视乳头水肿等症状和体征，在用力排便或负重时，头痛症状常常加重。如果患者表现为发作性、单侧、搏动样头痛，伴有畏光畏声，就要考虑到偏头痛的可能性（偏头痛不太可能出现一侧肢体无力，言语不流利的情况）；如果头痛以额部为主，并伴有鼻塞、流脓涕，以及嗅觉减退甚至丧失，就要考虑是否为鼻窦炎引起的头痛。若患者神志不清、精神差，脑膜刺激征阳性，就要高度怀疑蛛网膜下腔出血或脑膜炎等诊断。患者头痛，疼痛分布于右侧耳面部，右侧外耳道可见脓性分泌物，右侧耳后有明显的压痛，右侧听力明显下降，可以推断患者病变位于大脑右侧半球可能性大，可能和耳周病变相关。颈部抵抗，精神欠佳，加上中耳炎流脓病史，考虑为耳源性的脑组织炎症病变。那么需要进一步做何种检查？

（三）辅助检查

1. 主要内容及目的　颅脑CT明确病变部位和病变的大致性质，如有必要，进一步行磁共振检查，一般脑部的病变需要了解患者增强磁共振情况；另外，需要进行抽血化验，如果是脑内炎症疾病的早期，则可能出现明显的血常规结果异常；如果炎症晚期已经形成了脓肿，则抽血化验可能不一定出现异常。

辅助检查结果

（1）CT：右侧中耳炎，乳突炎症，右侧颞叶囊性占位，考虑脓肿可能性大（图3-37）。

（2）其他：抽血检查，未见显著的异常。

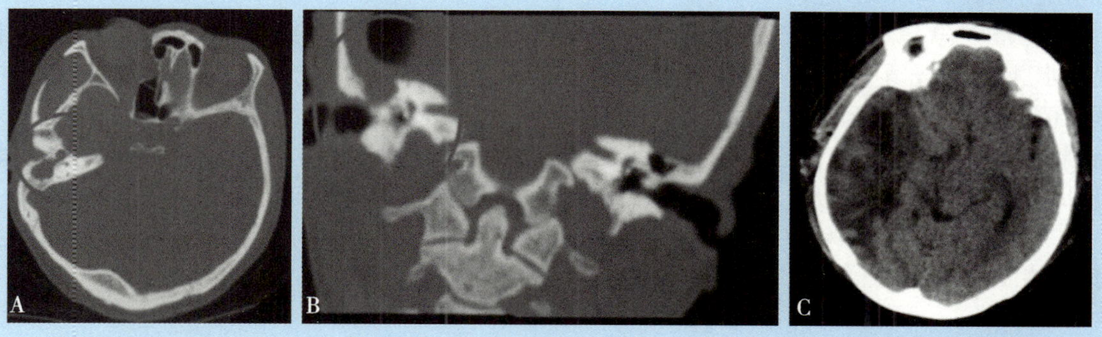

A、B. 右侧乳突呈板障型，中耳乳突窦、鼓室内见高密度增高。C. 右侧颞叶内囊性低密度信号且大面积脑组织水肿。

图3-37　CT检查

2. 思维引导　脑部囊性的病变，病灶接近岩骨中耳，而且患者存在明确的中耳炎和乳突炎症，高度怀疑患者形成了脑内的脓肿。

（四）初步诊断

分析上述病史、体格检查、辅助检查结果，进行初步的诊断，考虑为右侧中耳炎，乳突炎合并右侧颞叶囊性占位，脑内脓肿形成的可能性大。

思维引导：本例患者结合中耳炎病史，右侧颞叶囊性病变，周围水肿较重，考虑脑脓肿的可能性大，脑脓肿在CT影像上一般可有4期表现：①急性脑炎早期，CT出现边界模糊的低密度信号，占位效应并不明显。②脑炎晚期，CT病灶周围出现明显的水肿，会出现环形强化。③脓肿早期，低密度信号周围出现纤维包裹层，呈等密度信号，病灶周围出现明显的脑组织水肿，存在占位效应，如果行增强CT检查，病灶可以出现完整的环形强化。④脓肿成熟期，脓肿完全形成，病灶周围水肿可略消退，但是仍会有一定的水肿，增强CT可发现明显增厚的环形强化。

这时患者可以明确地诊断为：颅内囊性占位病变，并且可以初步定性为炎症改变，这时需要进一步的检查比如行磁共振检查，血液化验炎症指标，必要时可行腰椎穿刺化验脑脊液等一系列检查，进一步明确诊断。

（五）鉴别诊断

一般情况下，大脑的囊性占位病变，需要考虑的鉴别诊断大致有几种情况：肿瘤性病变，如胶质瘤、脑内转移瘤、血管网状细胞瘤等；感染性病变，比如脑脓肿、寄生虫等，需要进行鉴别和排除。具体鉴别诊断如下。

1. 大脑半球星形细胞瘤　有一些大脑半球的星形细胞瘤呈囊性，囊壁会附有肿瘤的实质部分，如果位于功能哑区，常常会有肿瘤长大后的占位压迫效应，呈现颅内压增高的表现，约60%患者会有癫痫表现，CT上呈囊性低信号改变，可环形强化。磁共振可显示长T_1、长T_2信号，囊性病变，可环形强化，增强的环周边可见强化的肿瘤结节，胶质瘤囊变坏死的液体以清亮的浆液为主，含有少量的坏死肿瘤细胞碎屑和少量的炎性细胞，黏滞程度低，因此水分子运动不受限，其ADC值较高，故ADC表现为高信号，而DWI表现为低信号。这点在影像上可以和脑脓肿区分开。

2. 囊虫病　脑实质型的囊虫病，通常会以颅内压增高和癫痫的症状发病，CT和MRI可以表现为囊内结节状强化的信号，病灶周围，水肿一般不严重，在囊内可以看到囊虫的头节强化信号，信号比较典型，通常可以进行鉴别。

3. 血管网状细胞瘤　通常以癫痫发病，MRI上可见囊内强化的结节，通常所说的“瘤在囊中”，一般情况下，病灶周围的水肿并不严重。

4. 脑脓肿　多以头痛、发热起病，典型的脑脓肿信号表现为长T_1、长T_2信号，脓肿周围多伴有明显的水肿，并且光滑一致的环状强化，脑脓肿的脓液包含多种复杂成分，如蛋白分泌物、细菌以及裂解细菌碎片、坏死组织、渗出液、大量炎性细胞（脓细胞）等，脓液非常黏稠，并且脓腔内的水易与羟基、羧基及大分子上的氨基酸结合，导致水分子扩散受限，使水分子弥散系数降低，ADC信号为低信号，DWI信号显示为高信号。

5. 囊性的转移瘤　转移瘤的特点为分布于额颞叶，肿瘤水肿比较明显，MRI可表现为多个强化的囊变，磁共振的DWI信号或者波谱分析可以进行进一步的鉴别。

二、治疗经过

(一)入院诊断

①右侧颞叶囊性占位,考虑脑脓肿的可能;②化脓性中耳乳突炎。

(二)治疗计划

1. 初步治疗

(1)神经外科护理常规,一级护理。

(2)行血常规、凝血功能、传染病四项、肝功能、肾功能、电解质、心电图等检查,完善炎症指标检查,胸部 DR/CT、头颅 MRI 平扫加增强,根据患者情况再明确是否有必要进一步行 MRS 等。

(3)给予甘露醇等脱水药物应用,适当补充电解质液体。

(4)请耳科会诊,与患者及家属沟通病情,让其了解初步治疗方案、该疾病的发展与转归、告知患者该疾病存在手术治疗的可能性,手术的方式根据检查的结果和初步治疗的情况来决定。

2. 检验及患者检查结果

(1)血常规:WBC 12.30×10^9/L,中性粒细胞 9×10^9/L;心电图、胸部 CT 等一般检查均未见异常。

(2)C 反应蛋白 33.34 mg/L,降钙素原 0.08 ng/dL。

(3)脑脊液化验:Cl^- 121.60 mmol/L,葡萄糖 3.12 mmol/L,乳酸 7.20 mmol/L,脑脊液总蛋白 1 717.00 mg/L,脑脊液白蛋白 899.00 mg/L,蛋白定性(++),有核细胞数 2 671×10^6/L。脑脊液细菌培养未见细菌生长。

(4)MRI 检查:患者进行了磁共振的平扫加增强检查,增加了 DWI 序列的检查,以及波谱分析的检查。右侧颞叶囊性占位,水肿明显,水弥散明显受限,DWI 呈高信号,MRS 信号 Lac 峰值明显增高,诊断考虑脑右侧颞叶多发脑脓肿(图 3-38)。

思维引导:根据目前的检查结果,患者炎症指数高,磁共振诊断明确,结合 CT 表现,该患者脑脓肿作为临床诊断明确,脓肿来源考虑为中耳来源,脑脓肿的治疗原则一般将手术治疗加全程、足量的抗生素治疗作为首选,脓肿形成早期一般采用抗生素和降低颅内压的药物治疗,等到包膜形成以后,可采取手术的方法治疗。

手术的方法一般有:①脓肿穿刺,主要用于单发脓肿,或者脓肿位置深在、位于功能区,或者患者年龄大,体质弱,不适合开颅手术者,多发脓肿或者多房囊肿,穿刺也多有一定的困难。一般位置深在的脓肿,可在导航下进行穿刺。穿刺抽出脓液后,用含有抗生素的生理盐水反复冲洗脓腔。术后需要定期复查,如果脓肿腔缩小至直径 1.5 cm 以下,则药物治疗可使脓肿完全消失,否则需要再次穿刺。②脓肿切除,一般情况下,需要脓肿的包膜完全形成后进行手术,一般适应于患者身体状况良好,可以耐受开颅手术,脓肿又位于非功能区,且位置比较表浅的患者,可以选择开颅手术切除。目前也有观点认为,如果患者脓肿较小,而且对药物治疗反应良好,脓肿体积在短时间内缩小较快的,也可以选择药物治疗。目前有学者认为,脓肿大于 2.5 cm,对药物治疗效果不太满意的,选择手术治疗。目前,对于诊断病原体不明的脑脓肿,抗生素的选择需要覆盖革兰氏阳性菌和革兰氏阴性菌的广谱抗生素,而且要可以透过血-脑屏障。

颅内感染的患者,内科保守治疗,首选透过血-脑屏障浓度较高的头孢类抗生素,如头孢曲松或头孢他啶(2 g,静脉注射,每 12 h 1 次),如果怀疑合并革兰氏阳性菌感染,可以联合使用万古霉素(1.0 g,每 12 h 1 次),治疗一定是全程、足量的抗生素。

本例患者由于脓肿较大,使用以下方案:抗感染治疗(美罗培南 2.0 g,每 8 h 1 次+万古霉素 1.0 g,每 12 h 1 次,疗程 4 ~6 周)+手术治疗(本例患者采用穿刺的方法)。

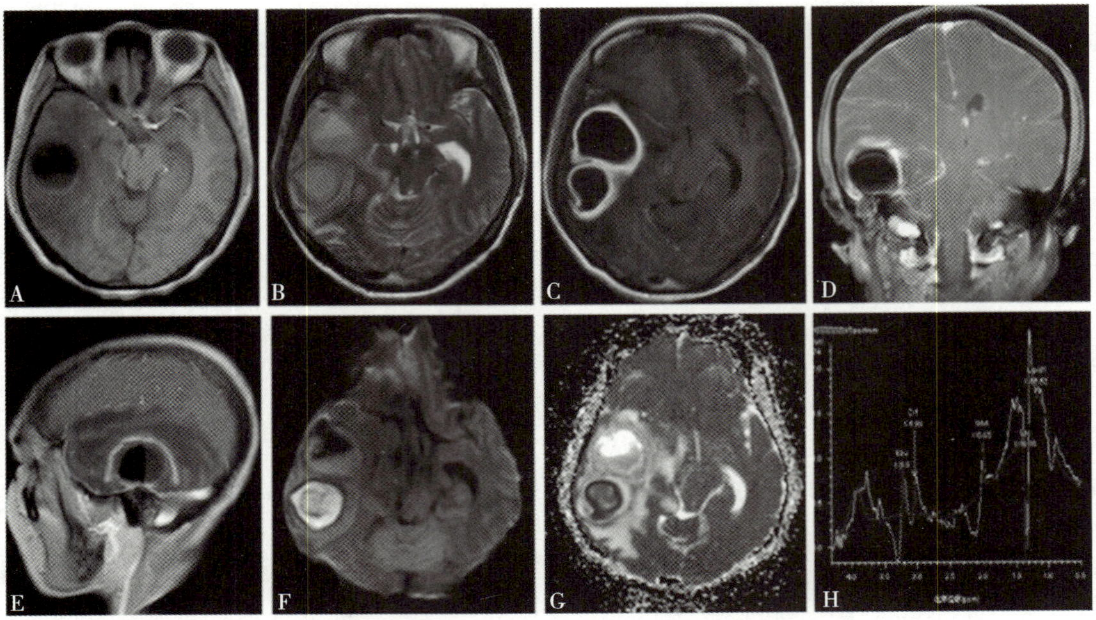

A、B. 磁共振信号可见长 T_1、长 T_2 信号；C～E. 囊性占位和岩骨、中耳关系密切，可见环状强化，内含液平；F、G. 弥散受限；H. 波普分析提示 Lac 峰下面积和峰值明显增高。

图 3-38 MRI 检查

思维引导：由于该患者脑脊液化验未见明确细菌生长，未能判断炎症的敏感致病细菌，首选的治疗是应用穿透血-脑屏障的广谱抗生素，覆盖革兰氏阴性菌和革兰氏阳性菌，脓肿相对较大，选择脓肿穿刺治疗并联合全程足量抗生素治疗作为首选。

3. 治疗方法和过程　手术加抗感染的药物治疗，抗感染加积极控制脓肿周围水肿，并积极准备行穿刺冲洗引流手术治疗。

（1）手术方法：左侧颞枕叶脑脓肿穿刺冲洗引流术。①麻醉成功后，左侧卧位，根据术前定位，设计直切口，约 3 cm。②消毒铺巾，切开头皮，显露颅骨，乳突牵开器撑开皮肤并将骨膜推向两侧，颅骨钻 1 孔，骨孔止血后，双极热灼硬膜止血，“十”字切开硬膜，显露脑组织。③双极轻度热灼软脑膜后，切开脑膜，以脑穿针按术前设计穿刺方向穿刺脓肿。④接近脓肿壁，会有硬韧感觉，刺破脓肿壁，即可见乳白色脓液流出，收集脓液约 5 mL，留做标本，行细菌培养和感染源检查，以生理盐水反复冲洗脓腔，直至冲洗液清亮；调整穿刺针的方向，同样的步骤，穿刺另外一个囊性病变。⑤拔出穿刺针，沿穿刺通道置入 8 号引流管，皮下潜行后，引出头皮并固定后连接引流袋。⑥创面止血，缝合伤口，敷料包扎固定良好。全身麻醉清醒后，拔除气管插管，安返病房。

（2）术后：复查 CT 显示脓腔缩小，脓肿液培养示中间链球菌，万古霉素和美罗培南均敏感，复方新诺明亦为敏感抗生素。术后请耳科行乳突根治术，治疗中耳炎，治疗效果满意，全程应用抗生素 6 周后，复查 CT 显示脓肿病灶逐渐减小，患者症状完全缓解，治疗效果满意，嘱其出院，继续口服复方新诺明 1 个月。

4. 随访复查　分别在术后 3 个月、6 个月复查磁共振，显示脓肿无复发（图 3-39）。

三、思考与讨论

脓肿穿刺后，如果病灶没有缩小，可以再次穿刺吗？什么样的情况患者可以选择药物治疗？

脑脓肿的发病率大致为 0.9/10 万，随着影像学和立体定向穿刺技术的进展，以及敏感抗生素的

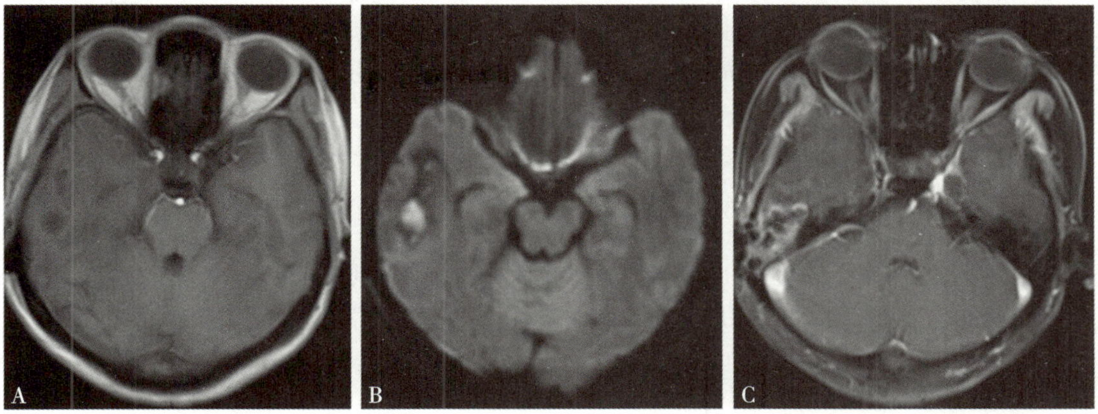

A. 经过治疗后，患者右侧颞叶的囊性病变已经明显变小（术后 3 个月）；B. 患者的磁共振弥散加权成像显示脓肿仅剩余很小的一部分（术后 3 个月）；C. 治疗后，乳突的炎症较前明显改善（术后 6 个月）。

图 3-39 术后复查 MRI

应用，脑脓肿的致死率和致残率都有了明显的下降，根据细菌来源的不同，脑脓肿的致病原因分别为耳源性、鼻源性、血源性、外伤性和隐源性等，其中耳源性占了大多数，文献显示可以达到 20% 以上，常见的临床症状主要是头痛、恶心、呕吐、视乳头水肿、精神行为的改变、局灶性神经功能缺失、癫痫、发热、脑膜刺激征等。一般来讲，脓肿直径大于 2.5 cm 时，选择手术治疗，而对于抗生素治疗经验性的选择，耳源性、口腔来源或创伤，以及术后感染的可以选择三代头孢（或美罗培南）、甲硝唑、万古霉素；隐源性感染选择万古霉素加美罗培南；心源性感染选择三代头孢加万古霉素等，基本原则是覆盖革兰氏阳性和革兰氏阴性菌，必要的时候，还要考虑到真菌感染的可能性。目前针对脓肿脓液的感染病原菌的基因测序往往可以准确地提供患者感染菌种属的详细情况，可以为临床用药提供良好的指导方案。

对于脓肿腔穿刺术后是否保留引流管，目前观点并不统一，根据临床经验，对于较大的脓肿，如果术前评估一次性穿刺冲洗估计脓肿缩小不理想的情况下，建议保留引流管，通常在一次穿刺抽吸冲洗后，就可以获得良好的治疗效果。

四、练习题

1. 脑脓肿的大概致病原因都有哪些？
2. 脑脓肿的影像学特点是什么？
3. 脑脓肿的临床症状是什么？在什么情况下怀疑脑脓肿，需要进一步做什么检查？
4. 脑脓肿的常用治疗手段有哪些？
5. 脓肿穿刺后，如果病灶没有缩小，可以再次穿刺吗？什么样的情况患者可以选择药物治疗？

五、推荐阅读

[1] NATHOO N, NADVI S S, NAROTAM P K, et al. Brain abscess: management and outcome analysis of a computed tomography era experience with 973 patients[J]. World Neurosurg, 2011, 75(5-6): 716-726.

[2] ZHANG C R, HU L A, WU X J, et al. A retrospective study on the aetiology, management, and outcome of brain abscess in an 11-year, single-centre study from China [J]. Bmc Infectious Diseases, 2014, 14(1): 311.

[3] KIM J H, PARK S P, MOON B G, et al. Brain abscess showing a lack of restricted diffusion and successfully treated with linezolid[J]. Brain Tumor Res Treat, 2018, 6(2): 92-96.
[4] BROOK I. Management of human and animal bite wound infection: an overview [J]. Curr Infect Dis Rep, 2009, 11(5): 389-395.
[5] RADOI M, CIUBOTARU V, TATARANU L. Brain abscesses: clinical experience and outcome of 52 consecutive cases[J]. Chirurgia (Bucur), 2013, 108(2): 215-225.
[6] BROOK I. Microbiology and treatment of brain abscess[J]. J Clin Neurosci, 2017, 38(0): 8-12.
[7] 王忠诚. 王忠诚神经外科学[M]. 武汉: 湖北科学技术出版社, 2005.
[8] 鱼博浪. 中枢神经系统 CT 和 MR 鉴别诊断[M]. 西安: 陕西科学技术出版社, 2005.

（刘增进　程　广）

第四章　脊髓脊柱外科

案例 25　脊索瘤

一、病历资料

(一)门诊接诊

1. 主诉　头痛半年余,左眼视物模糊 1 个月。

2. 问诊重点　头痛为神经系统常见症状,与颅内占位、颅内压增高、脑膜刺激征、血管、血压等因素相关。单眼视物模糊可能与视网膜及眼球病变、视路及中枢受压有关。患者发病时间不长,问诊时应注意病程中有无诱因及症状特点、伴随症状特征、疾病演变过程、诊疗经过、治疗效果等。

3. 问诊内容

(1)诱发因素:有无诱发因素。

(2)主要症状:头痛常见于颅内占位,颅内压增高等,同时应询问头痛的性质、部位,是胀痛还是刺痛,有无偏头痛或丛集性头痛,发作的时间、频次,能否自行好转等。

(3)伴随症状:患者伴随症状为左眼视物模糊,在头痛约半年后出现,应询问有无视力下降、视野缺损、复视等不适。其他伴随症状应询问有无脑功能障碍如意识障碍、肢体无力、言语不清、面部麻木,颅内压增高表现如头晕、恶心、呕吐,内分泌功能障碍如尿量增多、性欲及食欲减退、泌乳,感染症状如发热、畏寒、四肢抽搐等。是否有癫痫发作、脑缺血发作等表现。

(4)诊治经过:是否用药,用何种药、具体剂量、效果如何,以利于后续选择药物改善症状。

(5)既往史:当出现神经系统症状或体征时,不能仅认为是神经系统疾病所致,有可能是其他系统疾病逐步进展,累及神经系统的结果,如患者既往有高血压可出现头痛,如有白内障、青光眼等易导致视物模糊。

(6)个人史:患者职业病、吸烟饮酒史等。

(7)家族史:有无高血压、脑血管病、肿瘤等家族遗传病史。

问诊结果

患者,男性,27 岁,半年前无明显诱因出现头痛,为间断性发作,以枕部为著,持续时间不等,休息后好转,无言语不清、恶心、呕吐,无头晕、肢体无力,无尿量增多、性欲及食欲减退,无发热、畏寒等其他不适,未在意,1 个月前无诱因出现左眼视物模糊,伴头痛加重,程度剧烈,不可忍受,伴视物重影,1 个月来以上症状逐渐加重,前往当地医院就诊,行脑 MRI 示鞍区占位。现为进一步就诊来医院,门诊以“鞍区占位”收入院。自患病以来,患者饮食可,睡眠可,大小便如常,体重无明显变化。既往体健,10 年前因阑尾炎行“阑尾切除术”,无高血压病、冠心病、糖尿病、脑血管病病史,无外伤史、输血史,无药物、食物过敏史。吸烟史 10 年,平均 10 支/d,未戒烟。无家族病史。

4. 思维引导　患者青少年发病，病史清楚，应进一步进行体格检查协助诊断。针对患者症状及已有 MRI 影像，重点检查有无颅内压增高及视力视野改变、眼部相关脑神经体征，还应包括神经系统查体的其他体征如其他脑神经，深、浅感觉，肌力、肌张力，生理反射，病理反射，脑膜刺激征等。

（二）体格检查

1. 重点检查内容及目的　患者鞍区占位的可能性大，应着重注意眼部体征。眼球形态及活动，瞳孔大小及对光反射，眼底有无视乳头水肿、视神经萎缩等情况，有无视力下降、视野缺损、眼睑下垂、视物重影，以及眼球活动情况。另外，应针对鞍区常见病变的特殊体征进行检查，如有无乳腺发育、甲状腺肿大、肢端肥大、向心性肥胖等体征。

体格检查结果

神志清、精神可，双侧瞳孔等大等圆，直径约 3 mm，对光反射灵敏，调节反射正常。眼睑无下垂，眼球无突出，眼球无陷入，眼姿正常，无斜视，眼球无分离，无眼震，无凝视障碍。右眼视力 0.90，左眼视力 0.05，双眼颞侧偏盲。眼球运动：左眼不能外展。复视：水平复视。面部感觉、肌肉运动正常，四肢肌力、肌张力正常，生理反射存在，病理反射未引出，共济运动正常，脑膜刺激征阴性。

2. 思维引导　根据患者头痛、左眼视力下降等症状及左眼外展麻痹、双侧眼颞侧偏盲等体征，结合当地医院 MRI 检查，提示病变位于鞍区，有侵及海绵窦可能，进一步行实验室检查（垂体激素功能等）及影像学检查，明确诊断。

（三）辅助检查

1. 主要内容及目的

（1）垂体功能检查：评估病变对垂体功能的影响及药物治疗的可能。

（2）视力、视野及眼底检查：进一步评估视力损害的严重程度。

（3）鞍区 MRI 检查：明确病变起源、部位、性质、毗邻结构关系与波及范围。

（4）颅底 CT 检查：明确病变对颅底骨质的破坏程度及经鼻手术入路的可能。

（5）AFP、CEA、β-HCG 等肿瘤标志物：排除生殖细胞肿瘤等。

（6）尿常规、尿比重、尿量等：评估病变对垂体柄影响。

（7）脑血管检查：评估病变对颈内动脉等颅底大血管的影响。

（8）术前常规检查：排除手术禁忌，如凝血功能、传染病筛查，心电图、心脏彩超排除心脏疾病，胸部 CT 排除肺部疾病等。

（9）肝功能、肾功能、电解质：评估是否有肝功能、肾功能损害，水、电解质紊乱等。

辅助检查结果

（1）血常规、肝功能、肾功能、凝血功能：均正常。

（2）心电图、心脏超声：均正常。

（3）垂体激素检查：催乳素略升高 15.66 ng/mL（正常 4.04～15.20 ng/mL），皮质醇、ACTH 正常。其他性激素、甲状腺功能、生长激素均正常。

（4）视力视野检查：右眼视力 0.90，左眼视力 0.05，右眼颞侧视野不完全缺损，左眼颞侧不完全偏盲。

（5）眼底检查：眼压两侧均为 14 mmHg，左眼瞳孔略有扩大，RAPD（+），视盘色淡红，边界清，视网膜未见明显异常。眼底荧光造影示左眼底下方局部荧光斑。

（6）影像学检查：CT 示鞍底斜坡骨质破坏，表现为钙化及骨碎片（图 4-1）。垂体 MRI 平扫加增强扫描示鞍区斜坡病损，T_1 加权像呈低信号，T_2 加权像呈高信号，有低信号间隔，弥散加权成像受限，ADC 值增高，增强扫描示轻中度不均匀强化（图 4-2）。MRI 显示病变膨胀性生长，视交叉受压上抬，双侧颈内动脉斜坡段及海绵窦段位于肿瘤边缘，有一定推挤，无显著包绕。病变向后方侵袭破坏斜坡，毗邻基底动脉。为明确各血管被肿瘤钙化包裹的程度，有无狭窄移位等情况，行脑血管 CTA 检查示颈内动脉、基底动脉及其分支走行完整，无动脉瘤、动脉狭窄，无动脉包裹等改变（图 4-3）。

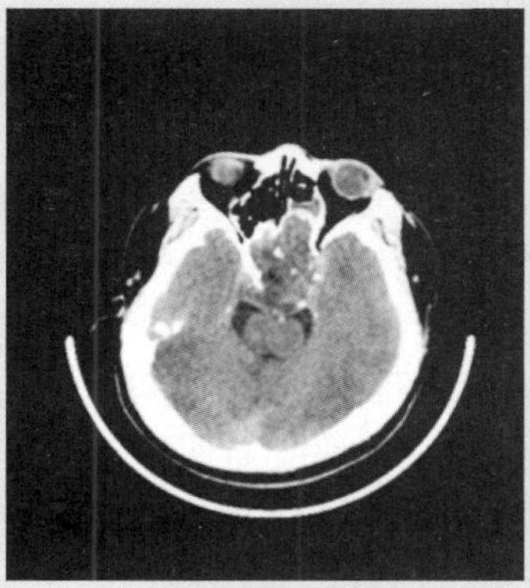

图 4-1 术前横断位 CT 平扫

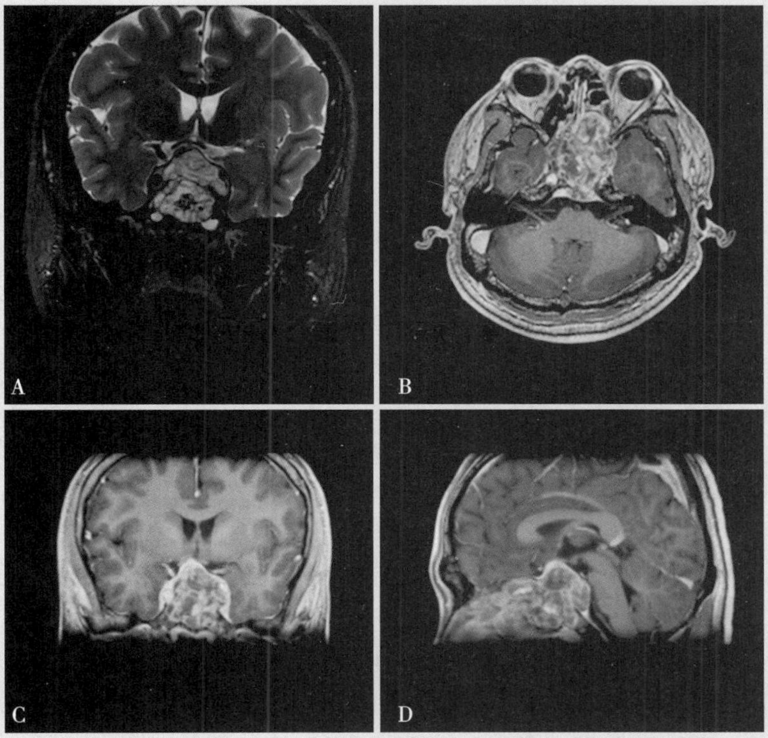

A. 冠状位 T_2WI 像；B. 横断位 T_1WI 增强；C. 冠状位 T_1WI 增强；D. 矢状位 T_1WI 增强。

图 4-2 术前 MRI 检查结果

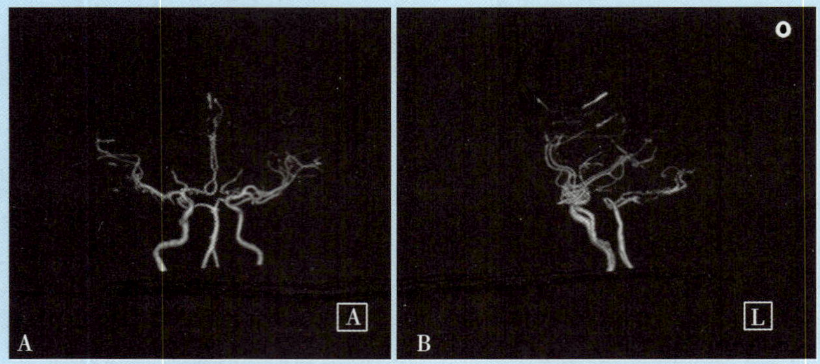

A. 正位;B. 侧位。

图 4-3 术前脑血管 CTA 重建

2. 思维引导 根据该患者症状、体征及辅助检查结果,可以作出定位诊断和定性诊断。患者无发热、恶心、呕吐等症状,脑膜刺激征阴性,排除感染性病变。无急性起病、颅内出血、颅内压增高等表现,排除脑血管病。颅内占位性病变位于鞍区斜坡,膨胀破坏性生长,肿瘤可能性大。病变破坏鞍底及斜坡骨质,刺激鞍底及颅后窝硬膜导致头痛,并逐渐加重。病变向鞍上扩展,抬高视交叉,导致双眼颞侧偏盲,左眼视力、视野缺损更重。病变向两侧扩展,侵袭海绵窦,并破坏斜坡骨质,造成外展神经及动眼神经受压,引起左侧外展麻痹、水平复视,左眼瞳孔扩大等。病变信号/密度不均匀,强化不均匀,血供丰富,与垂体分界尚清,垂体功能基本正常,垂体柄受压导致催乳素稍升高。根据肿瘤起源、波及范围、影像学表现特点及实验室检查排除垂体瘤、颅咽管瘤、生殖细胞肿瘤、视神经胶质瘤、脑膜瘤、动脉瘤等其他诊断,初步定性为脊索瘤可能性大。

(四)初步诊断

分析上述病史、体格检查、辅助检查结果,支持以下诊断:鞍区占位,考虑脊索瘤的功能。

(五)鉴别诊断

1. 垂体腺瘤 多发生于成年人,多有内分泌异常、视神经受压等症状,体积大时可出现颅内压增高;MRI 表现为鞍内占位病变,多呈长 T_1、长 T_2 信号,钙化少见。

2. 颅咽管瘤 胚胎残余组织肿瘤,多发生于小儿,常以多饮、多尿、视力障碍为症状,可有垂体功能下降的表现。头部 MRI 主要表现为病变多位于鞍上,也可位于鞍内,呈短 T_1、长 T_2 信号,CT 可见病变多为囊性、蛋壳样钙化影。

3. 鞍区脑膜瘤 多见于成年人,内分泌检查正常,CT 及 MRI 检查为均匀密度或信号的病变,对比增强明显,可见"脑膜尾征",囊性变少见,可见正常垂体。

4. 视神经胶质瘤 多见于少儿,主要以视力障碍为首发表现,无内分泌异常表现,MRI 表现为鞍上病变,边界不清,呈长 T_1、长 T_2 信号。可合并视神经纤维瘤病的表现。

5. 床突旁动脉瘤 无明显内分泌障碍,CT 及 MRI 可见正常垂体影,鞍旁可有或无钙化,混杂信号强度,DSA 可明确诊断。

6. 生殖细胞肿瘤 鞍区生殖细胞瘤多见于青少年,首发症状为多饮、多尿,继之出现视力障碍,常有性早熟,垂体激素水平正常或低下。对放疗敏感。其他生殖细胞肿瘤包括成熟畸胎瘤、未成熟畸胎瘤、畸胎瘤恶变、内胚窦瘤(卵黄囊瘤)、胚胎癌、绒癌、混合性生殖细胞肿瘤。常伴有血液、脑脊液肿瘤标志物(AFP、CEA、β-HCG)的升高,影像学表现各有不同。

7. Rathke 囊肿 系颅咽管的残留组织,病变部位在神经垂体和腺垂体之间,多表现为囊性病变,内分泌异常表现少见。

8. 转移瘤 转移瘤相比脊索瘤侵袭进展迅速,并可有原发病史或病灶的表现,PET/CT 有助于转移瘤与脊索瘤及其转移的鉴别。肿瘤生长缓慢,MRI 低信号间隔,伴大型溶骨性破坏,更倾向于诊断为脊索瘤。

9. 软骨肉瘤 软骨肉瘤与脊索瘤起源部位一致,表现相似,两者鉴别非常重要,50% 软骨肉瘤含有矩阵样钙化灶,具有显著而不均匀的强化,弥散加权程序平均 ADC 值高于脊索瘤。

10. 骨纤维结构 主要表现为骨髓质增生而不伴软组织肿块。

二、治疗经过

(一)手术治疗

1. 术前准备 患者诊断大致明确后,应根据病情做出治疗计划。鞍区病变常涉及内分泌、中枢神经系统、颅底骨质、血管系统,应根据各系统累及的情况制订方案。如垂体功能低下要补充激素、纠正水、电解质失衡。神经系统功能损害需要手术解除神经压迫及药物辅助治疗。颅底骨质破坏应考虑修复重建方案防止脑脊液漏,维持颅颈交界区稳定性,相关脑神经功能的保护。颅底大血管病变需要相应的介入及开放性治疗维持脑血液循环等。根据患者检验检查结果,治疗方案应为手术切除病变,解除占位效应,解除视神经、外展神经等压迫。因此,进行术前讨论,主要讨论手术方式及围手术期注意事项。

脊索瘤的手术方式根据病变的部位、侵袭范围、与神经血管等重要结构的关系、术者手术技术的掌握程度决定。颅底脊索瘤常起源于中线蝶枕交界区,常侵犯鞍区、脑桥前间隙、鼻咽,也可向颅中窝和颅后窝侵袭。选择手术入路应根据肿瘤侵犯的部位从前方、侧方、后方到达斜坡区域,甚至需要联合运用两个或多个手术入路来实现肿瘤的彻底切除。常用的手术入路包括经鼻蝶内镜/斜坡前入路(适用于中线部位,目前对侵袭海绵窦的肿瘤也可达到满意切除)、额眶颧入路(适用于起源于上斜坡向侧方前中后延伸的肿瘤)、经颧弓扩大颅中窝底入路(适用于向颞下窝、颞窝、眼眶、海绵窦延伸的肿瘤)、远外侧经髁入路(适用于侧向延伸至颅颈交界或上颈椎的肿瘤)等。手术原则:①肿瘤主体位于硬膜外,因此应尽可能使用硬膜外手术入路。②应向患者及家属解释可能需要多次手术才能根治性切除。③肿瘤切除越彻底,辅助治疗的效果及患者预后越好。④第一次手术是最好的时机,复发时间与首次切除程度、组织学和细胞遗传学特点密切相关。⑤"根治性切除"指去除肿瘤并最大限度切除邻近骨质,这与更高的致残率无关。⑥不仅在经鼻入路,所有情况下都应使用内镜技术来观察隐匿的角落。⑦神经导航有助于找到术前 CT 或 MRI 中有所描述的,但可能隐藏在手术区域中累及骨质的小病变。⑧术前 CT 薄层扫描的骨窗像和 MRI 对制订手术计划至关重要。⑨神经电生理监测有助于指导肿瘤切除范围,减少术后并发症。

根据患者病变特点,术前讨论后决定采用神经内镜下经鼻蝶窦入路鞍区斜坡病损切除术,与患者及家属沟通病情,术前予以鼻腔准备,剪短鼻毛,左氧氟沙星间断滴鼻,口泰漱口 4 次/d,根据肿瘤体积较大、血供丰富的特点,予以手术备血。术中超声、神经导航、神经电生理准备。

2. 手术过程 内镜入路可以到达位于斜坡各段的脊索瘤。内镜解剖中,上斜坡上界为后床突、鞍背,下界为双侧 Dorello 管连线,从蝶骨平面延伸至鞍背,外界为两侧海绵窦。中斜坡从 Dorello 管水平向下延伸至颈静脉孔神经部,外界由颈内动脉岩骨段和破裂孔段,以及岩斜裂和下外侧的破裂孔构成。下斜坡从颈静脉孔神经部后部水平延伸至枕骨大孔水平,外界由咽鼓管及翼突内侧板构成。经蝶入路去除蝶窦底板可以到达上斜坡和中斜坡区域,从斜坡生长至鞍上、海绵窦、翼腭窝、咽旁或颅颈交界的脊索瘤,需要扩大入路。根据该患者的影像学资料,肿瘤主体位于腹侧中线、上中斜坡,向侧方海绵窦侵袭不多,硬膜下无侵袭扩展,垂体向上方移位,因此采用经蝶入路。斜坡入路需要更宽的鼻腔通道，因此可切除中鼻甲及鼻中隔后部以扩大空间。切除梨骨以暴露更靠近蝶鞍下部的前入点。两侧充分打开蝶窦外侧隐窝，暴露颈内动脉海绵窦段、斜坡旁段、破裂孔段、翼管神经等标志，采用导航、多普勒超声等手段早期鉴别和保护颈内动脉。尽可能磨除斜坡骨质，最大限度切除肿瘤。采用带血管蒂的鼻中隔黏膜瓣进行多层封闭和颅底重建，避免脑脊液漏的发生。

完善术前准备，全身麻醉下行神经内镜鞍区斜坡病损切除术。麻醉成功后，患者取仰卧位，三点头钉固定，BrainLab 导航规划，颜面部贴护肤皮膜，常规消毒铺无菌巾，神经内镜置入鼻腔，副肾棉条收缩双侧鼻腔黏膜，双侧鼻腔中鼻甲内侧可见肉红色病变组织，质地脆，富血供，切除双侧中上鼻甲，暴露肿瘤，见肿瘤自蝶窦开口处溢出，肿瘤垂挂于蝶窦前壁，切除双侧鼻腔内肿瘤，制作右侧鼻中隔黏膜瓣，剥离蝶窦前壁骨质，磨除蝶窦前壁，上方至蝶骨平台，下方至蝶犁关节，双侧至眶内侧壁，形成 3 cm×4 cm 骨窗，可见下方少量散在破坏黏膜，黏膜下大量黄褐色肿瘤组织，血供丰富，逐渐清除肿瘤，上方逐渐暴露视神经管，颈内动脉隆突，斜坡段颈内动脉，斜坡凹陷，确认肿瘤完全到边界，之后切除鞍底肿瘤，可见肿瘤与鞍底硬膜关系模糊，部分肿瘤侵入鞍底及斜坡凹陷处硬膜，剪断条索状物，沿肿瘤与硬膜边缘切除肿瘤，部分肿瘤侵入海绵窦颈内动脉内侧，一并清除，完善硬膜缘止血，多普勒及导航确认血管位置，确认肿瘤切除完全，止血纤丝覆盖创面，覆盖人工硬膜预防脑脊液漏，黏膜瓣覆盖鞍底区域，生物蛋白胶黏固，外敷人工硬膜、明胶海绵、碘仿纱条支撑，术毕。术中患者生命体征平稳，出血约 100 mL，未输血。术后患者麻醉未醒，带气管插管安返麻醉恢复室。手术切除标本经家属过目，后报送病理检查。麻醉恢复后患者神志清楚，四肢活动良好，复查头颅 CT。

思维引导：脊索瘤是生长相对缓慢、具有局部侵袭和破坏性的非良性肿瘤，即使根治性切除，也容易发生局部侵袭、复发和再生。手术是最有效的治疗方式，扩大手术切除可显著降低复发率并延长患者生存期。初始治疗的成功率最高，初治手术成功及术后辅助放疗后如肿瘤复发，后续治疗效果会显著下降。肿瘤复发后再次手术依然是最有效的。肿瘤可沿手术入路播散种植或取自体组织修补颅底时种植。复发肿瘤对放、化疗具有一定的耐受性。残留或复发的二次手术中，常因瘢痕组织的存在、难以分辨组织层次等，导致手术切除更加困难。因此，脊索瘤应在具有丰富经验的医学中心，在保证患者安全的情况下，进行根治性手术，手术中以无瘤操作技术（棉片隔离肿瘤与颅骨、黏膜，肿瘤切除后更换手术器械、材料以封闭手术通道及取移植物）防止肿瘤播散，术后辅以大剂量质子束放射治疗，以彻底消除残余肿瘤组织及术区种植细胞。特殊设备如术中导航、超声、神经内镜、MRI 等有助于最大限度地安全切除肿瘤。

（二）术后治疗

麻醉恢复后患者神志清楚，四肢肌力、肌张力正常，复查头颅 CT、MRI 见肿瘤切除满意，未见颅内出血、脑干出血等并发症（图 4-4）。术后常规抗感染治疗，复查垂体功能、血常规、电解质等未见明显异常，2 周后拔除鼻腔填塞纱条。

思维引导：脊索瘤患者手术切除后根据术中所见肿瘤起源、大体形态（实质性、分叶状、凝胶样外观、骨质浸润等）须进一步病理检查明确分型。根据组织形态学分为经典型（普通型）、软骨样脊索瘤和去分化型脊索瘤（肉瘤样脊索瘤）。目前倾向于软骨样脊索瘤预后优于其他类型。显微镜下脊索瘤由大的多面体细胞组成小叶，由丰富的黏液基质间隔。经典型脊索瘤多表现为质地软、黄褐色和分叶状特征。软骨样脊索瘤由典型脊索瘤成分和类似软骨成分构成。去分化型脊索瘤具有肉瘤样形态学特征，见于复发性脊索瘤或转移灶，其临床预后差，近 90% 的肿瘤会发生转移。T 基因是脊索发育的关键转录因子，在骨和软骨肿瘤中，T 基因免疫阳性对脊索瘤具有特异性。颅内肿瘤 T 基因仅见于脊索瘤和血管母细胞瘤。T 基因在软骨肉瘤中不表达有助于脊索瘤的鉴别诊断。脊索瘤的囊泡特征使 S100、上皮膜抗原（EMA）、细胞角蛋白（CK8、CK18、CK19 等）呈免疫阳性。

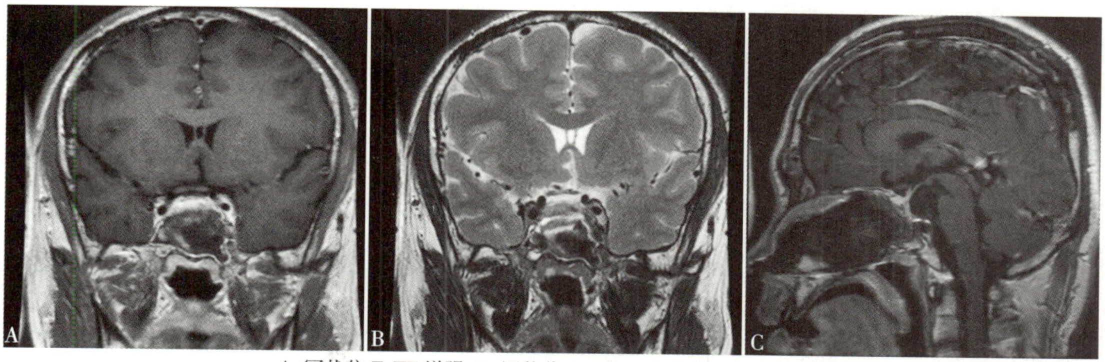

A. 冠状位 T_1 WI 增强；B. 冠状位 T_2 WI；C. 矢状位 T_1 WI 增强。

图 4-4　术后 MRI 检查结果

病理结果

富于黏液的多边形/短梭形细胞肿瘤。

免疫组化结果：AE1/AE3（CK）（+），CK8/18（+），EMA（+），CK19（+），S100（+），SOX-10（-），TTF-1（-），Brachyury（+），SATB2（+），Ki-67（2%+）。

病理诊断：脊索瘤。

思维引导：患者年龄尚轻，在广泛根治性切除的基础上辅助放疗，以及选择其他相关治疗，是阻止肿瘤复发转移，改善预后的关键。理想的放疗方案是通过剂量梯度达到对肿瘤最大化杀伤、对周围重要结构最小化影响的放射剂量。对脊索瘤的调强适形放射治疗、立体定向放射治疗、粒子（质子、碳离子）放射治疗，尚没有明确的证据支持任何一种放射治疗技术优于其他技术。

三、思考与讨论

近年来，分子生物学的进展促进了脊索瘤的准确诊断，颅底外科技术尤其是内镜技术的发展和辅助手段的使用极大地提高了治疗效果，但脊索瘤的攻克仍面临诸多重大挑战。脊索瘤的发病机理和生物学表现有待进一步研究，诊断、手术技术、放射治疗技术有待进一步完善，如何平衡肿瘤切除与功能保护有待深入思考与探讨，肿瘤相关的靶向治疗有待研发。

四、练习题

1. 脊索瘤的鉴别诊断是什么？
2. 脊索瘤的手术原则是什么？
3. 颅底脊索瘤的常用手术入路有哪些？
4. 脊索瘤的辅助治疗方法是什么？

五、推荐阅读

[1]刘庆，潘亚文. 脊索瘤：技术、技巧及治疗策略[M]. 北京：中国科学技术出版社，2020.
[2] FERNANDEZ-MIRANDA J C, GARDNER P A, SNYDERMAN C H, et al. Clival chordomas: a pathological, surgical, and radiotherapeutic review [J]. Head Neck, 2014, 36(6): 892-906.

（安吉洋　孙红卫）

案例 26 脊髓髓内室管膜瘤

一、病历资料

(一)门诊接诊

1. 主诉 颈项部疼痛 3 月余,加重 4 d。

2. 问诊重点 患者女性,3 个月前无明显诱因出现颈项部疼痛,夜间为主,间断性伴右手示指、中指、无名指麻木,四肢肌力正常。在当地以颈椎病给予理疗等相关治疗,患者症状缓解不明显,4 d 前患者症状明显加重,为求进一步治疗来医院。

3. 问诊内容

(1)颈项部疼痛原因:患者无明显的外伤史,但长期从事体力劳动。

(2)主要症状:3 个月来无明显诱因出现颈项部疼痛,夜间为主,间断性发作。

(3)伴随症状:患者除颈项部疼痛以外,还伴右手示指、中指、无名指麻木,四肢肌力正常,无头痛、头晕等症状,在当地以颈椎病给予理疗等相关治疗,患者症状缓解不明显,4 d 前患者症状明显加重。

(4)既往史:患者无高血压、糖尿病史,无脑梗死病史,无肝炎、结核病等病史。

(5)个人史:长期从事体力劳动,无吸烟和喝酒嗜好。

(6)家族史:否认家族遗传疾病史。

问诊结果

患者年轻女性,3 个月前无明显诱因出现颈项部疼痛,夜间为主,间断性伴右手示指、中指、无名指麻木,四肢肌力正常。在当地以颈椎病给予理疗等相关治疗,患者症状缓解不明显,4 d 前患者症状明显加重,无头晕、头痛,无恶心、呕吐、乏力及肢体抽搐等症状,患者意识状态及四肢活动正常,无高血压、糖尿病病史,无脑梗死病史,无肝炎、结核病等病史。长期从事体力劳动,无吸烟和喝酒嗜好,否认家族遗传疾病史。

4. 思维引导

(1)患者年轻女性、长期从事体力劳动,对于颈项部疼痛,并且出现右侧手指麻木的症状,根据病史初步判断为颈椎疾病引起的症状。

(2)颈项部疼痛是平时经常遇到的一类症状,一般来讲引起颈项部疼痛常见的原因主要包括以下几种:第一,颈部肌肉劳损、无菌性炎症等,一般多见于长期低头、伏案工作或者是吹空调受凉等诱发的颈部肌筋膜炎导致的疼痛,以及颈部的活动受限。这种情况多有一定的诱因,以颈椎的局限性疼痛和活动受限为主,大多数预后良好,经热敷、理疗或者是保持颈椎的过伸,一般可以获得明显的效果。第二,颈椎退行性病,如颈椎增生、颈椎病等因素,由于颈椎增生造成韧带肥厚,从而引起局限性骨关节炎或者是韧带炎导致颈部疼痛,或者是由于颈椎增生压迫支配颈项部的神经,从而导致颈椎后背的疼痛。有时也见于伴有明显的一侧或者两侧上肢疼,以及上肢麻木等不适的症状,也会造成颈部的疼痛,这种大多与颈椎的增生、退变有关。第三,其常见的因素是颈椎局限性的疾病,如椎管内肿瘤,颈椎炎症、结核等也会导致颈部的疼痛。第四,其他不明因素,在临床工作中也应排查颅内疾病所导致颈项部疼痛的症状,如早期脑梗死、脑肿瘤等。

(3)针对上述症状应选择合适的科室进行就诊,如神经内科、神经外科、骨科等。

(4)出现上述症状应进行颈椎的 MRI 等相关检查。

(二)体格检查

1. 重点检查的内容和目的　患者目前主要是颈项部疼痛,并伴随右手示指、中指、无名指麻木。根据疾病的表现情况,该患者主要是四肢肌力、肌张力、病理性反射等相关检查。

神经系统查体结果

患者四肢肌力及肌张力正常,右手示指、中指、无名指浅感觉减退,其余肢体感觉正常,生理反射存在,病理反射未引出,其余神经系统检查正常。

2. 思维引导　对于肢体麻木首先要排除颅内病变,如脑梗死、脑出血、脑肿瘤等,并作出准确的功能定位。在准确定位之前,要熟练掌握神经解剖及功能支配范围。

(三)辅助检查

1. 重点检查内容及目的　MRI 是目前诊断脊髓肿瘤最有价值的辅助检查,应列为首选。MRI 平扫增强术前就能明确肿瘤的位置、大小,及其与脊髓的关系,并初步判断肿瘤的性质。

辅助检查结果

(1)在当地医院行颈椎 MRI 平扫检查:提示 $C_{3\sim7}$椎管内病变,T_1WI 呈等低信号,T_2WI 主要以高信号为主,为进一步治疗,患者要求到医院进行相关诊疗。

(2)头部 MRI:平扫:未见明显异常。

(3)颈椎 MRI 结果:颈椎生理曲度变直,序列可。$C_{3\sim7}$椎管内见片状混杂稍长 T_1、混杂稍长 T_2 信号,其内可见点片状长 T_1、长 T_2 信号。压脂呈混杂稍高/高信号。静脉注入对比剂后增强扫描,$C_{4\sim6}$椎体水平颈髓内病变呈"斑片状"轻度不均匀强化。范围约为 8 mm×47 mm×15 mm(前后径×上下径×左右径)。见图 4-5。

诊断:$C_{3\sim7}$脊髓髓内占位性病变,考虑室管膜瘤、胶质瘤。

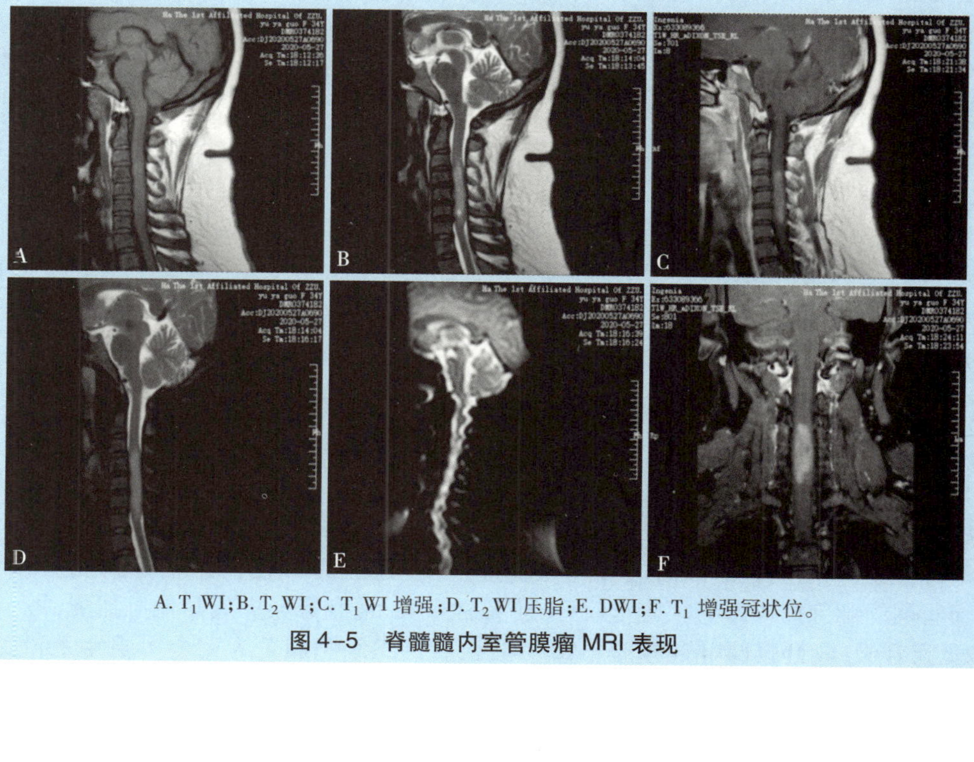

A. T_1 WI;B. T_2 WI;C. T_1 WI 增强;D. T_2 WI 压脂;E. DWI;F. T_1 增强冠状位。

图 4-5　脊髓髓内室管膜瘤 MRI 表现

2. 思维引导

(1)当地医院的 MRI 检查提示 $C_{3\sim7}$椎管内的病变,但需要对是髓内还是髓外病变进行鉴别(表4-1)。

表 4-1 髓内与髓外肿瘤鉴别诊断

项目	髓内肿瘤	髓外肿瘤
常见病理类型	神经胶质瘤、室管膜瘤	神经纤维瘤、脊膜瘤
病程	长短不一,一般病程短,胶质瘤囊性变时可进展加速	较长,进展缓慢,硬膜外转移性肿瘤呈急性病程
神经根痛	少见,多为烧灼性痛,少有定位意义	多见,且有定位意义
感觉改变	病变节段最明显,由上向下出现障碍,呈节段性,有感觉分离改变	下肢的脚、趾感觉改变明显,由下向上发展,少有感觉分离
运动改变	下运动神经元症状明显,广泛肌萎缩,锥体束征出现晚且不显著	下运动神经元症状的早期只限所在节段,锥体束征出现早且显著
脊髓半切征	少见或不明确	多且典型,症状先限于一侧
自主神经障碍	较早出现且显著	较晚出现且不显著
椎管梗阻改变	出现较晚且不明显	出现较早且明显
腰椎穿刺放液后反应	症状改变不明显	肿瘤压迫症状加重
脑脊液蛋白改变	增高不明显	明显增高
椎管骨质改变	较少见	较多见

(2)针对上述考虑的疾病问题,需要补充的检查结果:完善颈椎的 MRI 增强检查,头部 MRI 平扫。

(3)髓内肿瘤临床关键点

1)常见室管膜瘤和星形细胞瘤,术前很难鉴别。其余可见血管网状细胞瘤、海绵状血管瘤、脂肪瘤、部分先天性肿瘤等,转移瘤罕见。

2)临床特征:①病史因肿瘤良恶而异。②可见自发性、无定位、烧灼样疼痛。神经根痛较轻,无脑脊液冲击征,无棘突叩痛、压痛。③早期出现两侧表现,很少有脊髓半切综合征。感觉障碍下行发展,节段型或传导束型分布,可见感觉分离。④下运动神经元麻痹明显,可见肌萎缩及肌束颤动。上运动神经元麻痹出现晚。膀胱直肠括约肌障碍出现早。⑤脊髓梗阻少见,脑脊液蛋白多正常。

3)髓内占位典型影像表现:①脊髓增粗无移位。②肿瘤在髓内纵向生长大于横向,多数较长,占据数个节段。两侧蛛网膜下腔变窄或消失,两极呈"喇叭口"状。③性质较难鉴别。室管膜瘤界限清楚,T_1WI 为等、低或混杂信号,肿瘤两端可伴空洞形成,均匀或混杂增强。星形细胞瘤界限不清,T_1WI 为等、低或混杂信号,瘤内可有囊变,不规则增强或无明显强化。

(四)初步诊断

1. 初步诊断 $C_{3\sim7}$脊髓髓内占位性病变,考虑室管膜瘤、胶质瘤。

2. 鉴别诊断

(1)星形细胞瘤和恶性胶质瘤:①常见髓内肿瘤,但本病例病程长,发展缓慢,不符合星形细胞瘤或其他恶性胶质瘤;②MRI 示肿瘤界限清楚,两端有空洞形成,星形细胞瘤可能较小。

(2)肠源性囊肿:有些位于髓内,多见于青少年。本病例肿瘤强化不支持肠源性囊肿。

(3)血管网织细胞瘤或海绵状血管瘤:①前者常多发,常有家族史或其他脏器囊肿。本病例眼底检查未见血管瘤,应行腹部 B 超检查。②MRI:血管网织细胞瘤可为完全实质性无囊变,均匀强化，可见瘤周血管流空信号或囊内结节，结节均匀强化。海绵状血管瘤可见瘤周含铁血黄素信号。2 种瘤结节多数局限，强化明显，有明显异常血管影，似血管巢。本病例肿瘤较长，未见异常血管影，血管源性肿瘤可能性不大。

（4）脊髓空洞症：本病例病史类似脊髓空洞症，但 MRI 可见实质性肿瘤可排除脂肪瘤。

（5）脂肪瘤：好发于腰骶段，瘤体多在软膜下，实性脂肪为主。本病例 MRI 无脂肪信号可排除脂肪瘤。

（6）多发性硬化和脊髓炎：本病例无视力异常，病程长，进展慢，MRI 示较大肿瘤结节和空洞，并非单纯水肿，不支持多发性硬化和脊髓炎。

二、治疗经过

（一）治疗方案

1. 方案选择　患者出现中度以上神经功能障碍，诊断明确，决定择期手术治疗。鉴于手术风险很大，因此反复与患者及其家属讲明可以选择保守观察或手术治疗。患者和家属同意并签订知情同意书。

2. 思维引导　手术时机及适应证。一种观点认为诊断清楚后，即使神经系统功能良好，亦应立即手术；另一种观点认为手术应在神经功能恶化时施行。多数认为出现中度神经功能障碍时需要手术治疗。手术治疗是唯一有效的方法，风险远远大于髓外肿瘤。脊髓损害几乎不可避免，术后基本上都有一定程度并发症。除髓外肿瘤常见并发症以外，脊髓损害常见感觉障碍，大部分患者都有运动障碍和大、小便困难或失禁，比髓外肿瘤明显多见，特别是星形细胞瘤或恶性胶质瘤。

（二）手术治疗

1. 患者手术治疗情况　$C_{3\sim7}$全椎板切除。术中可见硬脊膜外脂肪变薄，硬脊膜囊增粗膨隆。纵行剪开硬脊膜和蛛网膜，一起两侧悬吊。见脊髓增粗，表面色白。两端为空洞，后正中切开脊髓，约 2 mm 深见到肿瘤。肿瘤边界清楚，质中，供血一般。沿肿瘤与脊髓组织两侧界面分离，将肿瘤全部切除。病理报告为室管膜瘤。术后复查颈椎 MRI 检查，提示肿瘤全切除（图 4-6）。

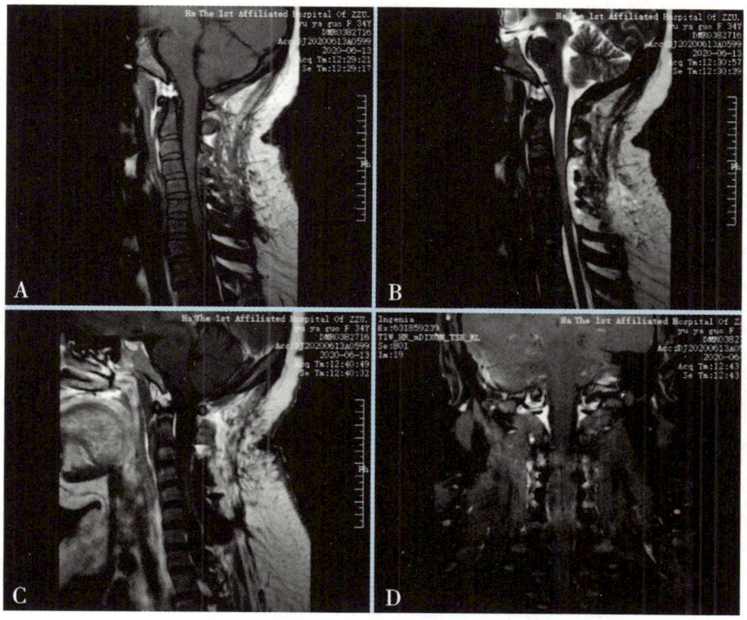

A. T_1WI；B. T_2WI；C. T_1WI 增强矢状位；D. T_1WI 增强冠状位。

图 4-6　术后复查颈部 MRI

2. 思维引导 室管膜细胞瘤多数边界清楚，与脊髓组织分界明显。质软或质中，供血中等，肿瘤可长达几个或十几个椎体，上下极多有空洞形成。星形细胞瘤呈浸润性生长，与正常脊髓组织缺少明确分界。脊髓表面色泽、血管分布多接近正常。低级别者，肿瘤组织稍显异常，偏韧。囊性者，囊壁为瘤组织。界限清楚的肿瘤可以全切或大部切除。界限不清者，多可部分切除。此外，还需要减张修补硬脊膜以达到减压目的。

三、思考与讨论

1. 概况 脊髓髓内室管膜瘤是一种主要发病于脑室壁、脑室周围室管膜巢，以及脊髓中央管室管膜上皮的肿瘤，该疾病占髓内胶质肿瘤的60%左右，在成年人中较为常见，且40～50岁是该疾病的发病高峰，男性患者的发病率高于女性。依据组织学类型主要分为乳头状型、透明细胞型、细胞型、混合型，以及上皮型5种。其中终丝或者马尾的室管膜瘤多为黏液乳头状室管膜瘤，而髓内的室管膜瘤则大多为上皮型或者细胞型。本病例为成年女性，因颈部疼痛而发现肿瘤，术后病理该室管膜瘤为常见的细胞型。

2. 影像学表现 肿瘤均位于脊髓中央且呈膨胀性生长，与室管膜瘤主要发病于脊髓中央管室管膜细胞具有一定相关性。肿瘤成像在 T_1WI 中主要以低或者等信号为主，而在 T_2WI 则主要以高信号为主，缺乏一定的特异性。此外，在 T_2WI 中发现在肿瘤下端或者两端可见含铁血黄素的沉淀情况，且呈现为低信号。部分学者研究中将含铁血黄素沉积的低信号情况称为“帽征”，并认为主要是髓内室管膜瘤特征性的一种表现，“帽征”的发生机制主要与肿瘤的边界、肿瘤在脊髓的部位，以及生长方式等有关。该患者颈椎 MRI 表现为混杂稍长 T_1，混杂稍长 T_2 信号，增强不均匀强化，术前根据 MRI 表现考虑为室管膜瘤。

3. 临床特征 绝大多数髓内室管膜瘤均呈缓慢生长，故其发病症状较轻微，病程进展十分缓慢，少数患者因瘤体出血而呈急性发病或病情突然加重。症状与体征主要表现为感觉、运动、括约肌功能障碍，呈典型的髓内肿瘤表现，随着病灶的扩大由上向下逐渐扩展，与髓外肿瘤相反，有助于定位诊断。首发症状以自发性疼痛常见，与髓外肿瘤、椎间盘突出引起的神经根痛相比，其疼痛程度相对较轻，部位模糊，不沿神经根走行分布，一般笼统叙述为颈肩部、胸背部或肢体疼痛。本例患者以颈部疼痛为首发症状，间断性发作，夜间为主。其次是肢体麻木或皮肤发冷发热、胸腰部束带感等感觉异常。肌力下降、肢体运动障碍表现居第3位，以括约肌功能障碍为首发症状者临床鲜见。该患者也伴有右手示指、中指、无名指麻木，但无肢体运动障碍。高位颈髓受侵犯时可合并呼吸困难；位于腰骶髓者常伴脊髓栓系综合征，括约肌功能障碍出现较早，从而导致大、小便异常。

4. 鉴别诊断 脊髓室管膜瘤和脊髓星形细胞瘤的术前鉴别对于手术方案的制订、治疗及患者预后的评估均有重要的临床意义，二者的鉴别可根据以下几点：发病年龄、病变大小、位置、边界、信号强度、强化程度、强化方式、脊髓空洞积水、囊变、出血等。星形细胞瘤好发于儿童和青少年颈胸段脊髓，而室管膜瘤多发生在30岁以后，多发生在脊髓的两端。星形细胞瘤病变范围较广泛，表现为浸润性生长，而室管膜瘤病变累及范围相对较小，以膨胀性生长多见。室管膜瘤与正常组织分界较清楚，趋于占据整个脊髓横断面。而星形细胞瘤与正常组织分界不清，多表现为脊髓内偏侧生长，尤其易发生在脊髓背侧。在强化方式上，室管膜瘤为富血供肿瘤，大部分肿瘤实质可呈明显均匀或略不均匀强化，这是脊髓室管膜瘤的特征之一，而星形细胞瘤的强化主要是血-脑屏障破坏的结果，且强化程度与血-脑屏障的完整性有关。

5. 治疗方法 手术切除是髓内室管膜瘤的首选治疗方法，但对于手术时机的选择尚未取得共识。大部分学者认为，诊断明确的髓内室管膜瘤应尽早手术，越早施行手术，肿瘤对脊髓功能的损伤越小。但也有学者从手术损伤的角度考虑，认为发病早期肿瘤体积较小、位置较深、显露不完全，手术误伤脊髓的风险相对较高，待肿瘤体积生长至中等大小并更接近脊髓后表面时，定位和显露容易，手术对脊髓损伤较小，此时为手术治疗的最佳时机。对于肿瘤全切除的患者无须实施放射治疗，即使有少量肿瘤残留，也应权衡利弊，不能盲目施行放射治疗。髓内室管膜瘤术后化疗目前亦无统一标准治疗方案。

四、练习题

1. 对颈部椎管内肿瘤如何进行定位诊断和定性诊断？
2. 髓内室管膜瘤的鉴别诊断和治疗原则是什么？

五、推荐阅读

[1]李新刚，王任直. 国家卫生和计划生育委员会住院医师规范化培训规划教材 外科学 神经外科分册[M]. 北京：人民卫生出版社，2015.
[2]王忠诚，张玉琪. 神经外科疾病临床诊疗规范教程[M]. 北京：北京大学医学出版社，2008.
[3]鱼博浪. 中枢神经系统 CT 和 MR 鉴别诊断[M]. 3 版. 西安：陕西科学技术出版社，2019.
[4]王忠诚，张玉琪. 王忠诚神经外科学[M]. 2 版. 武汉：湖北科学技术出版社，2015.
[5]周良辅. 现代神经外科学[M]. 3 版. 上海：复旦大学出版社，2021.
[6]赵继宗. 神经外科学[M]. 3 版. 北京：人民卫生出版社，2019.
[7]J. D. 霍本菲尔德，斯坦利・雷本菲尔德，理查德・赫顿. 骨科神经病学–神经定位诊断指南[M]. 李万里，陈其昕，陈维善，译. 2 版. 北京：北京科学技术出版社，2019.

（丁大领　孙红卫）

案例 27　椎管内神经鞘瘤

一、病历资料

（一）门诊接诊

1. 主诉　颈部疼痛 3 个月，加重 3 d。

2. 问诊重点　患者主诉颈部疼痛，持续时间较长，并逐渐加重，可能的原因如劳累、外伤、局部炎症、颈椎病、肿瘤等。问诊时应注意病程中有无诱发或加重因素，疼痛部位及性质、持续时间，有无伴随麻木、无力等症状，起病和进展情况，诊疗经过，治疗效果等。

3. 问诊内容

（1）诱发因素：有无诱发因素。

（2）主要症状：颈部疼痛常见于颈椎病、劳损、占位等，应询问疼痛的性质、部位，发作的时间、频次，能否自行好转等。

（3）伴随症状：应询问有无头晕、恶心、呕吐、呛咳、吞咽困难、肢体麻木无力、活动障碍、关节僵硬、肌肉萎缩、大小便功能障碍等。有无感染症状如发热、畏寒、四肢抽搐等。

（4）诊治经过：是否用药，用药品种及剂量、效果如何。当地医院就诊经历及检查、检验结果。

（5）既往史：当出现神经系统症状或体征时，不能仅认为是神经系统疾病所致，有可能是其他系统疾病逐步进展累及神经系统的结果。

(6)个人史:患者职业病、有毒物品接触史,吸烟、饮酒史等。

(7)家族史:有无高血压、脑血管病、肿瘤等家族遗传病史。

问诊结果

患者,女性,51 岁,3 个月前,劳累后出现颈部疼痛,多于夜间发作,程度加重,夜间入眠困难,低头时症状加重,无头晕、恶心、呕吐、肢体麻木无力、肌肉萎缩、大小便异常等。至当地诊所就诊,按颈椎病治疗,予针灸并口服"颈康胶囊"及止痛药(具体不详)治疗,效果欠佳;遂至某医院行 MRI 示 $C_{2\sim3}$ 水平髓外硬膜下占位,向右侧椎间孔生长,须考虑神经源性肿瘤如神经鞘瘤可能,建议完善增强检查。颈椎骨质增生,$C_{5\sim6}$ 椎间盘突出,颈椎间盘变性。建议手术治疗,为进一步治疗就诊,经检查以"椎管内占位性病变"收住院。一般情况:患者自发病来神智清,精神状态良好,食欲正常,睡眠欠佳,大、小便正常,体重无减轻。既往体健,无高血压、心脏病病史,无糖尿病、脑血管疾病病史,无肝炎、结核、疟疾病史,无手术、外伤、输血史,无食物、药物过敏史,无家族病史。

4. 思维引导　患者病史采集完成,应进一步进行体格检查协助诊断。目前须排除颈椎病、硬脊膜外出血、脊髓炎、多发性硬化等可能。针对患者症状及已有 MRI 影像,重点检查有无深、浅感觉障碍、四肢肌力、肌张力改变、生理反射、病理反射、脑膜刺激征等,有无 Horner 征、呼吸困难等。检查脊柱有无变形,颈椎活动度,棘突和椎旁有无压痛、叩击痛,检查臂丛神经牵拉试验、屈颈试验。

(二)体格检查

1. 重点检查内容及目的　患者颈椎管内占位的可能性大,应着重注意脊柱、四肢的神经系统检查。

体格检查结果

颈椎曲度稍变直,$C_{2\sim3}$ 棘突及椎旁轻压痛,无叩击痛,臂丛神经牵拉试验阴性,双上臂后外侧,前臂外侧,拇指、示指及手掌、手背腕侧皮肤感觉正常,无肌肉萎缩、肌束颤动,四肢肌张力正常,右下肢肌力 4 级,膝反射亢进,其余肢体肌力正常,肱二头肌反射(++),桡骨膜反射(++),肱三头肌反射(++),腹壁反射未引出,跟腱反射(++),巴宾斯基征阴性,霍夫曼征阴性,脑膜刺激征阴性。

2. 思维引导　根据患者症状及体征,结合当地医院 MRI 检查,提示病变位于 $C_{2\sim3}$ 水平,脊髓髓外压迫可能性大,进一步行颈椎 MRI 及 CT 影像学检查,明确诊断。MRI 检查应仔细判断:①肿瘤边界、大小、成像信号及强化特征。②蛛网膜下腔有无增宽、变窄或消失,有无迂曲粗大血管影。③硬脊膜有无受压、强化。④脊髓有无受压、增粗、肿胀变性、形成空洞等。CT 检查应判断:①颈椎曲度变化,颅颈交界稳定性。②椎间隙和椎间孔有无狭窄或扩大,椎骨有无增生。③有无椎管扩大、骨质破坏等。椎间孔扩大支持神经鞘瘤或神经纤维瘤;椎体破坏、压缩性骨折提示转移瘤;椎间隙和椎间孔狭窄、骨质增生支持颈椎间盘突出和颈椎病。

(三)辅助检查

1. 主要内容及目的

(1)颈椎 MRI 检查:明确病变起源、部位、性质、毗邻结构关系及波及范围。

（2）颈椎 CT 检查：明确病变对颈椎骨质的影响。

（3）肌电图（必要时）：明确病变对神经支配肌肉功能的影响。

（4）术前常规检查：排除手术禁忌，如血常规、生化、凝血功能、传染病筛查，心电图、心脏彩超排除心脏疾病，胸部 CT 排除肺部疾病等。

辅助检查结果

（1）颈椎 MRI 平扫加增强：$C_{2\sim3}$水平椎管内右份及右侧椎间孔占位，等长 T_1、混杂长 T_2 信号，增强后明显强化，呈哑铃形，考虑神经源性肿瘤，须结合临床及病理。颈髓受压明显左移，髓内可见斑片状稍长 T_2 信号。$C_{5\sim6}$椎间盘轻度突出，颈椎间盘变性（图 4-7）。

（2）颈椎 CT：$C_{2\sim3}$右侧椎间孔扩大，骨质无明显增生、破坏，颈椎及颅颈连接无不稳定。

（3）其他：心电图、心脏超声均正常。血常规、肝功能、肾功能、凝血功能均正常。

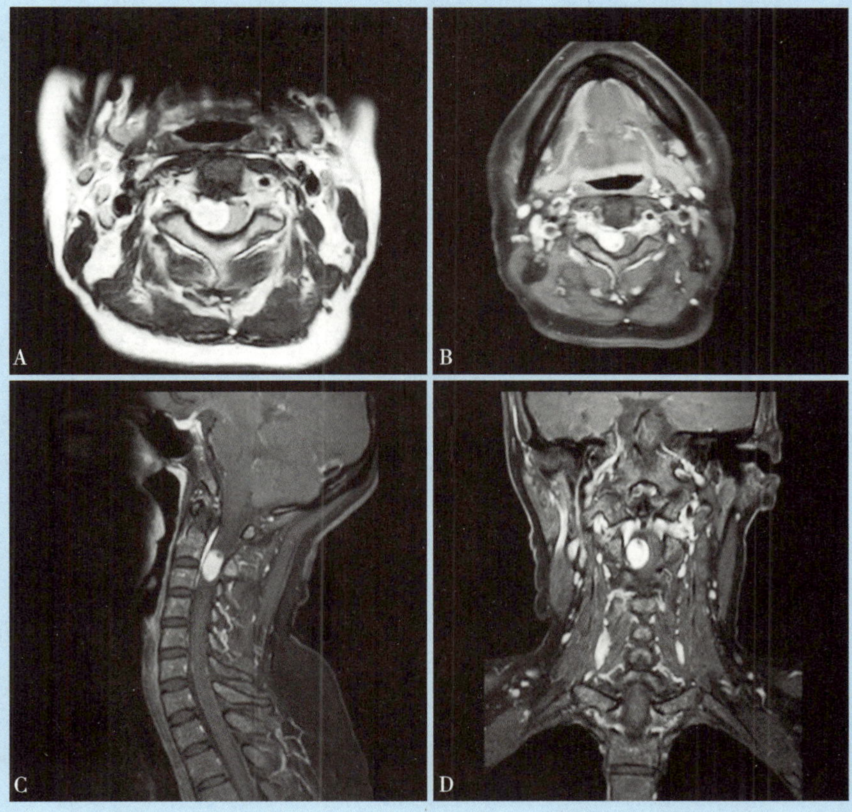

A. 横断位 T_2WI 平扫；B. 横断位 T_1WI 增强；C. 矢状位 T_1WI 增强；D. 冠状位 T_1WI 增强。

图 4-7　术前 MRI 影像结果

2. 思维引导　根据该患者症状、体征及 MRI 和 CT 检查结果，可以作出定位诊断和定性诊断。定位诊断：$C_{2\sim3}$髓外硬膜内，向右侧椎间孔生长。相邻颈髓受压明显左移，髓内可见斑片状稍长 T_2 信号，导致上运动神经元瘫痪，右下肢肌力减低，膝反射亢进。定性诊断：根据肿瘤位于髓外硬膜内、向一侧椎间孔生长、首发症状为神经根性疼痛、影像学表现排除脊膜瘤、胶质瘤、室管膜瘤、神经纤维瘤等诊断，初步定性为神经鞘瘤。

(四)初步诊断

分析上述病史、体格检查、辅助检查结果,支持以下诊断:①$C_{2\sim3}$水平椎管内神经鞘瘤;②$C_{5\sim6}$椎间盘突出。

(五)鉴别诊断

1. 神经纤维瘤　病变可见于任何年龄,位于脊髓外,多发,常以神经根痛、脊髓受压等症状发病,查体可见咖啡牛奶斑、色素痣、皮下肿物等,可呈哑铃形,MRI 可见病变边界清,常为长 T_1、长 T_2 信号,对比增强明显。

2. 脊膜瘤　可发生于任何年龄,女性多见,多以神经根痛、脊髓受压等症状发病,肿瘤呈类圆形位于蛛网膜下腔,基底常位于硬脊膜侧,MRI 呈稍长 T_1、等 T_2 信号,明显的对比增强,以脑膜强化(脑膜尾征)为其主要特征。

3. 肠源性囊肿或蛛网膜囊肿　多见于青少年,神经根性疼痛少见,MRI 为囊性特征,无强化。

4. 室管膜瘤　属于髓内占位性病变,常以脊髓功能受损为首发表现,MRI 可见局部蛛网膜下腔变小,呈等 T_1、长 T_2 信号。

二、治疗经过

(一)术前准备与手术过程

1. 术前准备　患者症状明显,诊断明确,决定手术治疗。与患者及家属沟通治疗方案为手术完全切除病变,解除脊髓及神经压迫,并保护脊柱的稳定性。进行术前讨论,完善术前准备。根据患者病变特点,术前讨论后决定采用 $C_{2\sim3}$椎管内病损切除术,与患者及家属沟通病情,术前予以备皮、备血,术前 6 h 禁饮食。麻醉后留置导尿管,术前 30 min 预防性应用抗生素。

思维引导:椎管内神经鞘瘤多能完整切除,极少复发,其手术方式根据病变生长的部位、范围、与脊髓神经血管等重要结构的关系、脊柱骨质破坏的程度决定。椎管内神经鞘瘤根据肿瘤生长的位置可分为 4 种:①绝大部分是髓外硬膜内;②部分向椎管外生长呈哑铃形;③约 10% 直接生长于硬膜外;④约 1% 的神经鞘瘤生长于脊髓内,考虑是进入脊髓的血管周围的神经鞘膜起源。椎管内神经鞘瘤常起源于 1~2 支神经的神经鞘膜,形态多呈圆形、卵圆形,向椎管外生长则可呈哑铃形。肿瘤包膜完整、表面光滑,常与瘤周蛛网膜粘连,与脊髓分界清楚,多容易分离。部分肿瘤血供丰富,血管迂曲增生。通常,后正中入路全椎板或半椎板切除,联合或不联合椎小关节切除与融合,足够全切肿瘤。手术原则主要有:①肿瘤主体多位于脊髓外硬膜内,因此常须行硬膜内入路。②应向患者及家属解释如肿瘤包裹神经过多或与脊髓粘连紧密难以分离可能不能全部切除,术后有复发的可能。③对椎管内外哑铃形肿瘤,按照先椎管内后椎管外原则,选择一期或二期切除。先切除硬膜外部分有益于手术过程,部分肿瘤可能没有硬膜内延伸。如果肿瘤实际上没有硬膜内部分,按此顺序切除将不需要切开硬膜。④对于偏一侧生长又较小的肿瘤,可行半椎板切除术。合适的椎管内神经鞘瘤可采用环形牵开器椎间孔镜微创手术。⑤肿瘤病灶在 3 个节段以下,可行椎板棘突复合体回位固定。⑥肿瘤病灶生长较大,大于 3 个节段,或向椎管外生长,侧方关节破坏严重,需要行广泛椎板切除,为防止术后脊柱侧弯和畸形,应行脊柱内固定,重建脊柱稳定性。⑦对髓内肿瘤,如果肿瘤起源于背根进入区而不是脊髓内,则可以避免脊髓切开。如果肿瘤起源于脊髓内位置,通常必须进行脊髓切开术。⑧术前 CT 薄层扫描的骨窗像和 MRI 对制订手术计划至关重要。⑨术中神经电生理监测对于适当地指导肿瘤切除,减少术后并发症有重要作用。建议采用多模态术中监测(如体感和运动诱发电位)评估脊髓完整性(运动优于体感),术中神经监测也有助于在切除前诊断神经根是否受累或脊髓是否受损。

2. 手术过程　根据该患者的影像学资料，肿瘤位于 $C_{2\sim3}$ 椎体间，向右侧椎间孔生长，可采用后正中入路，为保证足够的操作空间，行全椎板切除。术中严密缝合硬脊膜，降低脑脊液漏的发生。

气管内插管全身麻醉成功后，取俯卧位，头架妥善固定头部。取颈部后正中直切口，长约 8 cm，常规消毒铺巾。依次切开皮肤及皮下各层，分离枕颈部肌肉，暴露 $C_{2\sim3}$ 棘突及椎板骨质，铣刀呈长条形游离骨窗，去除 $C_{2\sim3}$ 棘突及椎板，硬膜外脂肪消失，硬膜张力高，上手术显微镜。正中切开硬脊膜并悬吊，硬膜下分离蛛网膜，可见 $C_{2\sim3}$ 椎管内偏右侧生长的肿瘤组织，灰白灰黄色，质地韧，边界清，包膜完整，脊髓受压向左侧移位，解剖蛛网膜及韧带，电灼肿瘤包膜，瘤内分块切除后，操作空间增大，分离部分粘连神经根，电凝并切除瘤化的神经根，椎间孔处肿瘤应用剥离子剥除，受压神经根保护理想，减压充分，术中脊髓保护正常，肿瘤镜下全切，椎间孔处应用少量肌肉填塞，止血纱止血，术区无活动性出血后，硬膜予以严密缝合，外覆盖人工硬膜，椎板复位，连接片 6 片、12 钉妥善固定，未置引流管，分层缝合肌肉等各层组织，伤口妥善包扎。整个手术顺利，麻醉效果佳，术中未输血，术毕患者清醒后拔除气管插管后返回病房，标本交家属过目后送检。

思维引导：椎管内神经鞘瘤多为良性肿瘤，绝大多数可通过手术全切治愈。肿瘤边界清楚，质软、中或韧，鱼肉样半透明状，有些有囊变、坏死。术中一般要切断肿瘤化的神经。全切术后一般很少复发、预后良好。如果不能全切。可以保留肿瘤包膜或肿瘤的一部分，以保护神经功能。肿瘤纤维包膜在复发中的作用尚不确定，次全切者易于复发，但也足以持久缓解症状。有时需要切除整个神经根，术后也不一定遗留神经功能缺陷，可能因为所涉及的神经束已经失去功能，或被相邻的神经根所代偿。残留肿瘤大小可能与复发率无关，Ki-67 增殖指数高的肿瘤比低的肿瘤更容易复发，复发者可再次手术治疗。某些情况下，可能需要选择放射外科治疗，如肿瘤复发、不完全切除或存在有手术禁忌的合并症。

（二）术后治疗

麻醉恢复后患者神志清楚，四肢肌力、肌张力正常，复查颈椎 MRI 见肿瘤切除满意（图 4-8），未见脑脊液漏、感染等并发症。术后常规预防感染，给予营养神经、糖皮质激素、止吐、抑酸等治疗，酌情应用缓泻药。术后症状改善，早期下床活动，颈托保护 3 个月。

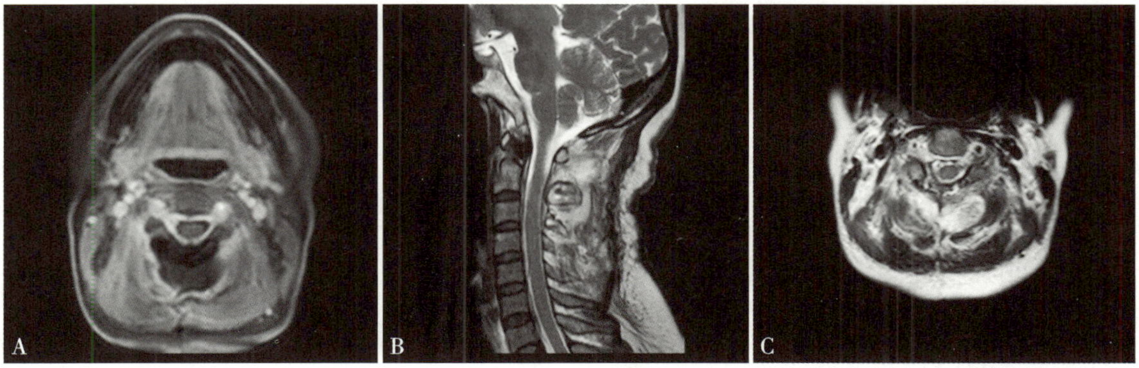

A. 横断位 T_1WI 增强；B. 矢状位 T_2WI；C. 横断位 T_2WI。

图 4-8　术后 MRI 影像结果

思维引导：椎管内神经鞘瘤手术的常见并发症。①疼痛和麻木，由于神经根牵拉或切断、后索损害等；②肌肉萎缩、运动障碍、瘫痪，由于脊髓损伤、梗死、术后出血压迫等；③自主神经功能障碍，表现为汗液分泌异常、皮肤干燥、大小便困难或失禁；④脊柱变形和不稳，由于椎板或关节切除，脊柱稳定结构破坏，必要时需内固定；⑤脑脊液漏和发热，常由于肿瘤生长至硬膜外，硬脊膜不能密封导致；⑥出血，伤口愈合不良等。

病理结果：梭形细胞肿瘤。

免疫组化结果：AE1/AE3(CK)(-)，EMA(-)，S100(+)，H3K27 me3(+)，SOX-10(+)，SMA(灶+)，Desmin(-)，CD34(-)，P53(部分+)，Ki-67(5%+)。

病理诊断：神经鞘瘤。

思维引导：组织学上，神经鞘瘤分为细胞型神经鞘瘤、黑色素型神经鞘瘤(与恶性周围神经鞘肿瘤相似，含有细胞质黑色素体)和不太常见的丛状型神经鞘瘤。细胞型神经鞘瘤完全由肿瘤性神经鞘瘤细胞组成，而不是炎症细胞。神经鞘瘤的血管通常由厚壁血管组成，与被小出血包围的扩张血管交替。免疫组织化学特征中，存在典型的弥漫性 S100 和Ⅳ型胶原阳性，非典型细胞中广泛的 SOX10 表达和低 Ki-67 增殖指数。恶性转化在传统神经鞘瘤中非常罕见，而在黑色素型中更为常见。H3K27 me3 免疫组化表达缺失可作为恶性外周神经鞘瘤(malignant peripheral nerve sheath tumor，MPNST)与其他良性及恶性梭形细胞肿瘤鉴别的有用标记。MPNST 归为软组织肉瘤，约 50% 由神经纤维瘤病(neurofibromatosis，NF)Ⅰ型发展而来，极少数由神经鞘瘤恶变而来，包括上皮样恶性外周神经鞘膜瘤和恶性蝾螈瘤 2 个特殊亚型，属于神经系统肿瘤分级的 3～4 级。H3K27 me3 免疫组化表达缺失更多见于 NFⅠ型相关 MPNST，尤其多见于高级别肿瘤、放疗相关肿瘤。

三、思考与讨论

椎管内神经鞘瘤与神经纤维瘤病属于神经鞘膜肿瘤的两大分类。它们在病因、定位和组织学上有不同。神经纤维瘤病发生在 NFⅠ型患者中，NFⅠ型是一种与遗传缺陷相关的常染色体显性疾病位于 17 号染色体上。神经鞘瘤发生在有或无 NFⅡ型的患者中。NFⅡ型是一种常染色体显性疾病，与位于 22 号染色体上的遗传缺陷有关，导致 merlin 蛋白(即 NFⅡ型基因产物)丢失。NFⅡ型基因的表型表达在患者中发生变化，导致不同的临床病程。约 2/3 的 NFⅡ型患者可出现脊柱肿瘤，其中神经鞘瘤最常见，前庭神经鞘瘤、室管膜瘤、星形细胞瘤和脑膜瘤也可发生。多发性神经鞘瘤，也称为神经鞘瘤病，也可发生在无 NF 突变的患者中。临床上椎管内神经鞘瘤须与神经纤维瘤病、脊膜瘤、室管膜瘤等鉴别清楚。单发的椎管内神经鞘瘤，手术难度不高，手术效果明确，预后良好。对于有典型症状及体征的患者行 MRI 检查，有助于发现病变，早诊早治。通常，后方中线入路行全椎板或半椎板切除，无论是否进行小关节切除和融合，对于全切肿瘤是必要的。次全切除可导致复发，尽管复发率相对较低。常见的并发症包括感觉障碍恶化或剧烈疼痛。

四、练习题

1. 椎管内神经鞘瘤的鉴别诊断是什么？
2. 椎管内神经鞘瘤的手术原则是什么？
3. 按病变生长的位置，椎管内神经鞘瘤可大致分为哪些类型？

五、推荐阅读

[1]基南·Ⅰ阿纳托维奇. 脊髓肿瘤学[M]. 沈阳：辽宁科学技术出版社，2021.
[2]KENAN IARNAUTOVIĆ，ZIYA L GOKASLAN. Spinal Cord Tumors[M]. Switzerland AG：Springer Nature，2019.

(安吉洋　程　广)

案例 28 脊髓栓系综合征

一、病历资料

(一)门诊接诊

1. 主诉 发现腰骶部肿物 6 月余,腰腿疼 2 月余。

2. 问诊重点 问诊过程中,需要注意患者的病程长短,主要症状(如疼痛、运动障碍、感觉障碍、大小便功能障碍)及伴随症状,是否随年龄增长进行性加重,有无诱发、突然加重因素,有无腰骶部皮肤软组织异常、色素沉着、毛发生长等体征,是否存在脊膜膨出或脊髓脊膜膨出手术史。

3. 问诊内容

(1)主要症状:①疼痛,最常见的症状。表现为难以描述的疼痛或不适,通常无皮肤节段分布特点。儿童患者的疼痛部位常难以定位或位于腰骶区,可向下肢放射。成人则分布广泛,可位于肛门直肠深部、臀中部、尾部、会阴部、下肢和腰背部,可单侧或双侧。疼痛性质多为扩散痛、放射痛和触电样痛。常因久坐和躯体向前屈曲而加重。②运动障碍,主要是单侧或双侧下肢进行性无力和行走困难。双侧多见,可同时有上运动神经元和下运动神经元损伤表现,即失用性肌萎缩伴肌张力升高和腱反射亢进,并出现足和腿不对称。③感觉障碍,主要是会阴区皮肤感觉麻木或感觉减退。④膀胱和直肠功能障碍,常同时出现。前者包括遗尿、尿频、尿急、尿失禁和尿潴留,后者包括便秘和大便失禁。⑤腰骶部皮肤异常,常见的表现有色素沉着、皮下肿块,皮肤窦道、脊膜膨出、血管瘤和多毛症等。个别患者骶部可有皮赘,形成尾巴。

(2)诱发加重因素:①生长发育,随年龄增长而出现症状,且进行性加重;②成人见于突然牵拉脊髓的活动,如向上猛踢腿、向前弯腰、分娩、运动或交通事故中髋关节被迫向前屈曲;③椎管狭窄;④外伤,如背部外伤或跌倒时臀部着地等。

(3)伴随症状:如患者出现大小便功能障碍时,患者可伴随尿急、尿痛、尿混浊、血尿,膀胱区或会阴部不适、尿道烧灼感等尿路症状,以及腹胀、发热等症状。如患者出现藏毛窦感染时,患者可伴随局部皮肤红、肿、热、痛、皮肤溃疡等感染症状。

(4)诊疗经过:何时何地,是否曾经过手术治疗或其他方式的治疗,是否用药,用何种药、具体剂量、效果如何,做过何种检查等。

(5)既往史:有无先天性疾病病史,有无外伤手术史,部分患者婴幼儿时期曾有“腰骶部手术史”,有无其他疾病病史等。

(6)个人史:一般无相关性。

(7)家族史:存在一定的遗传因素,但不属于遗传性疾病。

问诊结果

青年男性,23 岁,6 个月前久坐后骶尾部出现长约 6 cm、宽约 5 cm 肿物,触之柔软,无压痛,腰椎 CT(某市人民医院)提示无异常;2 个月前劳累后出现腰痛、双下肢疼痛,休息后可缓解,伴尿频、大便次数增多,未做特殊治疗,1 个月前疼痛加重,MRI 提示:①腰椎轻度侧弯;②$L_{1\sim2}$椎体水平脊髓内异常信号,考虑扩张的中央管可能;③$L_{2\sim4}$椎体水平脊髓纵裂;④L_4 水平椎管一分为二，腰骶椎附件形态异常，考虑脊柱裂；⑤$S_{1\sim2}$锥体水平硬膜囊一分为二；⑥脊髓栓系；⑦硬膜囊低位并扩张。发病以来，患者精神饮食尚可，睡眠可，体重无明显减轻。既往体健，无手术外伤史，长居本地，无特殊不良嗜好，无疫区、疫情接触史，家族无同种疾病病史。

4. 思维引导　通过问诊了解患者是否存在表观的先天畸形，根据患者双下肢症状及大小便症状推测患者可能存在腰骶椎异常，腰骶部 MRI 证实脊髓栓系综合征的诊断。

（二）体格检查

1. 重点检查内容及目的　骶尾部肿物，应注意其软硬程度，边界是否清晰，能否移动，有无压痛、波动、色素沉着、窦道形成、毛发生长，透光试验是否阳性，主要用以鉴别该肿物是肿瘤，脊膜膨出，还是皮下脂肪聚集。双下肢肌力是否减退，肌张力有无增高，腱反射是否亢进，判断患者是否存在上、下运动神经元损伤。会阴部感觉有无麻木与减退，判断患者是否存在大、小便功能障碍。

体格检查结果

T 36.5 ℃，R 20 次/min，P 78 次/min，BP 120/74 mmHg，体重 60.8 kg

发育正常，营养良好，精神欠佳。坐位骶尾部可扪及一大小约 6 cm×5 cm 肿物，质地柔软，无压痛，边界不清。

专科查体：双下肢直腿高抬试验 50°阳性，双下肢肌力 5 级，肌张力未见异常，膝腱反射未见异常，双下肢、会阴部无明显感觉异常，肛门收缩反射正常存在。

2. 思维引导　通过上述查体，患者坐位骶尾部可扪及一大小约 6 cm×5 cm 肿物，质地柔软，无压痛，边界不清，提示患者骶尾部肿物可随体位的变化而发生变化，可排除肿瘤可能性；而患者有腰骶部、双下肢疼痛症状，不能完全排除患者可能存在椎管内病变或腰椎退变性疾病可能，进一步行实验室检查及影像学检查，明确诊断。

（三）辅助检查

1. 主要内容及目的

（1）血常规、肝功能、肾功能、电解质、血糖、凝血功能、传染病检查：排除患者有无潜在的疾病、肝功能、肾功能损害、内环境紊乱、凝血功能异常及传染性疾病等。

（2）磁共振：明确脊髓栓系综合征诊断，观察是否存在脊髓低位、脊膜膨出、脊髓脊膜膨出、脊髓膨出、脂肪瘤、畸胎瘤，有无脊髓纵隔畸形，有无合并脊柱退行性病变，如合并藏毛窦，可观察藏毛窦与椎管、脊髓的关系，并决定手术方式的选择，评估病情严重程度及预后。

（3）CT：了解患者是否存在脊柱裂、骨质疏松、脊柱不稳等。有利于明确诊断，减少漏诊，评估手术难易程度，协助手术方式选择。

（4）腰椎过伸、过屈位 X 片：了解患者腰椎是否退行性病变，腰椎生理曲度是否异常，是否存在腰椎不稳等，有利于了解患者脊柱生物力学的改变，有助于手术方式的选择。

（5）心电图：明确是否存在隐匿性心脏疾病，如心肌缺血、心律失常等。有利于评估心脏功能对手术及麻醉的影响。

（6）心脏彩超：了解心脏大小及心脏内部结构，初步了解有无心脏器质性病变及心功能情况，排除心脏隐匿性疾病。有利于评估心脏功能对手术及麻醉的影响。

（7）残余尿测定或尿动力学检查：判断患者神经功能损伤程度，帮助判断预后。

(8)胸部 DR:了解有无肺部疾病,有利于评估肺部功能对手术及麻醉的影响。

辅助检查结果

(1)腰椎 DR:腰椎生理曲度存在,过伸过屈位活动受限(图 4-9)。

(2)脊柱全长片:脊柱轻度侧弯(图 4-10)

(3)腰椎 CT:腰椎生理曲度存在,轻度左侧凸畸形,L_4 水平椎管自棘突发出一条状骨性结构将椎管一分为二,L_5 及 S_{1-4}椎体椎弓未完全融合,相应水平椎管硬膜囊可见双囊显示(图 4-11)。

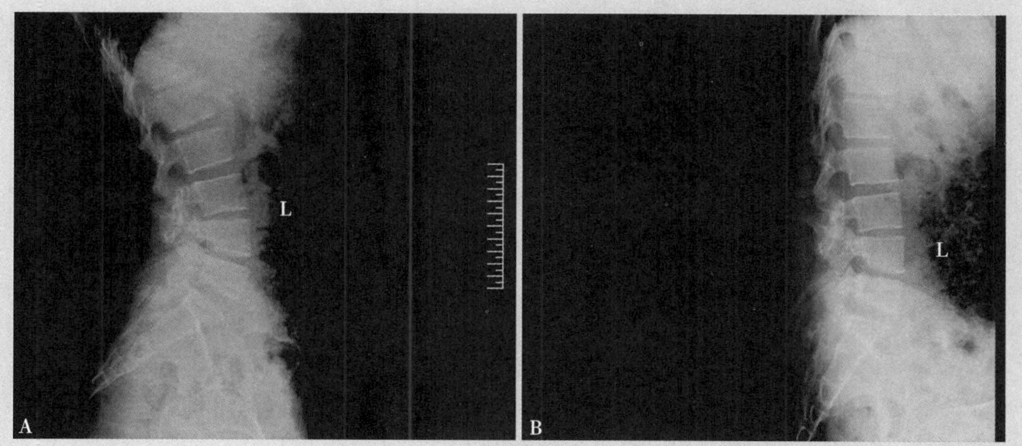

A. 过屈位;;B. 过伸位。

图 4-9　过伸过屈位腰椎 DR

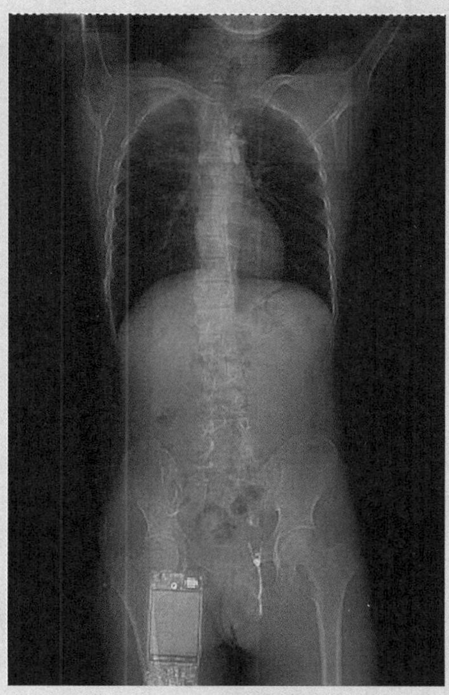

图 4-10　脊柱全长片

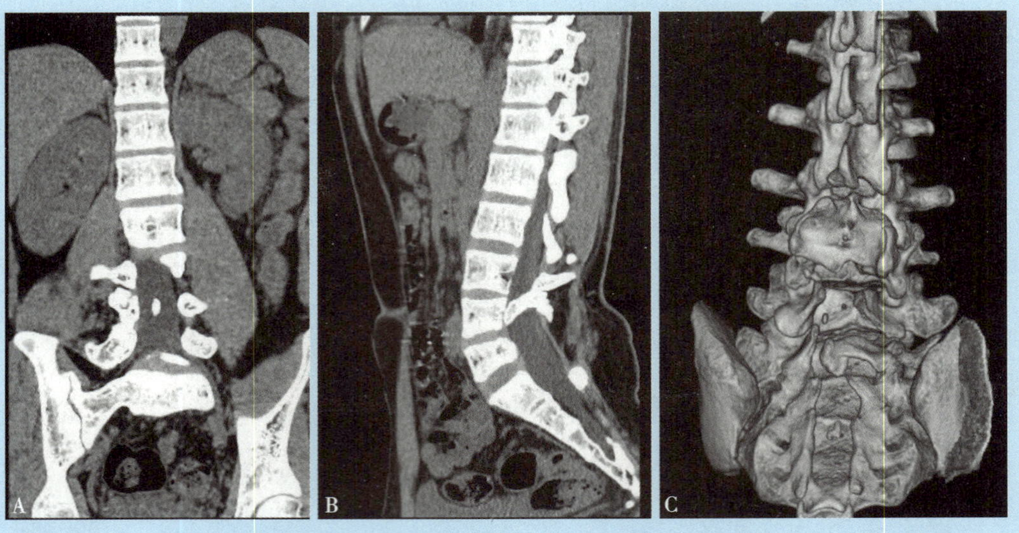

A. 腰椎 CT 冠状位；B. 腰椎 CT 矢状位；C. 腰椎 CT 三维重建。

图 4-11 腰椎 CT 冠状位、矢状位及三维重建

（4）腰椎 MRI：$L_{2\sim4}$ 椎体水平脊髓及硬膜囊一分为二，脊髓末端至硬膜囊末端，腰骶椎椎体附件形态异常，L_4 椎体水平可见条片状长 T_1、短 T_2 信号，将脊髓、硬膜囊、椎管一分为二，腰骶部局部脂肪堆积（图 4-12）。

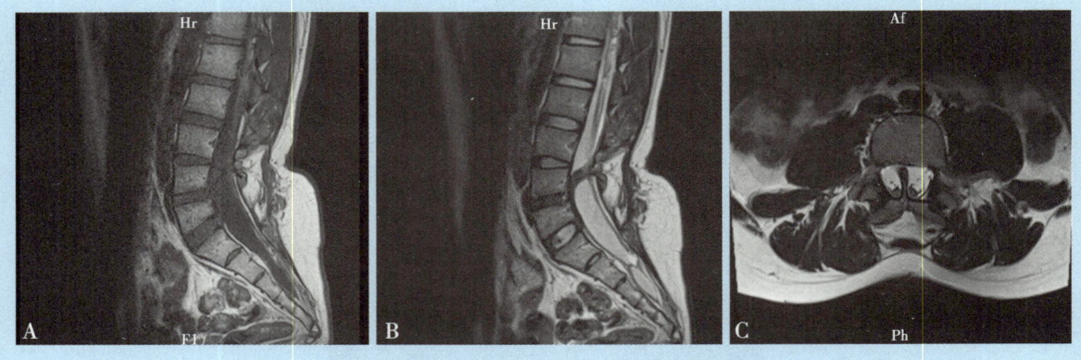

A. T_1WI 矢状位；B. T_2WI 矢状位；C. T_2WI 轴位。

图 4-12 腰椎 MRI

2. 思维引导　患者常规检查基本正常，未见手术禁忌证。综上影像学表现，考虑诊断：脊髓栓系综合征、隐性脊柱裂、脊髓纵裂畸形 Ⅰ 型、腰椎侧弯。脊髓栓系综合征（tethered cord syndrome，TCS）是脊髓或圆锥受牵拉，产生一系列神经功能障碍和畸形等综合征。其发生原因主要由先天性发育异常导致。①各种先天性脊柱发育异常，如脊柱裂（spinal bifida）是一类椎管闭合不全，分为显性脊柱裂、隐性脊柱裂两大类。显性脊柱裂依据病理学可分为脊膜膨出、脊膜脊髓膨出、脊髓膨出；隐性脊柱裂仅有脊柱闭合不全，无椎管内容物膨出，可合并腰骶部皮肤沉着、凹陷，毛发过度生长等症状，复杂隐性脊柱裂可合并脊髓栓系综合征。②脊髓脂肪瘤及硬脊膜内外脂肪瘤，是由于神经外胚叶与表皮外胚叶的过早分离所引起，中胚叶的脂肪细胞进入还没有闭锁的神经外胚叶中。脂肪组织可以进入脊髓的中心部，也可通过分离的椎弓与皮下脂肪组织相连接，将脊髓圆锥固定。并且在幼儿期以后的病例与存在于蛛网膜下腔的脂肪发生炎症，造成神经根周围的纤维化、粘连瘢痕化而致的栓系有关。③藏毛窦，是神经外胚叶与表皮外胚叶未能很好地分化，而在局部形成的索条样

组织从皮肤通过皮下、脊椎，造成对脊髓圆锥的栓系。也可由藏毛窦壁的组织扩大增殖而产生皮样囊肿和表皮样囊肿及畸胎瘤，它们可包绕或牵拉脊髓神经而导致栓系。④脊髓纵裂，脊髓纵裂的发生机制有人认为是神经以外的因素即脊椎骨的发育异常所造成，亦有人认为是神经的发育异常，随后造成的脊椎骨发育的异常而产生。脊髓被左右分开，有硬脊膜管伴随着分裂和不分裂这两种类型。亦即Ⅰ型：双硬脊膜囊双脊髓型，即脊髓在纵裂处，被纤维、软骨或骨嵴完全分开，一分为二，各有其硬脊膜和蛛网膜，脊髓被分隔物牵拉，引起症状。Ⅱ型：共脊膜囊双脊髓型，脊膜在纵裂处，多被纤维隔分开，为两份，但有共同硬脊膜及蛛网膜，一般无临床症状。⑤终丝紧张，是由于发育不成熟的脊髓末端退行变性形成终丝的过程发生障碍，而使得终丝比正常的终丝粗，残存的部分引起脊髓栓系。⑥神经源性肠囊肿，所谓神经源肠性囊肿是由于脊索导管的未闭而使得肠管的肠系膜缘与脊柱前方的组织形成交通的状态。根据脊索导管未闭和相通的程度，可以有伴有脊椎前方骨质缺损，称为脊肠瘘和脊柱管内外的肠囊肿等表现形式。另外，腰骶部硬脊膜管再建愈合过程中形成的粘连也可引起脊髓末端的栓系。

（四）初步诊断

分析上述病史、体格检查、辅助检查结果，支持以下诊断：①隐性脊柱裂；②脊髓栓系综合征；③脊髓纵裂畸形Ⅰ型；④腰椎侧弯。

诊断依据：①疼痛范围广泛，不能用单一根神经损害来解释；②成人在出现症状前有明显的诱因；③膀胱和直肠功能障碍，经常出现尿路感染；④感觉运动障碍进行性加重；⑤有不同的先天畸形，或曾有腰骶部手术史；⑥MRI 和/或 CT 椎管造影发现脊髓圆锥位置异常和/或终丝增粗。

（五）鉴别诊断

1. 骶尾部畸胎瘤　体表肿物常为囊实性未分化组织，如骨骼、牙齿、毛发等。若肿物为囊性可出现透光试验阳性，压迫肿物时不引起颅内压变化，X 线检查无腰骶椎骨质缺损表现。

2. 脂肪瘤　常为突出体表的包块，质软，透光试验阴性，压迫肿物不能进入椎管。部分脂肪瘤脊髓脊膜膨出型可出现脂肪瘤向椎管内生长，鉴别诊断可借助影像学检查。

3. 皮样囊肿　囊肿常由结缔组织构成，内含皮脂腺、汗腺、毛发等。透光试验阴性，与椎管不相通。

4. 腰肌劳损　腰部肌肉及其附着点筋膜或骨膜的慢性损伤性炎症，常常有过度活动病史，影像学上无脊柱畸形变化。

5. 椎间盘突出　主要是因为腰椎间盘突入椎管内刺激或压迫周围神经根产生临床症状，常可表现为神经根性疼痛，直腿抬高试验阳性，CT 可显示椎间盘突出的部位、大小、形态和神经根、硬脊膜囊受压移位情况。

二、治疗经过

（一）初步治疗

患者入院后完成术前查体，完善术前检查，如腰椎 MRI、腰椎 CT、腰椎 DR（正侧位和过伸、过屈位）、残余尿测定或尿动力学检查及术前常规检查，明确手术指征，排除手术禁忌证，术中电生理监测下择期手术松解栓系，去除栓系的病因（因此类患者情况复杂多变，手术过程需根据患者具体情况）。

思维引导：手术治疗是目前治疗 TCS 的唯一手段，手术的目的如下。①松解栓系；②去除引起栓系的病因；③矫正合并的畸形；④最大限度地保护神经功能，阻止神经功能恶化。明确诊断 TCS 的患者都有手术适应证，但手术时机有待商榷，是否进行预防性手术仍有争议。因为神经功能障碍多不可逆，出现症状后应尽早手术治疗。出现括约肌功能障碍时，更应该及早手术。

治疗效果：①症状，患者术后腰腿疼痛症状缓解，术后出现右下肢麻木症状，术后第 3 天，拔除引流管后出现腰骶部皮肤肿胀，按压有波动感；术后第 10 天，切口愈合良好，患者出院。②查体，神志清楚，表情自然，呼吸 19 次/min，双下肢肌力 5 级，肌张力未见异常增高或降低，右下肢远端浅感觉略有减退，膝反射、跟腱反射正常存在，双下肢直腿抬高试验 70°，腰骶部肿胀按压质软，有波动。

术后复查 MRI 示：L_4 水平椎管骨性纵隔已切除，脊髓与椎管背侧栓系已松解（图 4-13）。

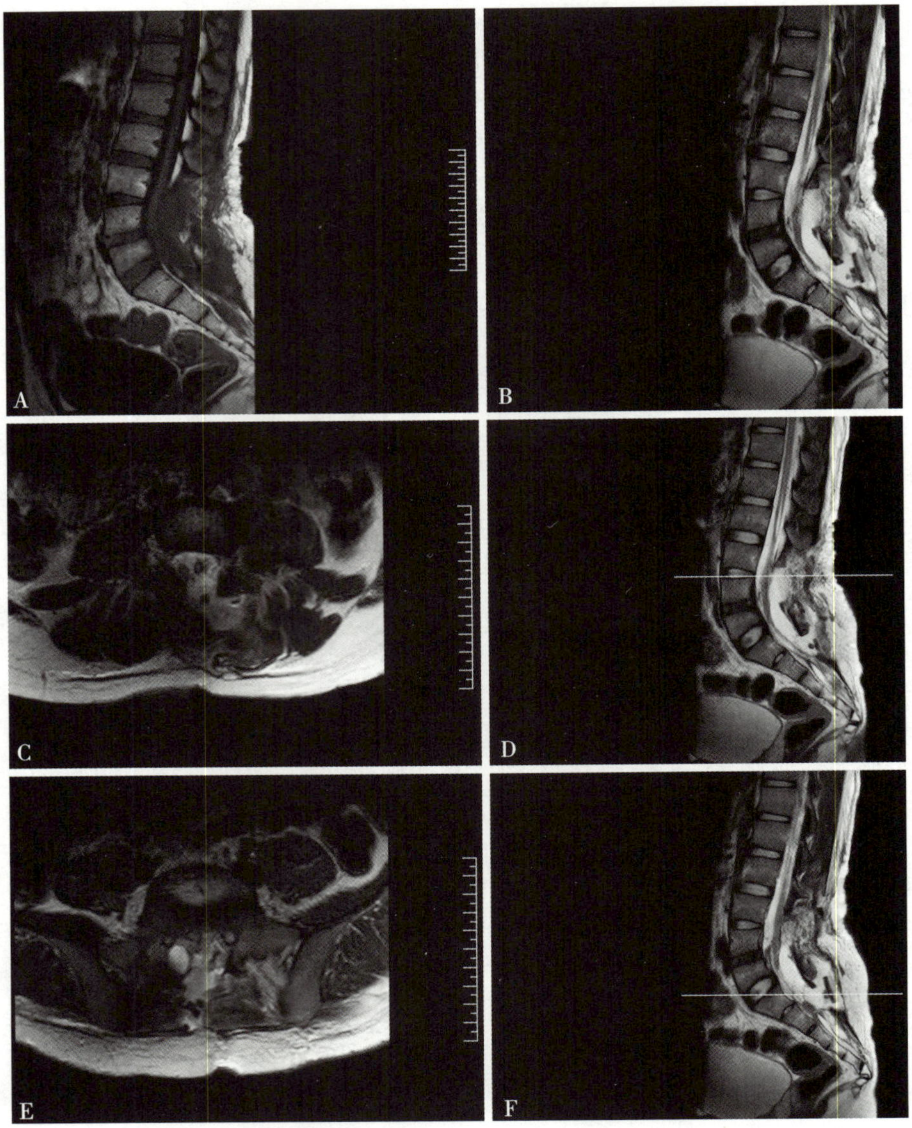

A. T_1WI 矢状位；B. T_2WI 矢状位；C. T_1WI 轴位（L_3 ~ L_4 层面）；D. 图 C 在 T_2WI 矢状位的定位；E. T_2WI 轴位（S_1 层面）；F. 图 F 在 T_2WI 矢状位的定位。

图 4-13 术后磁共振复查

（二）病情变化

患者术后腰腿疼痛症状缓解，术后出现右下肢麻木症状，右下肢远端浅感觉略有减退，术后第 3 天，拔除引流管后出现腰骶部皮肤肿胀，按压有波动感，考虑术区皮下积液，佩戴支具下床活动；术后第 10 天，切口愈合良好，患者出院。

患者病情变化的可能原因及应对：患者术后出现右下肢麻木症状及腰骶部皮下积液，主要与手术操作有关，尤其是处理脊髓纵裂的骨嵴时，容易对脊髓形成骚扰，手术应在术中电生理监测的情况下，使用高速磨钻或超声骨刀小心切除，尽量避免使用咬骨钳等工具粗暴切除。腰骶部皮下积液往往由于此类患者硬膜菲薄，导致硬脊膜无法水密缝合，术中可使用自体肌肉、脂肪等组织修补，必要时术中留置腰大池外引流，待切口愈合后拔除。

术后 3 个月磁共振示：皮下积液已消失，终丝末端离断，椎管骨性纵隔消失（图 4–14）。

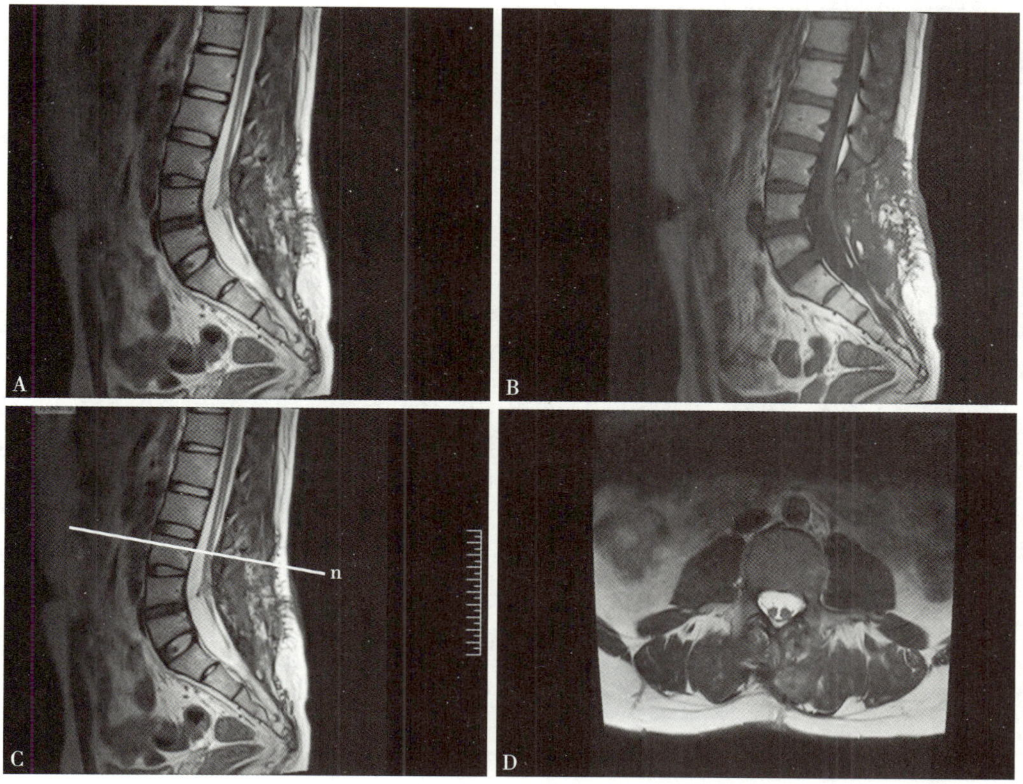

A. T_2WI 矢状位；B. T_1WI 矢状位；C. 图 D 在 T_2WI 矢状位的定位；D. T_2WI 轴位（L_3 层面）。

图 4–14　术后 3 个月磁共振结果

三、思考与讨论

TCS 的病因可分为原发性和继发性。原发性 TCS 的病因：在胚胎发育初期，脊髓和椎管等长，随后脊柱生长快于脊髓，由于脊髓头侧固定，故脊髓相对向上移动，在胚胎 20 周时，脊髓圆锥上移达 $L_{3\sim4}$椎体水平，40 周时位于 L_3 椎体水平，出生婴儿脊髓末端位于 $L_{1\sim2}$水平。出生 3 个月后脊髓升至成人水平，即圆锥末端位于 L_1 水平。脊髓圆锥变细移行为终丝。在脊髓上移过程中，如存在神经管闭合不全、椎管内脂肪瘤、脊髓圆锥皮样囊肿或畸胎瘤、脊髓纵裂等原因导致脊髓牵拉、圆锥低位等病理改变，就会造成脊髓末端回缩不良，马尾终丝被粘连、束缚而导致发育不良，称为原发性脊髓栓系综合征。继发性 TCS 的病因：多为腰骶部脊柱裂修补术后或椎管硬膜内手术后，该部位瘢痕组织与脊髓和马尾粘连，瘢痕收缩导致脊髓受牵拉，也可见于蛛网膜炎局部出血后形成的粘连。

但不是所有的脊髓低位都应该手术治疗，如果成年人存在脊髓低位，但没有相关症状时，是不需要手术治疗的，但应注意观察患者的症状，一旦出现脊髓栓系症状应立即手术。婴幼儿或青少年患者由于随着年龄增长、脊柱脊髓发育，以及弯腰活动增多，神经损害呈进行性加重。因此，TCS 的早期诊断、早期治疗非常重要。如果确诊 TCS，手术还是越早做越好。脊髓低位若合并脊髓脂肪瘤、畸胎瘤、脊髓纵裂畸形等情况时，应早期手术治疗。对于腰骶部的包块、毛发异常增生、色素沉着甚至出现皮肤凹陷或窦道等患者，均应及早检查，及早明确是否有 TCS，避免延误治疗时机。

手术的目的是：①松解栓系；②去除引起栓系的病因；③矫正合并的畸形；④最大限度地保护神经功能，阻止神经功能恶化。如病情发现早、治疗及时，部分患者可以治愈。对术前已有症状的患者，如果早期手术，术后部分患者的症状还可有一定程度的改善，包括疼痛缓解或消失，感觉运动功能恢复，排尿、排便功能恢复甚至畸形停止加重、自行矫正。相反，发病年龄早、症状重而治疗晚的患者，其治疗结果相对较差。

四、练习题

1. 脊髓栓系综合征是什么？
2. 脊髓栓系综合征常见症状有哪些？
3. 脊髓栓系综合征手术原则是什么？

五、推荐阅读

[1]鲍南，陈若平，靳文，等. 先天性脊柱裂的常见类型及手术对策专家共识[J]. 中华神经外科杂志，2016，32(4)：331-335.
[2]蔡明，刘建民. 脊髓栓系手术治疗新进展[J]. 中华神经外科疾病研究杂志，2017，16(1)：90-91.
[3]姜宏志，杨玉明，谢红雯，等. 脊髓栓系综合征的显微手术治疗[J]. 中华外科杂志，2002，40(3)：184-186.

（余 斌 程 广）

案例 29 脊柱脊髓损伤

一、病历资料

（一）门诊接诊

1. 主诉 高空坠落致双下肢无力 8 h。

2. 问诊重点 了解受伤原因，受伤过程，是加速伤还是减速伤，是摔倒导致的，还是车祸、高空坠落，有无挤压伤，受伤后状态。

3. 问诊内容

（1）现病史：主要包括以下内容。①受伤原因；②受伤部位；③受伤后身体状态；④受伤后的救治过程。

（2）既往史：既往有无外伤经历。

问诊结果

患者，男性，26 岁，8 h 前因高空坠落致双下肢无力，感觉减退，大小便失禁。无高血压、心脏病病史，无糖尿病、脑血管疾病病史，无肝炎、结核病史。无吸烟、饮酒史。根据患者所描述症状，考虑脊髓损伤可能性较大。

4. 思维引导　根据患者所述症状，考虑脊髓损伤可能性较大。对于可疑脊髓损伤患者应进行脊柱制动，防止在搬运患者过程中脊髓受到进一步损伤。可疑胸腰椎骨折患者应采用支具固定，检查或转运患者时如需要翻转患者，注意沿患者轴线进行翻转。同时，须尽快完善相关检查，明确诊断。

（二）体格检查

1. 重点检查内容及目的　对于急诊就诊患者，为排除其他疾病的可能，进行查体的重点应包括：①患者的意识情况，患者受伤过程中存在颅脑损伤的可能，对患者意识的检查有助于评价颅脑损伤的情况。②患者呼吸频率、血压和脉搏的检查，由于患者受伤过程中可能出现胸腔和腹腔的内脏复合伤，应该重视患者生命体征的检查。③肢体其他部位是否存在压痛、反常活动等情况，以判断患者是否存在其他部位骨折。④针对患者腰背部的检查，检查腰背部是否存在活动受限、压痛，以判断胸腰椎损伤的位置和程度。⑤患者神经系统检查，判断患者是否存在脊髓损伤，以及损伤节段和损伤严重程度。

体格检查结果

患者意识清醒，言语流利，R 20 次/min，P 80 次/min，BP 125/80 mmHg。双侧瞳孔等大等圆，约 3 mm，直接和间接光反射灵敏，其余脑神经无阳性体征。胸廓无畸形，无压痛，双肺呼吸音清，腹部平软，无压痛、反跳痛及肌紧张，四肢无畸形，骨盆无压痛，分离挤压试验阴性，$T_{11\sim12}$棘突有压痛、叩击痛。双下肢活动受限，肌力约 2 级，双侧巴宾斯基征阳性。

2. 思维引导　经上述检查提示胸背压痛、叩击痛，双下肢活动受限，肌力约 2 级，双侧巴宾斯基征阳性，考虑脊柱脊髓损伤，进一步行影像学检查，明确诊断。

（三）辅助检查

1. 主要内容及目的　应该进行 X 线片、CT 和 MRI 等影像学检查确诊脊柱骨折和脊髓损伤的情况。凡怀疑有脊柱骨折者均应摄 X 线片，以了解骨折部位、损伤类型，以及骨折、脱位的严重程度。CT 可从横断位了解椎体、椎弓和关节突损伤情况，以及椎管容积改变。MRI 对于有脊髓和神经损伤者是重要检查手段，可了解椎骨、椎间盘对脊髓的压迫，脊髓组织的血肿、液化、变性等。

辅助检查结果

胸椎 CT 平扫矢状位可见 $T_{11\sim12}$椎体压缩性骨折，椎体序列发生改变（图 4-15）。MRI 平扫可见 $T_{11\sim12}$椎体新鲜压缩性骨折，向后滑脱侵入椎管，相应节段脊髓明显受压，后方韧带损伤（图 4-16）。

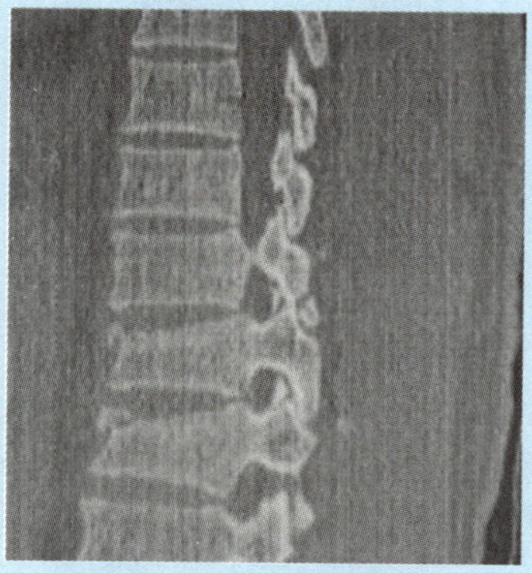

图 4-15　术前胸椎 CT 平扫（矢状位）

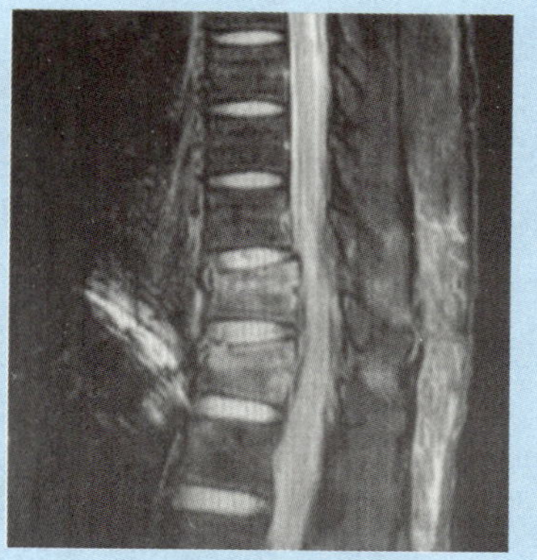

图 4-16　术前胸椎 MRI 平扫

2. 思维引导　根据高空坠落病史，伤后立即出现双下肢无力，体检胸背压痛、叩击痛，以及 CT 及 MRI 检查结果，可基本明确诊断，为胸椎骨折并脊髓损伤。

(四)初步诊断

分析上述病史、查体及影像学检查结果，支持以下诊断：①$T_{11\sim12}$骨折，不稳定型；②脊髓不完全损伤。

二、治疗经过

1. 诊疗计划

(1)辅助检查：急查血常规、血生化、凝血功能、床旁心电图，以及床旁胸片检查。

(2)术前准备：进行术前准备，包括禁饮食、术中备血、请麻醉科会诊等，并进行术前评估。

(3)知情同意：与患者及家属沟通病情，让其了解初步治疗方案、该疾病的发展与转归、在围手术期相关风险及注意事项、签署手术风险知情同意书，解答患者及家属面对该疾病及诊疗过程中存在的疑惑。

2. 检验及检查结果　血、尿、便常规检查，血型、凝血功能、生化、心电图、胸片检查均未见异常。

3. 手术过程　患者于入院后急诊在全身麻醉下行后路 $T_{11\sim12}$骨折切开复位内固定及全椎板扩大减压术。全身麻醉满意后取俯卧位，床旁 C 臂透视定位，沿后正中打开切口并分离肌肉，显露 $T_9\sim L_2$ 椎体棘突及椎板，术中可见 $T_{10\sim12}$及 L_1 部分关节突、横突等多处骨折，分别置入 $T_9\sim L_2$ 椎弓根螺钉，C 臂透视显示螺钉位置良好，对 $T_{10\sim12}$进行全椎板去除减压，见硬脊膜搏动良好，塑形钛棒，安装并锁紧，再次透视显示向后滑脱的 $T_{11\sim12}$椎体已经完全复位。术野严密止血，大量生理盐水反复冲洗后留置引流并缝合切口。

4. 术后情况　术后第 2 天患者双下肢肌力就有所恢复，术后第 5 天患者转入康复科，进行神经康复治疗。嘱患者术后佩戴胸腰支具 3 个月，3 个月后门诊复查胸腰椎 CT 和 MRI。

思维引导：患者诊断为 $T_{11\sim12}$骨折脱位，合并脊髓不完全损伤。患者 CT 三维重建可见 $T_{11\sim12}$椎体明显压缩性骨折并向后滑脱，MRI 矢状位 T_2 像可见 $T_{11\sim12}$后方韧带损伤，相应节段脊髓明显受压，由于前柱和后柱结构均受到损伤，是不稳定型骨折，且脊髓受压明显，因此需要进行急诊手术治疗。手术后胸腰椎顺利融合是确保手术远期疗效的关键，脊柱内固定技术的应用大大提高了脊柱融合手术的成功率。为了进一步确保脊柱融合，通常建议患者在术后佩戴支具 6～8 周，限制手术节段脊柱的活动度。

5. 随访复查　术后 3 个月复查结果，胸椎 CT 显示胸椎系列已恢复正常，椎体高度较术前明显改善(图 4-17)。胸椎 MRI 平扫显示胸椎管扩大减压效果良好，脊髓无受压，水肿、缺血较术前明显好转(图 4-18)。

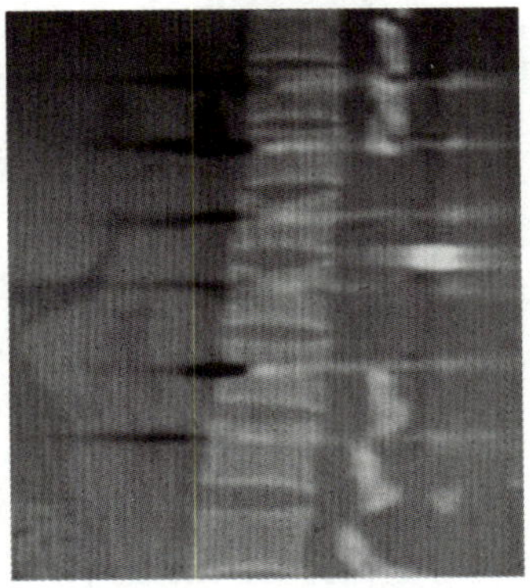

图 4-17　术后胸椎 CT 平扫(矢状位)

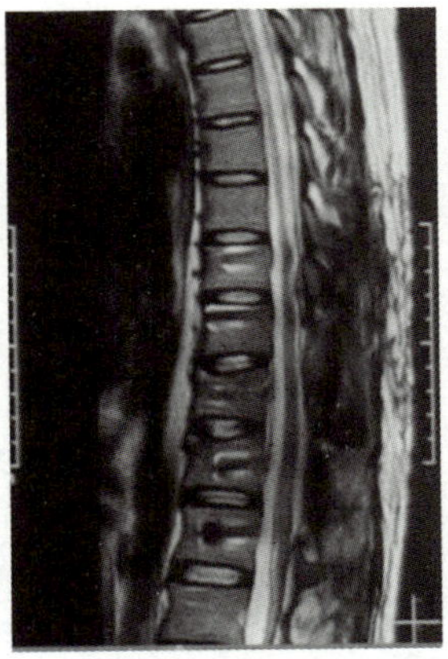

图 4-18　术后胸椎 MRI 平扫

三、思考与讨论

该患者 $T_{11\sim12}$骨折，不稳定型。脊髓不完全损伤的诊断明确。保守治疗是胸腰椎骨折的一种基本治疗方法，主要方法是支具外固定或者卧床休息治疗，包括一段时间的卧床休息，直至全身症状缓解，接着应用支具固定 10～12 周，并逐步进行功能锻炼。保守治疗适应证选择得当将会取得良好的治疗效果。适应证可简单归纳为：①无神经病损；②脊柱三柱中至少两柱未受损；③后凸角度小于 20°；④椎管侵占小于 30%；⑤椎体压缩不超过 50%。

外科手术的主要目的是神经减压，以利于神经功能的最大程度恢复。减压可以通过前路、后路、后外侧，经椎弓根入路、非直接方式或以上 2 种方式的结合。另一个目的是要重建脊柱的稳定性，将脊柱曲线恢复到正常序列。牢固的固定以利早期护理和康复，防止创伤后后凸畸形及神经病损。

因该患者出现脊柱骨折，导致椎管狭窄，脊髓受压损伤，故治疗方式采取手术治疗。手术并发症不仅会增加患者的痛苦和经济负担，更可能导致手术的完全失败。努力减少和避免手术并发症的发生是对手术的基本要求，预防并发症的发生在胸腰椎骨折的手术治疗中是至关重要的。术后需要注意复查 MRI 和 CT 以观察脊髓损伤的恢复情况、脊柱序列及有无后凸畸形的发生。

四、练习题

1. 胸腰椎骨折的分型有哪些？
2. 胸腰椎骨折的治疗原则及手术指征有哪些？
3. 胸腰椎骨折的急救原则是什么？

五、推荐阅读

[1] MAX AEBI，VINCENT ARIET，JOHN K WEBB. AO 脊柱手册[M]. 陈仲强，袁文，译. 济南：山东科学技术出版社，2010.
[2] 陈仲强，刘忠军，党耕町. 脊柱外科学[M]. 北京：人民卫生出版社，2013.

（张风江　陈若琨）

案例 30 颅颈交界区畸形

一、病历资料

（一）门诊接诊

1. 主诉　头晕 2 个月伴行走不稳进行性加重 1 月余。

2. 问诊重点　应注意有无脑神经受累症状，小脑、延髓和高位颈髓受压等症状；有无外伤史、颈椎病变等以排除其他疾病。

3. 问诊内容

（1）现病史：主要包括以下内容。①诱因；②症状出现顺序及发展过程；③有无其他伴随疾病症状。

（2）既往史：有无外伤史等。

问诊结果

2 个月前患者出现头晕症状，1 个月前开始出现行走不稳，左下肢跛行，呈持续性加重，左下肢无明显疼痛、麻木、色素沉着等症状。无高血压、心脏病病史，无糖尿病、脑血管疾病病史，无肝炎、结核病史。无外伤病史。根据患者所描述症状，考虑颅后窝病变可能性较大。

4. 思维引导　根据患者所描述症状，考虑颅后窝病变可能性较大。进一步的神经系统体格检查对于疾病的定位、定性诊断至关重要。神经系统体格检查包括意识水平、语言检查、精神检查、脑神经检查、运动系统检查、感觉系统检查、生理/病理反射检查及自主神经系统检查。

（二）体格检查

1. 重点检查内容及目的　进一步的神经系统体格检查对于疾病的定位、定性诊断至关重要。神经系统体格检查包括意识水平检查、语言检查、精神检查、脑神经检查、运动系统检查、感觉系统检查、生理/病理反射检查及自主神经系统检查。患者主要症状为头晕伴行走不稳，查体的重点应包括：①特征性症状，如脑神经根受累症状、延髓和高位颈髓受压症状、小脑症状等；②患者是否伴有颅底凹陷征的特殊外貌，如身材矮小、短颈、斜颈、面颅不对称、低位发际、颈部活动受限等；③警惕是否合并其他颅颈交界区畸形，如寰枢关节脱位、寰枕融合等，以免出现漏诊。

体格检查结果

查体可见患者短颈低发际外貌，四肢肌张力正常，左下肢肌力较差，4 级，左足下垂，背伸无力，其余肢体肌力均正常。双侧霍夫曼征阴性，巴宾斯基征阴性。

2. 思维引导　经上述检查提示短颈低发际外貌，左下肢肌力较差，4 级，左足下垂，背伸无力，考虑颅颈交界区畸形，进一步行影像学检查，明确诊断。

（三）辅助检查

1. 重点内容及目的　发现患儿有短颈低发际外貌、共济失调，高度怀疑颅颈交界区病变，应行颅颈交界区 X 线及 MRI 检查。

辅助检查结果

过伸过屈位 X 线片显示寰齿间隙无明显变化，未见寰枢关节脱位及不稳（图 4–19、图 4–20）。颈椎及胸椎 T_2WI 像可见脊髓空洞内呈分房状，脊髓张力较高（图 4–21、图 4–22）。

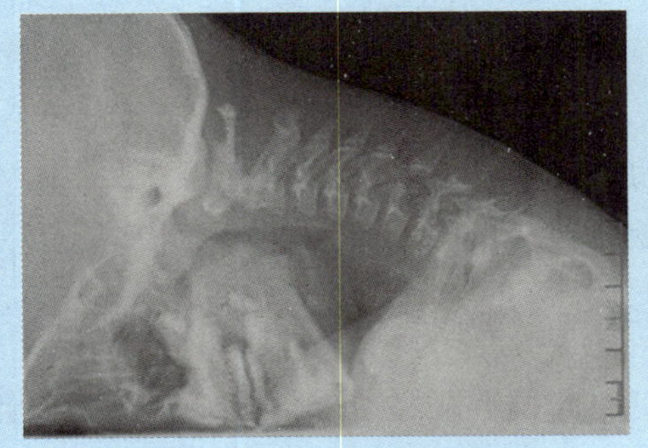

图 4–19　颈椎过屈位侧位 X 线片

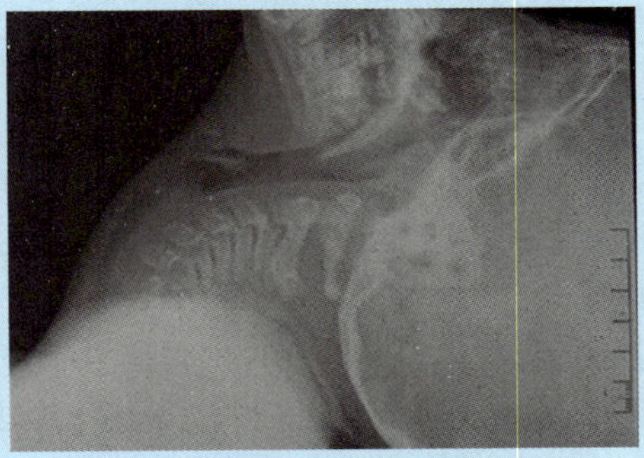

图 4–20　颈椎过伸位侧位 X 线片

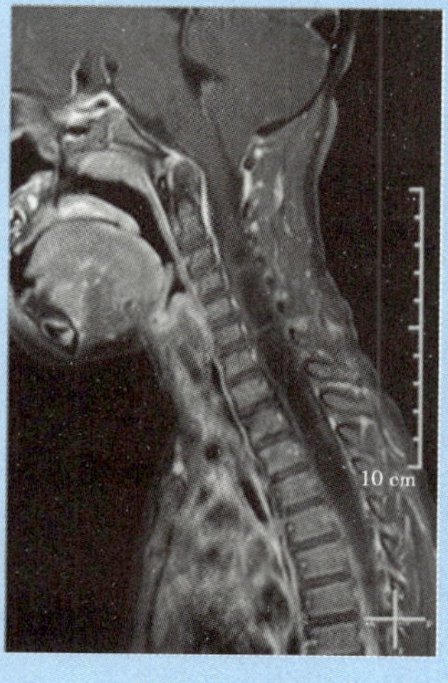

图 4-21 术前颈椎 MRI 平扫 T_1WI 像

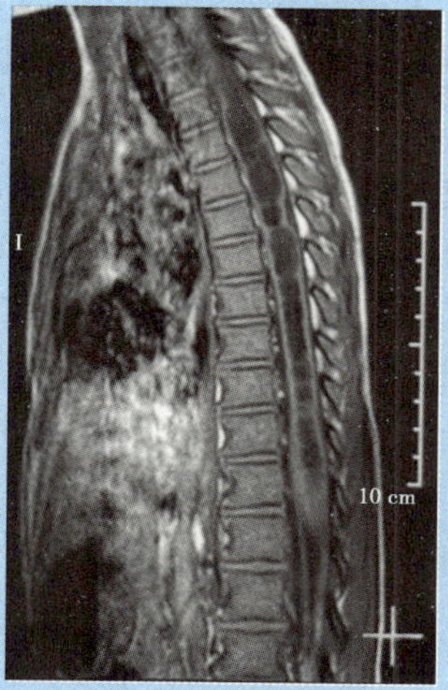

图 4-22 术前颈椎 MRI 平扫 T_1WI 像

2. 思维引导 根据患者症状、体格查体结果，以及影像学检查，可进一步作出定位诊断和定性诊断。该患儿过伸、过屈位 X 线片显示未见明显寰枢关节脱位，MRI 见小脑扁桃体下移入椎管，自 C_3 节段以下可见脊髓空洞。可诊断小脑扁桃体下疝（Chiari）畸形Ⅰ型，脊髓空洞症。

（四）初步诊断

分析上述病史、查体及影像学检查结果，支持以下诊断：①Chiari 畸形Ⅰ型；②脊髓空洞症。

二、治疗经过

1. 诊疗计划

（1）神经外科护理常规，一级护理。

（2）尽快完善血、尿、便常规检查，血型、凝血功能、生化、心电图、胸片检查。行肺功能测定。

（3）进行术前准备，包括禁饮食、剃头、备血、请麻醉科会诊等，并进行术前评估。

（4）术前开始练习深呼吸运动、咳嗽反射。

（5）与患者及家属沟通病情，让其了解初步治疗方案、疾病的发展与转归、在围手术期相关风险及注意事项，签署手术风险知情同意书，解答患者及家属面对该疾病及诊疗过程中存在的疑惑。

2. 检验及检查结果 血、尿、便常规检查，血型、凝血功能、生化、心电图、胸片检查均未见异常。

3. 手术过程 全身麻醉满意后患者取俯卧位，头颈屈曲，头架固定，常规消毒铺巾，沿枕下后正中切口打开并分离肌肉，显露枕骨大孔后部、枕鳞部及寰椎后弓，骨性咬除枕骨大孔后部及寰椎后弓上半部。松解分离寰枕筋膜，纵行剪开硬脑膜并悬吊，镜下锐性分离松解小脑扁桃体与脊髓间的粘连，软膜下切除双侧部分小脑扁桃体，并电灼软膜使其退缩至枕骨大孔以上，充分显露脊髓中央管上口，见脑脊液流动顺畅，术野严密止血，缝合硬膜及切口各层组织。

4. 术后情况 术后患者一般情况良好，第 3 天可佩戴颈托下地活动，1 周后转入康复科进行康复训练。

思维引导：枕骨大孔区枕骨和颈椎骨的骨质发育和结构畸形合并脊（延）髓空洞症，是较常见的先天性疾病之一。从组织胚胎学和病理特征分析，神经管闭合延缓或障碍造成 2 种不同的病理异常：脊髓中央管积水和脊髓空洞症。MRI 均可见中央管扩张，轻者无临床症状，重者脊髓实质萎缩合并脑积水，出现临床症状，两者难以鉴别。唯一区别是病理形态上中央管积水时中央管壁有室管膜细胞被覆，扩大的空腔只有纵向扩展而无横向分叉。

手术治疗的目的：①解除颅后窝及颅颈交界区受压，重建通畅的脑脊液循环通路，恢复脑脊液正常的循环状态；②解除脊髓受压，恢复脊髓功能。

无明显临床症状的 Chiari Ⅰ型畸形患者，可暂不手术，以观察病情变化、定期复查为主。若出现明显临床症状或合并有脊髓空洞症的患者，可以根据下疝的程度和空洞的位置进行处理。

术前有脑积水的 Chiari Ⅰ型畸形患者，可先行脑室-腹腔分流术，并随访。如小脑扁桃体下疝和脊髓空洞症不缓解，则需做枕骨大孔减压术。

术后常见哪些特殊并发症，如何预防和处理并发症的发生？

（1）呼吸障碍：常发生于以下情况。①麻醉行气管内插管时，由于头部后仰出现呼吸停顿或减弱减慢。②枕骨和枕骨大孔后缘内陷，寰椎枕化或椎管狭窄，手术中咬除枕骨或颈椎椎板时，如骨质较厚，咬骨钳端挤压延髓或颈髓，切除小脑扁桃体时因粘连牵动延髓，皆可发生呼吸减慢或停顿，在暂停手术操作后多可逐渐恢复。③术中挤压或损伤延髓较重，有时发生在分离延髓第四脑室底闩部的裂孔时，呼吸障碍不能完全复原。防止这类死亡的前提是手术前要细致评估呼吸功能损害程度，术中要严密监测呼吸次数和幅度、血氧分压和氧饱和度变化。

（2）减压不充分：原因包括术中过分保守、切除枕骨的骨窗过小或硬脑膜剪开不充分、小脑扁桃体未切除或仅切除小部分、术后不给予高渗性脱水剂控制脑水肿等。临床最多见的是术后延髓因受压出现呼吸障碍导致换气不足或呼吸停止，其次是术中切除小脑扁桃体、未分离切断纤维粘连和切除蛛网膜，导致术后第四脑室开口粘连，或在减压窗处延髓和高颈髓背侧蛛网膜增厚粘连形成积液腔。

（3）空洞不闭合：指脊髓空洞在术后 MRI 复查显示空洞仍存在，且与术前 MRI 对比空洞未明显减小时常提示分流失败。原因常见以下几种：①脊髓中央管上口未充分松解、显露，脑脊液循环不通畅。②置入脊髓空洞内的分流管前段阻塞或误入空洞的分叉内，造成流出不畅通。③分流管蛛网膜下腔端阻塞或脱出蛛网膜下腔进入硬脊膜下腔。④置入脊髓空洞内的分流管脱出，致使分流管失去分流作用。出现此种情况后比较稳妥的办法是继续观察，临床症状恶化或术后 MRI 显示空洞未闭合或分流管自空洞腔内脱出可考虑手术探查。

（4）其他：包括切口感染、椎动脉损伤、肺部感染、脊髓炎等。

5. 随访复查　3 个月后来院复查时，左下肢肌力已恢复至正常，左足活动自如。复查颈椎及胸椎 T_2WI 像可见脊髓空洞较术前已明显缩小，脊髓张力明显降低（图 4-23、图 4-24）。

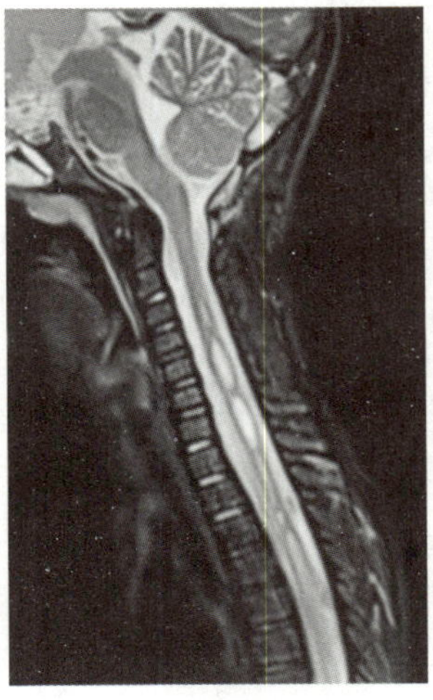

图 4-23　术后颈椎 MRI 平扫 T_2WI 像

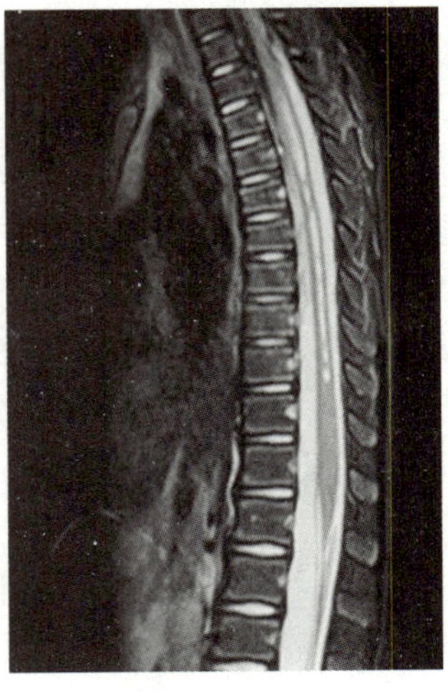

图 4-24　术后颈椎 MRI 平扫 T_2WI 像

三、思考与讨论

该患者“①Chiari 畸形Ⅰ型;②脊髓空洞症”的诊断明确。一般来说,进行性症状性脊髓空洞症的治疗应针对导致空洞形成的原发性病理学来进行,与 Chiari 畸形Ⅰ型相关的空洞最好通过颅后窝减压术来治疗。应始终考虑手术的风险与收益。手术治疗的目的:①解除颅后窝及颅颈交界区受压,重建通畅的脑脊液循环通路,恢复脑脊液正常的循环状态;②解除脊髓受压,恢复脊髓功能。

有些 Chiari 畸形Ⅰ型患者伴有枕骨大孔腹侧畸形,包括扁平颅底和颅底凹陷。在颅后窝减压术后,这些个体可能出现持续性或进展性脊髓空洞症的风险更高。因此部分学者认为,这些情况的存在是颅颈不稳定的证据,除了颅后窝减压外,还提倡枕颈融合。

四、练习题

1. Chiari Ⅰ型畸形临床表现的特点是什么?
2. 颅颈交界区畸形的影像学特点是什么?

五、推荐阅读

[1]R. SHANE TUBBS,MEHMET TURGUT,W. JERRY OAKES. Chiari 畸形[M]. 郭付有,赵洪洋,译. 新加坡:伊诺科学出版社,2021.
[2]格林伯格. 神经外科手册[M]. 赵继宗,译. 9 版. 南京:江苏凤凰科学技术出版社,2021.

(张风江　陈若琨)

第五章　其　他

案例 31　面肌痉挛

一、病历资料

(一)门诊接诊

1. 主诉　右侧面部抽搐 1 年余,加重 6 个月。

2. 问诊重点　面部抽搐为面肌痉挛的常见症状,多为单侧发病,表现为反复发作的阵发性、不自主的抽搐,症状从眼睑开始,并逐渐向下发展累及面颊,在情绪激动或紧张时加重,问诊时应注意患者的主要症状及伴随症状特点、疾病演变过程、诊治经过、治疗效果等。

3. 问诊内容

(1)诱发因素:有无着凉、感冒、劳累、情绪激动或紧张等诱发因素。

(2)主要症状:面部抽搐症状的部位,单侧还是双侧,是不自主的还是可以控制的,起病缓急,病程长短,发作特点是间断性的还是持续性的,每次持续时间等。

(3)伴随症状:是否伴有头晕、头疼、视物模糊、肢体无力,是否伴有发热咳嗽、心慌胸闷,是否伴有睁眼困难、面部麻木、咀嚼无力、颈部及躯干部肌肉抽搐等。

(4)诊治经过:是否到医院就诊,做过哪些检查,是否用药,用何种药,具体剂量、效果如何等。

(5)既往史:既往有无高血压、心脏病病史,有无糖尿病、脑血管疾病病史,有无肝炎、结核、疟疾病史,预防接种史是否随社会计划免疫接种,有无手术、外伤、输血史,有无食物、药物过敏史。

(6)个人史:出生地,久居地,有无疫区、疫情、疫水接触史,有无牧区、矿山、高氟区、低碘区居住史,有无化学性物质、放射性物质、有毒物质接触史,有无吸毒史,有无吸烟、饮酒史,有无冶游史。

(7)婚姻史:结婚年龄,爱人健康情况,夫妻关系,生育子女情况。

(8)月经生育史:初潮、末次月经时间、月经周期、月经量、颜色等。有无血块、有无痛经;妊娠次数,生产次数,顺产或剖宫产,有无流产等。

(9)家族史:父母、兄弟、姐妹、子女健康状况,有无与患者类似疾病,有无家族性遗传病史。

问诊结果

女性,52 岁,以“右侧面部抽搐 1 年余,加重 6 个月”为主诉入院,既往体健,1 年余前无明显诱因出现右侧面部不自主抽搐,呈阵发性,紧张焦虑时发作频繁,左侧正常,无头晕、头疼、视物模糊、肢体无力,无发热咳嗽、心慌胸闷,不伴有睁眼困难、面部麻木、面瘫、咀嚼无力、颈部及躯干部肌肉抽搐等，未予重视，未系统治疗，最近6个月症状较前加重，面部抽搐发作频繁，持续时间长，就诊于当地医院行卡马西平（0.1 g，2 次/d，口服）对症支持治疗，症状稍好转，近1个月以来症状进一步加重并影响睡眠。今为求进一步诊治，门诊以“右侧面肌痉挛”收入院。自发病以来，患者食欲正常，睡眠欠佳，大小便正常，精神正常，体重无减轻。

4. 思维引导　患者中年女性，符合面肌痉挛好发于中老年，女性略多于男性的特点。慢性病程，1年余前无明显诱因出现右面部不自主抽搐，呈阵发性，每次持续数分钟不等，紧张焦虑时发作频繁，无其他伴随症状，是典型面肌痉挛的症状表现，即指一侧或双侧面部肌肉（眼轮匝肌、表情肌、口轮匝肌）反复发作的阵发性、不自主的抽搐，症状从眼睑开始，并逐渐向下发展累及面颊部表情肌等下部面肌，在情绪激动或紧张时加重，严重时可出现睁眼困难、口角歪斜，以及耳内抽动样杂音。患者近半年面肌痉挛症状逐渐加重，开始口服卡马西平后症状有缓解，近1个月以来药物疗效减退，也符合面肌痉挛患者对卡马西平等药物治疗疗效反应的特点。

（二）体格检查

1. 重点检查内容及目的　患者面肌痉挛的可能性大，应当重点检查患者头面部，有无面部不自主抽搐，有无面瘫；抽搐的侧别，是否为双侧；抽搐的部位，眼睑、面颊或是口周；抽搐的频次，卡马西平是否有效；有无诱发因素，如紧张、焦虑、劳累等均可诱发抽搐的出现；是否受主观控制；发作的时常；是否有其他伴随症状；抽搐的间歇期等。

体格检查结果

T 36.4 ℃，R 19 次/min，P 76 次/min，BP 116/70 mmHg

神志清，精神可，一般情况可，生命体征平稳，双侧瞳孔等大等圆，直径约3 mm，对光反应灵敏，右侧面部肌肉不自主抽动，发作时右眼裂变小，双侧面部感觉对称，无吞咽呛咳，粗测听力正常，其余脑神经未见明显异常，四肢肌力及肌张力正常，全身深、浅感觉未见明显异常，病理征阴性。

2. 思维引导　面肌痉挛除了面部肌肉不自主抽搐外，一般无其他阳性体征，神经系统查体可有助于排除其他继发性病变，如出现颜面部麻木可能病变累及三叉神经，听力障碍、耳鸣等提示听神经损伤，出现吞咽困难、饮水呛咳提示病变可能累及后组脑神经等。

（三）辅助检查

1. 主要内容及目的

（1）常规术前准备：血常规、尿常规、大便常规、血型、传染病、凝血功能、电解质、肝功能、肾功能、心电图、胸片等了解有无手术禁忌证。

（2）诊断性检查：磁共振检查面神经与周围血管关系，电生理检查等。

辅助检查结果

（1）MRI及时间飞跃法磁共振血管成像（TOF-MRA）：①脑磁共振血管成像，右侧大脑后动脉起源于右侧颈内动脉，考虑变异。②面神经薄层扫描，右侧面神经脑池段上方小血管影（右侧小脑前下动脉分支可能），请结合临床及其他检查协诊。

（2）DR：心肺膈未见明显异常。

(3)ECG:正常范围心电图。

(4)心脏彩超:二尖瓣少量反流,三尖瓣少量反流,左心室舒张功能减低。

(5)ABO 血型 B 型,Rh(D)血型阳性,血常规、尿常规、大便常规、血型、传染病、凝血功能、电解质、肝功能、肾功能等均未见明显异常。

2. 思维引导　患者右面部不自主抽搐,呈阵发性,紧张焦虑时发作频繁,病程长,症状典型。面肌痉挛的诊断主要依赖于特征性的临床表现,对于缺乏特征性临床表现的患者需要借助辅助检查予以明确,包括电生理检查、影像学检查等。患者 MRI+TOF-MRA 示右侧面神经脑池段上方小血管影(右侧小脑前下动脉分支可能),诊断明确。另外,排除继发因素,要明确是否存在可能导致面肌痉挛的颅内病变,如肿瘤、脑血管畸形、颅底畸形等,患者 MRI 示脑内未见明显异常,无继发性病变。患者症状进行性加重,影响日常生活和工作,药物治疗效果差,排斥肉毒素注射,并且手术意愿强烈,术前相关检查结果提示无手术禁忌证,下一步拟行面神经微血管减压术治疗。

(四)初步诊断

分析上述病史、体格检查、辅助检查结果,支持以下诊断:右侧面肌痉挛。

二、治疗经过

(一)治疗方案

1. 药物治疗　继续口服卡马西平(0.2 g,2 次/d,口服)药物对症治疗。

2. 手术治疗　完善术前准备,排除手术禁忌证,电生理监测下行面神经微血管减压术。术前电生理监测到异常肌反应典型异常波,乙状窦后入路开颅,缓慢释放桥延池脑脊液,待颅内压下降后,牵开右侧小脑,暴露右侧桥小脑角区,剪开蛛网膜,术中探查右侧后组脑神经及面神经出脑干区(REZ),可见面神经根部被下方小脑前下动脉压迫屈曲,分离血管和面神经根之间的粘连后予以特氟龙棉垫开,电生理监测示异常肌反应波形完全消失,生理盐水反复冲洗术野,见无明显出血,关颅、缝合肌肉、皮下及头皮。

3. 术后治疗　术后给予预防感染、改善循环、营养神经、补充电解质等药物对症支持治疗。

(二)治疗效果

1. 症状　术后患者右侧面肌痉挛症状消失。

2. 体格检查　神志清,精神可,一般情况可,生命体征平稳,双侧瞳孔等大等圆,直径约 3 mm,对光反应灵敏,无面瘫、听力障碍、饮水呛咳等,其余脑神经未见明显异常,四肢肌力及肌张力正常,全身深、浅感觉未见明显异常,病理征阴性。

思维引导:患者右侧面肌痉挛诊断明确,MRI+TOF-MRA 示右侧面神经脑池段上方小血管影(右侧小脑前下动脉分支可能),排除继发性病变。面肌痉挛症状逐渐加重,药物治疗效果差,影响日常生活和工作,手术意愿强烈,具有明确的手术指征,排除手术禁忌证后行面神经微血管减压术,术中探查面神经 REZ,可见责任血管,分离血管和面神经根之间的粘连后予以 Teflon 棉垫开,电生理监测示异常肌反应波形完全消失,术后面肌痉挛症状消失,未出现明显术后并发症,给予药物对症支持治疗,手术切口甲级愈合,病情稳定后出院。

三、思考与讨论

该患者症状为单侧的面部肌肉反复发作的阵发性、不自主抽搐,症状从眼睑开始,并逐渐向下发展累及面颊部表情肌,在情绪激动或紧张时加重,进行性加重,符合典型的面肌痉挛临床表现。

面肌痉挛的诊断主要依赖于特征性的临床表现，也需要与以下几种病症鉴别：①双侧眼睑痉挛，此病表现为双侧眼睑反复发作的不自主闭眼，往往双侧眼睑同时起病，患者常表现为睁眼困难和眼泪减少，随着病程延长，症状始终局限于双侧眼睑。②梅热综合征患者常以双侧眼睑反复发作的不自主闭眼起病，但随着病程延长，会逐渐出现眼裂以下面肌的不自主抽动，表现为双侧面部不自主的异常动作，而且随着病情加重，肌肉痉挛的范围会逐渐向下扩大，甚至累及颈部、四肢和躯干的肌肉。③咬肌痉挛则为单侧或双侧咀嚼肌的痉挛，患者可出现不同程度的上下颌咬合障碍、磨牙和张口困难，三叉神经运动支病变是可能的原因之一。

该患者口服药物效果不佳后选择微血管减压术治疗，取得了很好的效果。面肌痉挛的治疗方式主要有药物治疗、注射肉毒素和微血管减压术。常用药物包括卡马西平、奥卡西平，以及地西泮等，药物治疗可减轻部分患者面肌抽搐症状，常用于发病初期、无法耐受手术或者拒绝手术者，以及作为术后症状不能缓解者的辅助治疗。注射用 A 型肉毒毒素主要应用于不耐受手术、拒绝手术、手术失败或术后复发、药物治疗无效或药物过敏的成年患者。当出现疗效下降或严重不良反应时应慎用。当一旦确诊面肌痉挛，排除继发病变，症状严重影响患者日常生活，患者有积极手术治疗的要求时，微血管减压术是根治性治疗选择。

在行面神经微血管减压术治疗之前，准确的影像学评估对于排除继发病变、手术患者的筛选、术中责任血管的识别以及对手术难度的预估都有重要意义。最好选择 MRI，一方面明确可能导致面肌痉挛的颅内病变，如肿瘤、脑血管畸形、颅底畸形等，另一方面也可以明确与面神经存在解剖接触的血管，甚至显示出血管的类别、粗细以及对面神经的压迫程度。该患者术前 MRI+TOF-MRA 示右侧面神经脑池段上方小血管影（右侧小脑前下动脉分支可能），提示存在责任血管，为手术提供了参考。但是，MRI 检查显示的血管也并不一定是真正的责任血管，而对于检查阴性的患者选择微血管减压术也需要更加慎重，需要再次明确患者的面肌痉挛诊断，必要时应参考电生理学评估结果，异常肌反应多被用于面肌痉挛的鉴别诊断，而监测到异常肌反应意味着面肌痉挛的诊断可以确立。

目前，面神经微血管减压术是治疗面肌痉挛最有效的方式，应严格规范操作，常规术中电生理监测，术中尽量避免电凝灼烧脑神经表面及周围穿支血管，充分解剖脑神经周围蛛网膜，减少术中对脑神经的牵拉，严密缝合硬脑膜等，减少术后并发症的发生。术后常规复查头颅 CT，了解术区情况，需要全面观察患者生命体征、意识、瞳孔，有无面瘫、声音嘶哑、呛咳、头晕呕吐和听力减退等。术后发生面瘫，应注意角膜及口腔护理。如出现饮水呛咳和吞咽功能障碍，应避免误吸，及时留置胃管。发生术后低颅内压时，应取平卧位或头低足高位。如出现脑脊液漏时，应采取平卧位头高 30°，禁忌鼻腔、耳道的堵塞、冲洗和滴药等，并积极查明原因妥善处理。

四、练习题

1. 面肌痉挛的诊断依据是什么？
2. 面肌痉挛的常见治疗方式有哪些，首选哪种？
3. 面神经微血管减压术的常见手术并发症有哪些？

五、推荐阅读

[1] 上海交通大学颅神经疾病诊治中心. 面肌痉挛诊疗中国专家共识[J]. 中国微侵袭神经外科杂志，2014，19(11)：528-532.

[2] 中国医师协会神经外科医师分会功能神经外科专家委员会. 中国显微血管减压术治疗面肌痉挛专家共识(2014)[J]. 中华神经外科杂志，2014，30(9)：949-952.

[3] 王忠诚，张玉琪. 王忠诚神经科学[M]. 2 版. 武汉：湖北科学技术出版社，2015.

（左玉超　李桂宏）

案例32 帕金森综合征

一、病历资料

(一)门诊接诊

1. 主诉　四肢不自主震颤、僵硬、活动不灵5年,加重3个月。

2. 问诊重点

(1)重点问诊“慢”(运动迟缓)、“僵”(肌强直)、“抖”(四肢和口唇部肌肉的震颤)等运动症状,以及一些非运动症状(如嗅觉减退或缺失、便秘或尿急、睡眠障碍等)的起始时间、进展速度、已使用药物种类及反应如何。

(2)询问病史要全面仔细,包括起病时间、症状分布部位及对称性,症状出现的次序,症状类型(运动或非运动,包括启动、运动幅度、速度、运动量、音量、表情、连续动作、精细运动、起立、步态、步距、步基、伴随动作等),疾病发展速度及症状变化、发病诱因、曾进行的检查及结果、治疗及反应,以及试验性多巴胺能药物治疗的效果等。

3. 问诊内容

(1)现病史:询问有无四肢动作的缓慢,如患者行走、转身的动作速度和流畅度,有无四肢僵硬,以及两侧肢体僵硬是否一致,有无面部表情的僵硬,有无四肢或口角的抖动,从哪一侧最开始出现,震颤如何进展。还需要询问非运动症状,如是否存在嗅觉障碍、睡眠障碍、情绪异常和尿、便功能异常等。

(2)既往史:有无高血压、脑血管病、甲状腺疾病、肝性脑病、慢性酒精中毒、一氧化碳中毒、小脑疾病、风湿热、系统性红斑狼疮、焦虑、抑郁等病史,还需要询问患者曾经使用的药物,如口服避孕药、左旋多巴和苯妥英钠可引起可逆性的运动过多,而三环类抗抑郁药、锂剂和丙戊酸可引起震颤等。

(3)个人史:工作性质、工作环境、吸烟及饮酒史等。

(4)家族史:10%的帕金森病患者有家族史。

问诊结果

患者,女性,59岁。于5年前无明显诱因出现右侧上肢活动不灵伴手部不自主抖动,震颤多在静止时出现,睡眠时消失,劳累后加重,未在意,症状逐渐加重,逐渐累及右下肢及左侧肢体,动作缓慢,运动减少,不能完成刷牙、系纽扣等日常动作,行走时易跌倒,伴有轻度嗅觉减退、轻度的大小便功能障碍、严重的睡眠障碍,曾于外院诊断为“帕金森病”,给予口服多巴丝肼(每次1/4片,4次/d)等药物治疗,开始时效果较好,疗效维持时间可有3~4 h,症状明显减轻。近3个月来药量已增加至每次3/4片,4次/d,服药后效果较前明显减退,疗效维持时间仅有约1 h,为行手术治疗入院。既往体健,无烟酒嗜好。既往史、个人史、家族史等无特殊。颅脑CT及MR显示颅内未见明显异常。

4. 思维引导　①患者中老年女性,有“慢”(活动不灵)、“僵”(僵硬)、“抖”(震颤)的表现,首要考虑是否为帕金森综合征,帕金森病是帕金森综合征的其中一种类型。②帕金森病不一定都有震颤,而震颤不一定都是帕金森病。③帕金森病有不对称性、进展性。如震颤两侧肢体不对称、肌强直不对称等;若3年、5年病情没有进展,不考虑帕金森病。④帕金森病不能仅仅关注上述运动症状,还需要关注非运动症状,如嗅觉、味觉、睡眠、大小便等。

(二)体格检查

1. 重点检查内容及目的　面(有无面具脸),手(有无震颤等),走路体态、步伐、坐起、翻身、转弯;被动检查如肌张力、后拉试验(主要检查平衡)、小写征、眉心(Myerson)征(轻敲眉弓上缘可诱发眨眼不止)。

体格检查结果

神志清晰,表情呆板,呈"面具脸"样改变,语言缓慢、迟钝,行走时呈慌张步态,后拉试验维持困难。四肢可见不自主静止性震颤,以右侧为著。四肢肌力正常,肌张力明显增高,呈"铅管样"僵直,肱二头肌反射及膝腱反射减弱,双侧巴宾斯基征阴性,其余未见明显异常。

2. 思维引导　除了确定帕金森综合征的运动症状特征外,应注意有无提示继发性及帕金森叠加综合征的体征,如共济失调、眼球运动障碍、皮层复合感觉、语言能力、运用能力、卧立位血压及后拉试验等。

(三)辅助化验及检查

1. 主要内容及目的

(1)入院常规化验:应检测血、尿、大便常规,血生化(肝功能、肾功能、血脂、血糖),甲状腺功能等。帕金森病患者上述检查一般无异常。

(2)血铜蓝蛋白:排除肝豆状核变性。

(3)嗅棒测试:评估嗅觉功能。

(4)黑质超声检查(必要时):经颅超声可通过耳前的听骨窗探测黑质回声,可以发现大多数帕金森病患者的黑质回声增强。

(5)头颅CT、MRI:排除血管性帕金森病及其他颅内结构异常,多数帕金森病患者的头颅影像学检查结果正常。

(6)分子影像学:PET或单光子发射计算机断层成像(SPECT)检查进行特定的放射性核素检测,可显示脑内多巴胺转运体摄取率降低、多巴胺递质合成减少等,对早期诊断、鉴别诊断及监测病情有一定价值,但非临床诊断所必需和常用。

(7)心脏交感神经检查:心脏间碘苄胍(MIBG)闪烁照相术可显示心脏交感神经功能,帕金森病患者的MIBG摄取率下降或消失。

(8)基因诊断:采用DNA印记技术、聚合酶链反应(PCR)、DNA序列分析、全基因组扫描等可能发现基因突变。该项非必需检查。

辅助检查结果

(1)血常规、肝功能、肾功能、电解质、血脂、甲状腺功能:均在正常范围。

(2)铜蓝蛋白25.00 mg/dL。

(3)胸片、心电图、心脏超声、脑电图、肌电图和神经传导速度:均正常。

(4)嗅棒测试:提示嗅觉减退。

(5)颅脑超声检查:两侧中脑见高回声区,右侧 28 mm,左侧 20 mm。

(6)头颅 MRI 平扫:双侧额叶散在腔隙灶。

(7)^{99m}Tc-TRODAT-1 DAT SPECT:双侧基底节区摄取率降低,右侧更明显。

(8)MIBG 闪烁照相术:PD 患者的 MIBG 摄取率下降。

2. 思维引导:辅助检查的主要目的是排除其他疾病和鉴别诊断,尚无可用于确诊的特异性检查。

(四)初步诊断

帕金森综合征。

二、治疗经过与复查方案

(一)入院长期医嘱

(1)神经外科帕金森病护理常规,二级护理,低盐、低脂饮食,自由体位,留陪一人。

(2)继续口服短效抗帕金森病药物,帕金森病及运动障碍疾病多学科会诊。

(3)与患者及家属沟通病情,让其了解初步的诊疗计划,解答患者及家属面对该疾病及诊疗过程中存在的疑惑。

(二)入院临时医嘱

(1)补充术前常规的检查和化验,排除手术禁忌。

(2)完善患者 1 mm 薄层的 T_1WI、1 mm 或 2 mm 薄层的 T_2WI 和液体抑制反转恢复序列(FLAIR)、1 mm 薄层的 T_1WI 增强扫描,进行脑深部电刺激(DBS)计划靶点设计。

(3)有手术指征后,完善术前准备。

(三)术前评估结果

本例患者 59 岁女性,病史 5 年,患者有运动迟缓、静止性震颤,以及肌张力增高,帕金森综合征诊断明确,再根据患者存在至少 2 条支持标准(左旋多巴疗效显著和静止性震颤),不存在排除标准和警示征象,可确诊为原发性帕金森病。目前患者"开关"现象较为明显,关期 Hoehn-Yahr 分期为 4 期。经神经心理评估,有轻度的焦虑、抑郁情绪,有明显的睡眠障碍,日常生活能力已下降,无明显的认知功能下降,无身体合并的其他影响手术的禁忌证。手术适应证明确,手术时机合适,无手术禁忌证。

思维引导:DBS 术前需要进行系统评估,目的是评价患者的适应证、禁忌证、靶点选择,预测术后疗效,指导术后药物调整和程控,以及为术后客观评价疗效提供参照。详细的评估方法、适应证、禁忌证、手术时机请参考《中国帕金森病脑深部电刺激疗法专家共识》(第 2 版)。

(四)手术过程

1. 手术方式　有框立体定向引导下双侧丘脑底核(STN)DBS 手术。

2. DBS 手术　包括颅内电极植入和神经刺激器植入两大部分。其中,颅内电极精准植入到预定神经核团是 DBS 成功的关键。详细手术步骤请参考《中国帕金森病脑深部电刺激疗法专家共识》(第 2 版)。

(五)术后管理

1. 术后患者住院期间及出院注意事项

(1)住院期间管理:①术后患者麻醉清醒后口服多巴丝肼 3/4 片。②术后予以预防性抗感染、预防性抗癫痫、与术前同剂量的抗帕金森药物治疗。③患者在术后第 5 天出院尚未开机,因为电极植入产生的“微毁损效果”，患者的运动症状改善。④术后第5天未拆线，体温无异常3 d办理出院。

（2）出院医嘱：①继续口服抗帕金森病药物，不得随意减少药物剂量。②注意保护切口清洁干燥，每3 d更换敷料，不使切口受大力牵拉，可适当活动颈部，一旦伤口出现红肿或破溃，要立即到医院就诊。③术后4周来院开机并程控。④不适随诊。

2. DBS患者术后首次开机和程控以及开机后注意事项

（1）本例患者首次开机和程控安排在术后4周（程控通常在药物“关”的状态下进行，开机和程控前一晚需要停用抗帕金森病药物，有的患者如果不能耐受整晚停药，可以根据自己情况调整，但要保证开机时处在药效基本消失的状态）。

（2）程控过程包括选择最佳的刺激电极触点、评价刺激效果、评价不良反应、明确治疗窗，以及设计刺激参数。如果在程控过程中，患者身体出现肌肉痉挛、复视、情绪改变等异常，需要及时告知程控的医生，以便医生准确地调整。

（3）开机后嘱患者日常生活中要避免靠近磁场；正常生活不会受到影响，电冰箱、电磁炉、微波炉、电烤箱等在正常的操作距离可以使用；如果发生意外关机，及时联系医生开机恢复参数。术后半年内共调控3次，疗效较为满意。

（4）本例患者在术后3个月时开始减少左旋多巴用量，至半年时减少用量的50%（左旋多巴类药物应逐渐减少，尤其是长期且大剂量服用左旋多巴的患者应避免突然停药，因为可能产生运动不能的危象）。

（六）随访复查

DBS术后的随访复查主要是为了监测患者的病情变化、评估治疗效果、调整刺激参数，以及预防或处理可能的并发症。复查的内容通常包括以下几个方面：临床评估、刺激器工作状况检查、影像学检查、实验室检查、患者及家属教育、评估疗效、处理并发症、心理支持等。

三、思考与讨论

请思考帕金森病药物治疗和DBS手术治疗两者的关系？帕金森病的主要病理改变是黑质多巴胺能神经元的变性和死亡，导致脑内多巴胺含量显著减少，进而导致纹状体多巴胺和乙酰胆碱2种神经递质失去平衡，造成乙酰胆碱功能相对亢进，从而出现帕金森病的典型症状。药物治疗的机制主要是通过增加脑内多巴胺的水平、增强多巴胺效应或保护多巴胺神经元的途径来缓解症状。目前常用的药物分为以下几类：①左多巴类药物，如左多巴和卡巴斯汀，它们是多巴胺的前体，能够进入脑内转化为多巴胺，从而提高脑内多巴胺水平。②多巴胺受体激动剂，如普拉克索、罗匹尼罗等，它们直接作用于多巴胺受体，刺激多巴胺受体的活性，从而提高脑内多巴胺效应。③抗胆碱能药物，如安贝氯铵、苯扎托品等，它们通过抑制脑内胆碱能神经元的活性，减少胆碱能神经递质的释放，从而降低胆碱能神经递质对多巴胺神经元的抑制作用。④氨基酸类药物，如美金刚是一种兴奋性氨基酸受体拮抗剂，可以减少谷氨酸的活性，降低对多巴胺神经元的损害。⑤抗氧化剂：如辅酶Q10，它具有抗氧化作用，可以保护多巴胺神经元免受氧化应激的损伤。需要注意的是，以上药物均无法治愈帕金森病，只能缓解症状，随着病情的进展，药物疗效可能会逐渐减弱。此外，患者在用药过程中需遵循医嘱，定期检查，根据病情调整药物剂量。DBS治疗的机制是通过植入大脑深部的电极，向特定区域释放电流，以调节异常的神经活动。这种治疗方法主要针对的是帕金森病的核心症状，如震颤、僵硬和运动障碍。具体来说，DBS作用机制主要包括以下几点：①刺激靶点，DBS电极植入大脑后，可以针对性地刺激某些神经环路，如苍白球、丘脑底核等，以减轻帕金森病的症状。②神经调控，DBS电流可以改变神经元的活动，使异常的神经信号恢复正常，从而改善患者的运动功能。③受体激活，DBS电流可以激活神经递质受体，促进神经递质的释放，从而调节神经信号的传导。④抑制异常神经活动，DBS 电流可以抑制异常神经元的兴奋，降低神经活动的紊乱程度，缓解帕金森病的症状。⑤保护神经元，DBS 治疗还可以通过抗感染、抗氧化等机制，保护受损的神经元，减缓病程进展。需要注意的是，DBS 治疗并非适用于所有帕金森病患者，需根据患者病情、年龄等因素进行评估。在治疗过程中，医生会根据患者的症状调整电极的位置和刺激参数，以实现最佳治疗效果。DBS 治疗通常在药物治疗效果减弱时作为替代方案。简而言之，帕金森病药物治疗和 DBS 治疗是互补关系。在疾病初期，药物治疗是首选方法，但随着病情发展，药物治疗效果减退，DBS 治疗则成为替代方案。这两种治疗方法可以结合使用，以达到最佳治疗效果。

四、练习题

1. 帕金森病的主要病理改变是什么？能否被根治？
2. 帕金森病的药物治疗和 DBS 手术治疗的作用机制分别是什么？两者的关系是什么？

五、推荐阅读

[1] 中华医学会神经病学分会帕金森病及运动障碍学组，中国医师协会神经内科医师分会帕金森病及运动障碍专业委员会. 中国帕金森病的诊断标准（2016 版）[J]. 中华神经科杂志，2016，49(4)：268-271.

[2] 中华医学会，中华医学会杂志社，中华医学会全科医学分会，等. 帕金森病基层诊疗指南（2019 年）[J]. 中华全科医师杂志，2020，19(1)：5-17.

[3] 中华医学会神经病学分会帕金森病及运动障碍学组，中国医师协会神经内科医师分会帕金森病及运动障碍专业委员会. 中国帕金森病治疗指南（第四版）[J]. 中华神经科杂志，2020，53(12)：973-986.

[4] 中华医学会神经外科学分会功能神经外科学组，中华医学会神经病学分会帕金森病及运动障碍学组，中国医师协会神经内科医师分会，等. 中国帕金森病脑深部电刺激疗法专家共识（第二版）[J]. 中华神经外科杂志，2020，36(4)：325-337.

[5] 中华医学会神经外科学分会功能神经外科学组，中华医学会神经病学分会帕金森病与运动障碍学组，中国医师协会神经外科医师分会功能神经外科专家委员会，等. 帕金森病脑深部电刺激疗法术后程控中国专家共识[J]. 中华神经外科杂志，2016，32(12)：1192-1198.

（耿杰峰　刘献志）